安徽省执业药师协会 安徽中医药大学 组编

社会药房药学服务指南

主编 魏骅 陶有福

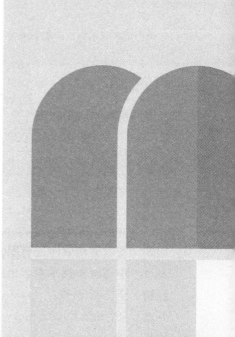

中国科学技术大学出版社

内 容 简 介

为适应药品流通行业改革和发展的新形势,安徽省执业药师协会联合多家单位,于 2020 年 6 月印发《社会药房药学服务规范(试行)》(皖执药协〔2020〕2 号),该规范为全国首个社会药房药学服务标准。本书为该规范的配套教材,包括总则和药品知识两大部分。总则部分介绍了处方审核与调配、合理用药指导、药物警戒、药物治疗管理等七章内容;药品知识部分介绍了高血压、高血脂、糖尿病等六大类常见疾病的病情概况、临床诊断、诊疗方案。本书对规范社会药房药学服务工作、体现药师价值具有重要作用,可作为药学技术人员学习社会药房药学服务的入门教材。

图书在版编目(CIP)数据

社会药房药学服务指南/安徽省执业药师协会,安徽中医药大学组编;魏骅,陶有福主编. —合肥:中国科学技术大学出版社,2020.11
ISBN 978-7-312-05093-0

Ⅰ.社… Ⅱ.①安… ②安… ③魏… ④陶… Ⅲ.药物学—指南 Ⅳ.R9-62

中国版本图书馆 CIP 数据核字(2020)第 218242 号

社会药房药学服务指南
SHEHUI YAOFANG YAOXUE FUWU ZHINAN

出版	中国科学技术大学出版社
	安徽省合肥市金寨路 96 号,230026
	http://press.ustc.edu.cn
	https://zgkxjsdxcbs.tmall.com
印刷	安徽省瑞隆印务有限公司
发行	中国科学技术大学出版社
经销	全国新华书店
开本	787 mm×1092 mm 1/16
印张	17
字数	424 千
版次	2020 年 11 月第 1 版
印次	2020 年 11 月第 1 次印刷
定价	50.00 元

编 委 会

编 写 说 明

社会药房作为药品流通领域重要组成部分之一,是药品供应链中的重要一环,在保障患者安全、合理、方便、有效用药方面起着举足轻重的作用。一直以来,我国药学服务模式主要以药品调配销售为主。2018年,国家卫生健康委员会、国家中医药管理局印发《关于加快药学服务高质量发展的意见》(国卫医发〔2018〕45号)明确提出:转变药学服务模式,即从"以药品为中心"转变为"以病人为中心",从"以保障药品供应为中心"转变为"在保障药品供应的基础上,以重点加强药学专业技术服务、参与临床用药为中心"。

群众对药学服务的需求已不止于简单的药物供应,而是对更广泛的、科学合理的药物使用知识以及相应疾病监测的配套管理作依托的长效服务。《健康中国2030规划纲要》所倡导的"全方位、全周期保障人民健康、大幅提高健康水平"成为广大人民群众的共同心声,人们对健康的关切,很大部分需要通过药学服务水平的提升来展现。此外,随着医药分开及处方外流步伐的加速、直接面向患者(Direct to Patient,DTP)药房的发展,社会药房传统的药品促销等模式已进入瓶颈期,社会药房亟须进行结构性调整。唯有快速增强自身的药学服务能力,拥有更加专业的药师提供审方、合理用药指导等药学服务,方能提升自身的核心竞争力,一方面有利于快速承接处方药市场,另一方面能获得慢病患者及自我保健患者等的青睐,以便在解决看病难、看病贵及医保控费方面发挥自身优势。

2020年6月,安徽省在全国率先推出《社会药房药学服务规范(试行)》,为规范安徽省社会药房药学服务起到了引领和促进作用。但规范作为纲领性文件,很多具体内容未展开,社会药房从事药学服务的人员需要掌握的知识未深入介绍。为方便社会药房药学人员学习和掌握药学服务基本要求及其相关专业知识、法律法规文件,安徽省执业药师协会会同安徽中医药大学,组织来自高校及药品监督管理部门的十余位专家,完成了《社会药房药学服务指南》的编写工作。本书旨在通过结合各级政府对社会药房的管理要求和社会药房药师对药学服务的内在需求,融汇成一套适合推进安徽省社会药房药学服务工作的指导资料,为促进药品零售企业转型升级,体现药师价值,提升企业综合竞争力,提供全面、深入、实用的参考。

编 者

2020年10月

目　　录

第二部分　药品知识

附　录

第一部分　总　　则

第一章 药学服务

第一节 药学服务的基本概念

一、药学服务的含义

药学服务是指依法经过资格认定的药师或者其他药学技术人员应用药学专业知识向公众(包括医护人员、患者及家属、健康人群)提供直接的、负责任的、与药物使用有关的服务,以期提高药物治疗的安全性、有效性与经济性,实现改善与提高公众生活质量的管理目标。

药学服务最基本的要素是向患者提供"与药物有关"的服务。它不仅以实物形式存在,还包括提供与药物治疗相关的信息和知识,用于提高患者的生活质量。药学服务具有较强的社会属性,它体现着药学技术人员对公众的关怀和责任,表现在开展治疗性用药、预防性用药和保健性用药的过程中。

药学服务包括但不限于处方审核和调配、药品管理、合理用药指导、用药咨询与信息服务、慢病管理与居家药学服务、药物治疗管理、药物警戒、药学知识等。

二、药学服务的对象

药学服务的对象分为患者和健康人群两类,其中需重点关注的人群包括:① 用药周期长的慢性病患者或需长期、终生用药者;② 病情和用药复杂,患有多种疾病,需同时合并应用多种药品者;③ 药物治疗窗窄,需做监测者;④ 用药效果不佳,需要重新选择药品或调整用药方案、剂量、方法者;⑤ 用药后易出现明显的药品不良反应者;⑥ 应用特殊剂型、特殊给药途径者;⑦ 特殊人群,如小儿、老年人、妊娠期和哺乳期妇女、肝肾功能不全者等。

三、药学服务的目的

面向患者的药学服务内容包括处方审核和调配、合理用药指导、用药咨询与信息服务、慢病管理与居家药学服务、药物治疗管理、药物警戒等,以期促进患者安全、合理、有效、经济用药。

面向健康人群的药学服务内容包括用药咨询与健康教育、宣传药品知识等,以满足公众对健康生活的追求,提升疾病预防和自查能力,促进公众健康。

四、药学服务的流程

药学服务流程包括收集信息、分析评估、制订计划、执行计划和跟踪随访。

(一)收集信息

收集信息是指当药学技术人员与服务对象进行面谈时,通过药学问诊对服务对象的个体疾病、健康素养、沟通能力以及沟通意愿等进行个体化信息收集。信息收集内容包括:服务对象的基本信息(年龄、性别、住址、医保等),健康信息(个人史、家族史、生育史、既往病史、现病史、生活习惯等),用药信息(用药史、药物不良反应史、免疫接种史等),以及需求信息(药物治疗、健康状况)等。

(二)分析评估

药学服务分析评估是指将收集到的信息进行综合评估分析,评估服务对象是否存在潜在的药物相关问题(Drug-related Problems,DRPs)。药学技术人员应从安全性、有效性、经济性和适当性四个核心要素展开合理用药评价。尤其注重特殊人群 DRPs 的发现与干预。药物相关问题的发现与分析主要着眼以下类型:① 用药目的不明确;② 重复用药;③ 药物相互作用;④ 禁忌证用药;⑤ 药物治疗方案不足;⑥ 药品不良反应;⑦ 过度用药;⑧ 服药时间不当/剂量间隔不当等;⑨ 药品储存保管不当;⑩ 用药依从性问题;⑪ 药品管理的其他问题。

(三)制订计划

药学技术人员应根据分析评估的结果,制订清晰明确、可量化、可实现、使服务对象能够准确理解的干预计划,并给出具体的完成时间。

(1)干预计划所包含的推荐内容应为服务对象力所能及,符合药学技术人员专业范围,同时和服务对象其他治疗方案不冲突的。

(2)干预计划包括药物治疗建议、药物使用建议、生活方式改善指导等内容。

(3)药学技术人员在全面分析服务对象疾病和用药的基础上,提出药物治疗方案调整建议,如果干预的方案超出其专业范围,药学技术人员应及时建议服务对象就诊或寻求医师等医疗服务提供者的帮助。

(4)药学技术人员应鼓励服务对象主动将药物治疗相关方案展示给其他药学技术人员;每次进行药房用药咨询或购药时,这些相关方案建议随身携带,以便药学技术人员更新相关内容。

(四)执行计划

药学技术人员可以通过直接干预来解决、减少或避免药物相关问题。每项干预要考虑到服务对象的状况、用药需求以及药物治疗问题,做到个体化;药学技术人员在不超出其职责范围的情况下,可以基于自己的专业技能,给予服务对象充足的帮助。

(五)跟踪随访

通过跟踪随访,记录服务对象药物治疗的实际结果,以及医师是否经药学技术人员建议后更改处方,或服务对象经药学技术人员教育后而改变用药行为的成效;通过跟踪随访,评估药物治疗的疗效,并比较实际结果与预期达到的治疗目标,以确定服务对象的疗效进展状况;通过跟踪随访,评估药物治疗的安全性,服务对象的用药依从性,并依需要调整照护计划,调整内容必须记录下来;跟踪随访评估必须是系统性的,且持续执行,直至达到治疗目标。

第二节　药学服务胜任力要求

药学服务是药学技术人员以患者为中心,以提高患者生命质量为出发点的高度专业化服务。药学服务胜任力包含道德、知识、技能、态度及动机等多方面内容。参考原中国执业药师协会 2009 年 6 月修订的《中国执业药师职业道德准则》和中国药师协会 2017 年 5 月《药师药学服务胜任力评价标准(试行)》(国药协发〔2017〕5 号),本章所指的药学技术人员药学服务胜任力包括但不限于以下内容:

一、职业道德

(1)诚实守信。忠诚正直,信守承诺,遵纪守法,遵守制度规定和社会道德规范。

(2)认真负责。以自觉的态度树立对国家和社会、家庭和集体、他人和自己所担负责任的认识、情感和信念,并付诸行动。

(3)爱岗敬业。热爱自己的职业,有良好的职业道德和强烈的职业使命感,忠于职守,乐于奉献;工作兢兢业业、任劳任怨;根据岗位职责和工作要求,在主体意识的积极支配下开展工作。

(4)服务意识。具有为公众提供热情、周到、主动服务的意愿,以及自觉做好服务工作的观念和愿望。

(5)严谨有序。对待学习和工作能做到严肃、认真、细致、周全,重视规则和秩序;对工作中的各项事物按照紧迫性、重要性区分优先等级,有计划、有步骤地安排工作进程,确保工作有条不紊地进行。

二、基本知识

(1)心理学知识。掌握基础的心理学知识,关注服务对象的心理变化,有针对性地进行心理沟通、疏导和服务。

(2)药学计算知识。掌握药物使用所需的给药剂量、浓度、单位转换、疗程等的计算,尤其针对特殊人群。

(3)计算机知识。能熟练运用计算机和办公软件处理、分析及解决问题。

(4)外语知识。了解国内外医药的新动态、新技术以及新知识,并运用其进行交流与服务。

(5)统计学知识。了解统计学的基本理论和方法,并运用其进行数据处理以及统计分析。

三、专业知识

(1) 相关法律法规知识。熟悉《药品管理法》《药品经营质量管理规范》《药品经营监督管理办法》等相关法律法规和药事管理等相关知识。

(2) 临床医学知识。掌握基本医学相关知识并运用于药学服务实践中。

(3) 药物治疗学知识。掌握临床药物治疗学知识,参与并配合临床药物治疗。

(4) 药学专业知识。掌握现代药物和传统药物的药理学、药剂学、药物分析、药物化学等专业知识。

四、基本技能

(1) 临床思维能力。将从理论和实践中所获得的知识融会贯通于药学实践,以及对具体临床现象进行思路清晰、逻辑性强的分析和思考,并作出符合实际的判断的能力。

(2) 解决问题能力。运用已掌握的知识、经验、技能,借助于各种思维活动和行动来处理问题的能力。

(3) 团队合作能力。在团队中,能主动征求他人意见,与他人共享信息,互相尊重、互相鼓励,为了团队共同的目标与大家通力合作完成任务的能力。

(4) 采集与分析信息能力。通过传媒、会议和人际交流等多种途径,快速获得大量信息,并经过归纳整理、综合分析,转化为系统的、具有较强操作性和指导性的意见及建议的能力。

(5) 沟通协调能力。善于交流,妥善处理各种人际关系,促进相互理解,以及获得他人的支持与配合的能力。

(6) 学习发展能力。不断学习、增加学识、提高技能,通过汲取自己或他人的经验教训、科研成果等方式,以有助于未来发展的能力。

五、专业技能

(1) 处方调剂能力。认真审核处方,准确调配药品,正确书写药袋或粘贴标签;向患者交付药品时,应当进行用药交代与指导;开展处方点评工作。

(2) 药学咨询能力。解答公众关于药品的问题;为公众解读各类检查化验单数据或体检报告单;开展用药指导与药品知识宣教。

(3) 药物治疗管理能力。在药物使用过程中,通过对用药方案、用药过程、用药指导、药学监护计划、药物疗效及安全性、不良反应、治疗药物监测(Therapeutic Drug Monitoring, TDM),各种实验室检查数据、药物治疗的干预性意见,以及对患者健康教育的适时跟进、分析、协调沟通和统筹规划,尽可能使患者获得最佳治疗效果的能力。

(4) 药物治疗评价能力。对药物的有效性、安全性以及经济性进行评价,制定适当的治疗方案,促进临床合理用药的能力。

六、内驱力

(1) 影响力。能够通过专业能力、服务水平、个人魅力等影响他人,使其接受自己的观点或产生预想行为的能力。

（2）成就感。有强烈的追求工作成功的愿望，挑战自我，关注自身职业生涯的发展，追求事业的成功和卓越。

（3）同理心。能够设身处地地思考问题，能够认真倾听、换位思考、表达尊重、自控情绪，理解他人的立场和感受。

第三节　药学服务的内容

一、处方审核与调配

药学专业技术人员运用专业知识与实践技能，根据相关法律、法规、规章制度与技术规范等，对医师在诊疗活动中为患者开具的处方，进行合法性、规范性和适宜性审核，并作出是否同意调配发药决定的药学技术服务。

药学技术人员应按《处方管理办法》（卫生部令第 53 号）的规定对处方进行审核、调配、复核和发药，没有处方不得调配和销售处方药。具体需做到以下几个方面：

（1）认真审核处方。首先，审核处方项目是否齐全，是否规范、清晰、完整。其次，审核处方必须做到"四查十对"，对有配伍禁忌、超剂量等存在用药安全问题的处方，应当拒绝调配、销售。必要时需经原处方医师更正或重新签字后再进行调配、销售，对处方中所列药品不能擅自更改或代用。

（2）准确调配药品。根据处方内容准确调配药品，正确书写药袋或粘贴标签，注明患者姓名、药品名称、用量、用法。

（3）完成处方复核。处方经复核，确认完全正确后方可将处方药品交给顾客，调配、复核人员要在处方上签名。

（4）进行用药交代。交付处方药品时，药学技术人员应按照药品说明书或者处方内容进行用药交代与指导，包括每种药品的用法、用量、注意事项等，并负责处方的管理（保存、登记、分析、药品销售）。

二、合理用药指导

合理用药是指以当代药物和疾病的系统知识和理论为基础，安全、有效、经济、适当地使用药物。合理用药包括诊断、处方、标示、包装、分发及患者遵医嘱治疗的全过程，应合理选用、合理应用（用法、用量）、合理联用。

合理用药所要达到的目的是，根据患者的情况，既要充分发挥药物的最佳疗效，又要竭力减少和避免不良反应的发生，使药物治疗更加安全有效。

合理用药指导是对患者进行用药教育的重要环节，旨在向患者普及合理用药知识，从而增加患者的用药知识，预防药品不良反应的发生，提高患者的用药依从性，并降低用药错误的发生率。

进行非处方药销售的用药指导时，应严格遵守有关法律、法规和规章制度，正确介绍药品的性能、用途、功能主治、使用方法、不良反应、禁忌、注意事项等，正确指导患者进行用药选择。

三、用药咨询与信息服务

用药咨询是指药学技术人员利用药学专业知识和工具向公众提供药物信息,宣传合理的用药知识,交流与用药相关问题的过程。其主要目的是解答公众关于药品名称、主要成分、适应证/功能主治、剂型、规格、用法用量、不良反应、禁忌、注意事项、特殊人群用药、相互作用、临床试验、药理毒理、药物代谢动力学、贮藏、包装、有效期、生产企业、特殊药品管理方法及药品价格等问题。

药学信息服务是指药学技术人员进行的所有涉及药学信息的相关活动,如药学信息收集、保管、整理、评价、传递、提供和利用等工作。

四、慢病管理与居家药学服务

慢病管理与居家药学服务是指为慢病患者居家药物治疗全程提供个体化、连续的药学服务和普及健康知识,开展用药评估、用药教育,帮助患者提高用药依从性,保障药品贮存和使用安全合理,进而改进治疗结果的服务。

从事居家药学服务的药学技术人员,应积极参与家庭医生服务团队工作,与服务团队中的家庭医生、社区护士及公卫医生等人员一起紧密配合,为居民提供居家药学服务。其内容包括但不限于:药物治疗管理、用药咨询、用药教育、科普宣教、清理家庭药箱。

五、药物治疗管理

药物治疗管理是指掌握药学专业技术的药师对患者提供用药教育、咨询指导等一系列专业化服务,从而提高用药依从性、预防患者错误用药,最终达到培训患者进行自我用药管理的目的,以提高疗效。该项服务是践行药学监护时运用临床实践经验向患者提供可衡量结果的服务项目,是优化患者个体治疗效果的独特服务或服务组合。

六、药物警戒

药物警戒是指发现、识别、评价和预防药品的不良反应,或其他任何可能与药物治疗有关的不良后果的科学研究与活动。药物警戒不仅涉及药物的不良反应,还涉及与药物相关的其他问题,如不合格药品、药物治疗错误、缺乏有效性的报告、对没有充分科学依据而不被认可的适应证用药、药物的滥用与错用、出现急慢性中毒的病例报告、与药物相关的病死率的评价、药物与药物及药物与食品的不良相互作用的研究与报告。

第二章　处方审核与调配

第一节　处方的基本概述

一、处方概念

《处方管理办法》对处方的定义：由注册的执业医师和执业助理医师（以下简称医师）在诊疗活动中为患者开具的，由取得药学专业技术职务资格的药学技术人员审核、调配、核对，并作为患者用药凭证的医疗文书。处方包括医疗机构病区用药医嘱单。

处方是医生对患者用药的书面文件，是药学技术人员调配药品的依据，具有法律性、技术性、经济性。

二、处方分类

处方按其性质主要分为三类，即法定处方、协定处方和医师处方。

法定处方主要是指《中华人民共和国药典》和国家药品监督管理局颁标准等法定标准收载的处方，具有法律约束力，在制备法定制剂或医生开写法定制剂时均应按照此标准。

协定处方一般是根据某一地区或某一医院日常医疗用药需要，由医院药剂科与医师协商共同制定的处方，协定处方仅为本单位使用。

医师处方是指医师为患者诊断、治疗和预防用药所开具的书面文书，为常见处方。《处方管理办法》将处方分为普通处方、急诊处方、儿科处方和麻醉药品处方。具体如下：

(1) 普通处方印刷用纸为白色。

(2) 急诊处方印刷用纸为淡黄色，右上角标注"急诊"。

(3) 儿科处方印刷用纸为淡绿色，右上角标注"儿科"。

(4) 麻醉药品和第一类精神药品处方印刷用纸为淡红色，右上角标注"麻、精一"。

(5) 第二类精神药品处方印刷用纸为白色，右上角标注"精二"。

三、处方内容

《处方管理办法》规定了处方由三个部分组成，即处方前记、处方正文、处方后记。

(1) 处方前记。包括医疗（含预防、保健）机构名称，费别（费用报销、支付类别），患者姓名、性别、年龄，门诊或住院病历号，科别或病区和病床号，临床诊断、日期等。

麻醉药品和第一类精神药品的处方还应当包括患者身份证明编号，以及代办人姓名、身份证明编号。

（2）处方正文。以 Rp 或 R（拉丁文 Recipe"请取"的缩写）标示，分别列入药品名称、剂型、规格、数量、用法用量。

（3）处方后记。医师签名或者加盖专用签章，药品金额以及审核、调配、复核、发药的药学技术人员签名或者加盖专用签章。

四、处方限量

为保证药品的合理使用，《处方管理办法》对处方用量作出了明确限制。

（1）普通处方一般不得超过 7 日用量。

（2）某些慢性病、老年病或特殊情况，处方用量可适当延长，但医师应当注明理由。

（3）第二类精神药品一般每张处方不得超过 7 日常用量；对于患有慢性病或具有某些特殊情况的患者，处方用量可以适当延长，医师应当注明理由。

（4）麻醉药品、医疗用毒性药品、第一类精神药品、放射性药品的处方用量，应严格按照国家有关规定。

五、处方保管

社会药房的处方保管应遵循分类保管、定期留存的原则。社会药房销售处方药，应收集处方并按药品销售目录分月（或分季度）装订成册。社会药房应按要求留存处方和处方药销售记录。《处方管理办法》规定：普通处方、急诊处方、儿科处方保存期限为 1 年，医疗用毒性药品、第二类精神药品处方保存期限为 2 年，麻醉药品和第一类精神药品处方保存期限为 3 年。同时，按照《药品经营质量管理规范》规定，药品经营企业的书面记录及凭证应当至少保存 5 年。疫苗、特殊管理的药品的记录及凭证按相关规定保存。

第二节 处 方 审 核

本章节所称的处方审核，是指对处方进行合法性、规范性和适宜性审核，并作出是否同意调配发药决定的药学技术服务。社会药房从事处方审核的人员应为取得资格且经过注册后的执业药师，其中中药处方审核人员应为执业中药师。

一、处方合法性审核

处方的合法性是指处方的书写及其内容应当符合《处方管理办法》的规定，执业药师依据办法规定逐项检查处方前记、正文及后记书写是否清晰、完整，对处方种类、来源及医师资格是否符合要求进行审核，并按照处方书写规则和相关规定确认其合法性。

（1）医生为患者开具处方上的药品名称，必须使用经国家药典委员会按照《药品通用名称命名原则》组织制定的药品法定名称，同一种成分或相同配方组成的药品只有一个通用名称。

（2）西药和中成药可以分别开具处方，也可以开具一张处方，每一种药品应当另起一行，每张处方药品不超过 5 种；中药饮片应当单独开具处方。

（3）医师在书写处方正文，如药物的用法、用量、剂型和调配方法等内容时，有时会采用拉丁文缩写或者英文缩写表示。药学技术人员应掌握处方中常用的外文缩写，并理解其中含义。

（4）开具处方后的正文空白处应画一斜线，以示处方开具完毕。

二、处方规范性审核

每张处方只限一名患者使用。执业药师应当认真逐项检查处方前记、正文和后记，并确认处方的规范性。

（1）处方前记内容如医疗机构名称、类别，患者姓名、性别、年龄，临床诊断、日期等，应填写完整、清晰，不应有书写缺项。

（2）处方正文如药品名称、剂型、规格、数量、用法用量等，应书写规范、清晰、完整。处方正文不能辨认时应经医师修改清楚后再进行调配，避免发生调剂差错。处方如有涂改，医师必须在修改处签字并注明日期。

（3）处方后记应重点审核有无医师签字或签章，如无医师签字则视为无效处方，不应调配。

三、处方适宜性审核

1. 需皮试的药品是否注明过敏试验

确认处方医师是否注明过敏试验及结果的判定，如过敏试验结果为阴性方可调配药品；对尚未进行皮试或过敏试验结果为阳性的，药学技术人员应当拒绝调配。

2. 处方用药与临床诊断是否相符

处方用药与临床诊断相符是指患者的疾病与药品说明书中的适应证一致，否则即为用药不适宜或用药不合理。常见的不适宜用药有如下 5 种：① 超适应证用药；② 非适应证用药；③ 无指征联合用药、不适宜联合用药；④ 禁忌证用药；⑤ 过度用药。

3. 用法、用量是否正确

药品使用的剂量、用法应当遵守《中国药典临床用药须知》和药品说明书的规定。

4. 选用剂型与给药途径是否合理

根据患者性别、年龄选择合适的剂型和给药途径，遵循能口服不注射，能肌注不静脉原则。

5. 是否重复给药

重复给药是指非正常联合用药的多药应用，属于乱用药品现象，药学技术人员应重点关注持两张以上处方的同一患者。还应当了解西药和中药复方制剂中的药品成分、药品商品名与通用名的对应关系，以防出现重复用药。

6. 是否存在潜在临床意义的药物相互作用、配伍禁忌

处方中不得出现药品不良的相互作用或配伍禁忌的情形，如增效作用、敏感化作用、拮抗作用、增大毒性作用等，以免对患者产生损害。

7. 是否存在特殊人群用药禁忌

特殊人群因为其独特的生理特点，在使用药物时应当在药物剂型、用药剂量方面予以关注,防止出现用药禁忌。

8. 是否有其他用药不适宜情况

防止违反慎用原则使用药品,如对青霉素过敏者要慎用头孢呋辛,避免出现不良反应。

四、审核结果

处方经执业药师审核后,结果分为合理处方和不合理处方。不合理处方包括不规范处方、用药不适宜处方、超常处方。

（一）不规范处方

有下列情况之一的,应当判定为不规范处方:

（1）处方的前记、正文、后记内容缺项,书写不规范或者字迹难以辨认的。

（2）医师签名、签章不规范或者与签名、签章的留样不一致的。

（3）药师未对处方进行适宜性审核的(处方后记的审核、调配、核对、发药栏目无审核调配药师及核对发药药师签名,或者单人值班调剂未执行双签名规定)。

（4）新生儿、婴幼儿处方未写明日、月龄的。

（5）西药、中成药与中药饮片未分别开具处方的。

（6）未使用药品规范名称开具处方的。

（7）药品的剂量、规格、数量、单位等书写不规范或不清楚的。

（8）用法、用量使用"遵医嘱""自用"等含糊不清字句的。

（9）处方修改未签名并未注明修改日期,或药品超剂量使用未注明原因和再次签名的。

（10）开具处方未写临床诊断或临床诊断书写不全的。

（11）单张处方超过 5 种药品的。

（12）开具麻醉药品、精神药品、医疗用毒性药品、放射性药品等特殊管理药品处方未执行国家有关规定的。

（13）医师未按照抗菌药物临床应用管理规定开具抗菌药物处方的。

（14）中药饮片处方药物未按照"君、臣、佐、使"的顺序排列,或未按要求标注药物调剂、煎煮等特殊要求的。

（二）用药不适宜处方

有下列情况之一的,应当判定为用药不适宜处方:

（1）适应证不适宜的。

（2）选用药品不适宜的。

（3）药品剂型或给药途径不适宜的。

（4）用法、用量不适宜的。

（5）联合用药不适宜的。

（6）重复给药的。

（7）有配伍禁忌或者不良相互作用的。

（8）其他用药不适宜情况的。

（三）超常处方

有下列情况之一的,应当判定为超常处方:

（1）无适应证用药。

（2）无正当理由开具高价药的。

（3）无正当理由超说明书用药的。

（4）无正当理由为同一患者同时开具 2 种以上药理作用相同的药物的。

（四）如认为处方存在如下问题，应按规定处理

（1）对用药不适宜处方的处理。当即告知患者，请其与处方医师确认或者重新开具处方。

（2）对不规范处方或者不能判定其合法性的处方的处理。不得进行调剂，请处方医师确认或改正后方可调剂。

（3）对严重不合理用药或者用药错误的处方的处理。坚决拒绝调剂，及时告知处方医师并且做相关记录。

第三节　处方调配

社会药房从事处方调配的工作人员应为依法经过资格认定的药师或其他药学技术人员，中药饮片调配人员应具有中药学中专以上学历或中药调剂员资格。

一、调配

药学技术人员应当按照操作规程调剂处方药品：认真审核处方，准确调配药品，正确书写药袋或粘贴标签，注明患者姓名、药品名称、用法、用量等。《处方管理办法》规定药师调剂处方时必须做到"四查十对"：查处方，对科别、姓名、年龄；查药品，对药名、剂型、规格、数量；查配伍禁忌，对药品性状、用法用量；查用药合理性，对临床诊断。

配药时应按处方书写的顺序取药，注意处方内容和配发药品的一致性，如遇药品发霉、变色、过期等，不得配发。

二、复核

药品调配完成后应由另一名药学技术人员对处方及药品逐项核查，核查处方前记、正文、后记，以及药品的外观质量和有效期。复核无误后由调剂人员签字，方可发药。

三、发药

发药是药品调配的重要环节，药学技术人员发药时应注意：

（1）核对患者姓名等信息以确认取药者。

（2）逐一核对发放药品并交付给患者。

（3）药学技术人员向患者交付药品时，应按照药品说明书或者处方用法进行用药交待与指导，包括各种药品的用法、用量、注意事项等。

（4）发药时应尊重患者隐私。

（5）如有患者咨询问题，应耐心解答。

　　药学技术人员在完成处方调配后,应当在处方上签名或加盖专用签章。原则上处方审核、调配、复核、发药应由两人完成;如果只有一名药学技术人员在岗,应按双人调配的程序操作,并实行单人双签。

四、标签的书写

　　标签是药学技术人员指导患者遵照处方正确使用药品的书面提示材料。若只有口头提示,没有书面提示,患者容易遗忘,从而导致用药错误,发生药物不良反应或其他严重后果。标签应该由实施调配或发药的药学技术人员在药品发出前,遵照《药品说明书和标签管理规定》(原国家食品药品监督管理总局令第24号)进行书写。重点包括药品的用量、用法,服药时间,药品贮存方法,有关注意事项等。书写标签应注意以下问题:

　　(1)不论以何种方法(手写或电脑打印)书写标签,均应保证标签的整洁、清晰、可读。若出现书写或打印错误,应重新书写或印制。

　　(2)标签内容应通俗易懂,注意使用患者能理解的语言。如将用药剂量和次数分开:每天3次,每次1片;每天1次,每次5毫升。避免使用小数点和英文等专业语言,如"1.5 mg、5 mL、tid、ac"等。

　　(3)若使用图案式标签,应备注相应文字;注意提示语(耳用药、眼用药、口腔喷雾等)应当醒目。

第三章　合理用药指导

第一节　用药指导的基本概念

一、用药指导的内涵

合理用药指导,是指向患者普及合理用药知识,目的是增强患者的用药知识,预防药品不良反应的发生,提高患者用药依从性,并降低用药错误的发生率。社会药房应建立用药指导的相关制度、规程和记录,从事用药指导的人员应具有药师或以上专业技术职称。

合理用药指导是用药教育的重要环节。用药教育是指通过直接与患者或其家属沟通交流,解答其用药疑问,介绍药物和疾病知识,提供用药教育服务。药学技术人员对患者进行用药教育,使其准备好并积极执行药物治疗方案和计划,从而获得预期的药物治疗效果,进一步提高患者的用药依从性。

在药学服务过程中,药学技术人员所扮演的角色是指导患者了解用药治疗计划。通过了解患者对药品的认知程度,指导患者用药并持续追踪其药疗效果,以增进患者对药品的认识,改善其用药依从性并纠正不合理用药行为,从而减少用药相关问题的发生。

二、用药指导的方式

用药指导方式可包括通过语言指导、书面指导、实物演示、可视听辅助设备进行用药指导、宣传讲座、电话或互联网教育等。

（一）语言指导

语言指导是常用的用药指导形式之一。语言指导具体深入,可以及时准确地了解患者掌握知识的情况,针对性强,减少了宣教的盲目性。药学技术人员应采用通俗易懂的话语表达出信息。他们可以一对一进行用药指导,也可以采用召开座谈会、专题讲座等形式。

（二）书面指导

书面指导主要包括文字指导和图片指导。文字可反复阅读,有助于加深理解,发放形式可以是一张或几张纸质的教育材料,也可以是宣传小手册等。图片有助于增强回忆、提高依从性,特别适用于药品储存时间、给药装置的使用方法、坚持疗程的重要性等信息。书面指导可以弥补语言指导中患者对宣教内容理解不够或易遗忘的不足,综合运用文字、图片和语言指导,可以提高患者的理解程度和依从性。

（三）实物演示

实物演示是指对照实物进行说明，是用药指导中推崇的一种方法。如药学技术人员对于一些特殊剂型，例如缓控释制剂、喷雾剂以及口服液等，可以对照具体实物向患者演示正确的使用及贮存方法，加深患者印象。

需强调的是，无论采取单一指导方式，还是多种指导形式相结合，均应核实患者对用药的认识和理解程度。如请患者描述或演示药物的使用方法及如何判断治疗效果，观察他们的用药能力和准确度，以及对于执行药物治疗方案和监护计划的态度，确保患者正确理解并执行医嘱。

第二节　药品说明书和标签阅读指导

药品说明书是由国家药品监督管理部门批准的载明药品重要信息的说明性文件，是选用药品的法定依据。根据《药品管理法》规定，药品必须附有说明书。《药品说明书和标签管理规定》中指出，药品说明书应当包括药品安全性、有效性的重要科学依据、结论和信息，用以指导安全、合理使用药品。药品标签应当以说明书为依据，其内容不得超出说明书的范围，不得印有暗示疗效、误导使用和不适当宣传产品的文字和标识。

一、指导公众阅读药品说明书

（一）药品说明书的含义和内容

根据《药品管理法》的相关规定，药品说明书上必须标注药品名称、活性成分、批准文号、生产日期、用法用量、不良反应、警示语等内容。患者用药前仔细阅读药品说明书，有助于避免用药风险，可有效提高用药安全性。

1. 药品名称

药品名称主要包括通用名称和商品名称。药品的通用名称是药品的法定名称，其特点是通用性，即不论哪个厂家生产的同种药品都只能使用的名称。药品商品名称又称为商标名，是药厂通过注册受法律保护的专有药名。

2. 活性成分

《药品说明书和标签管理规定》要求药品说明书应当列出全部活性成分或者组方中的全部中药药味。注射剂和非处方药还应当列出所用的全部辅料名称。药品处方中含有可能引起严重不良反应的成分或者辅料的，应当予以说明。

3. 批准文号

批准文号是药品合法生产的标志。如国药准字 H＊＊＊＊＊＊＊＊号，H 代表化学药品，Z 代表中药，B 代表保健品，S 代表生物制品，J 代表进口药品。

4. 生产日期

生产日期一般由 8 位数字表示，前四位代表生产年份，中间两位代表月份，最后两位代表具体日期。

5. 用法用量

药品用法是根据药品的剂型与特性,注明是口服、外用或注射等,饭前或饭后服用,用药次数等。药品用量一般指成年人的用药剂量,包括每次用药量和每日最大用药量。特殊人群的用药剂量需要进行换算。

6. 不良反应

药品的不良反应是指合格药品在正常用法用量下出现的与用药目的无关的有害反应,包括副作用、毒性作用、后遗效应、首剂效应、变态反应等。大多数药物使用后都会有不同程度的不良反应,应当引起使用者注意。一旦发生严重的不良反应必须立即停用,及时就医。

《药品说明书和标签管理规定》要求药品生产企业应当主动跟踪药品上市后的安全性、有效性情况,及时更新不良反应的有关内容。因未执行此要求而引起的不良后果,由该药品的生产企业承担。

7. 警示语

《药品说明书和标签管理规定》指出,应在药品说明书或者标签上加注警示语。警示语不仅包括对药品安全性的警告,也含有药品禁忌证、注意事项、特殊人群用药、药物相互作用、药物过量等需特别注意的事项。

(二)指导公众阅读药品说明书

药学技术人员在指导公众阅读药品说明书时应遵循"一看、二算、三想"的原则。

1. 一看,重点了解适应证、禁忌证

通常情况下,药品使用说明书包括对药品各方面的简单介绍,本着安全原则,患者一定要在服用前仔细阅读。首先应阅读有关本品的适应证,其次是禁忌证、剂量及不良反应和药物相互作用、注意事项等方面内容。若遇到无法理解的地方,一定要及时主动地询问处方医生或者药学技术人员,千万不能根据自己的判断去服用。

无论是服用处方药还是非处方药,建议都要仔细咨询。患者拿到药品后也应认真阅读说明书,谨慎服用。对于非处方药来说更要谨慎,因为大多情况下非处方药都是消费者自行购买使用的药品。药品说明书就是指导用药最重要的信息,它将告诉患者药品的功能,所以在其拿到药品后首先要看的是药品的适应证是否符合自己的病症,然后再按要求用药。

此外,如果药品适应证符合自己的病症,那患者则应该仔细阅读说明书中禁忌证一栏。这项非常重要,因为在吃药前一定要了解哪些情况之下此药品是不能服用的。很多患者会忽视此项,有些可能会造成很严重的后果。比如氯霉素不适合小儿服用,如果不仔细查看禁忌证而盲目服用,会给孩子的肝肾功能带来严重的负面影响。

2. 二算,药品剂量应适度折算

虽然药品说明书上写得很清楚,比如每次 3 片,一天 3 次等。但不区分年龄、体重的用药标准进行服用难免让人不放心,患者在用药前应当详细询问药学技术人员。其实服用药品跟自身体重有着密切关系。药品说明书上给出的药剂标准通常是以成年健康人的标准而换算出的剂量,所以特殊体质患者在服用前就要适当地进行换算。尤其是一些婴幼儿和儿童,更要注意换算,因为他们对药物的敏感度高,如果不注意控制剂量,往往会导致其他病症出现。除此之外,不建议家长自行给 1 岁以内的婴儿买非处方药品,因为药物选择不当很容易损伤孩子的肝肾功能;而对于 1 岁以上的孩子来说,家长最好选择非处方药品。

3. 三想,沉着应对轻微不良反应

一些药品说明书会在"不良反应"一栏标注:不详。因为任何药品都可能引起不良反应,但是由于人与人之间存在个体差异,不同的人对同一种药品的不良反应表现可以有很大的差别。

大多数情况下,一些新药的说明书上"不良反应"一项多会出现"不详"的字样,这并不是说此药质量有问题。一般药品需要经过严格的试验,才能明确标出不良反应的状况。新药只通过了首次的几百人的试验,还未来得及统计上市后2000人的评价,因此无法具体写出不良反应,所以患者在用新药前需要仔细考虑。

其实,有不良反应标识的药品并非绝对不能用,但用时要谨慎。服药时,如果出现说明书上标明的轻微不适反应,患者需沉着应对。但若用药后感到较强烈的不适,一定要停药就医。所以说,严格按照处方或药品包装盒内的药品说明书规定的适应证、用法用量使用很重要。

二、指导公众阅读药品标签

(一)标签的作用

标签是药学技术人员指导患者遵医嘱(处方)正确使用该种药品的书面提示材料。由调配处方的药学技术人员在药品发出前完成书写。若只有口头说明,没有书面提示,患者容易遗忘,从而导致用药错误,发生药物不良反应或治疗失败等严重后果。

(二)标签的内容

根据《药品说明书和标签管理规定》,需要注意标签当中的以下几点:

1. 药品非专利名称或商品名、注册名、剂型、剂量和数量。
2. 用法和用量。
3. 患者姓名。
4. 调剂日期。
5. 处方号或其他识别号。
6. 药品贮存方法和有效期。
7. 有关注意事项(服药时间如晨起、餐前、餐中、餐后、睡前;冰箱冷藏保存;驾车司机、机械操作者、运动员、妊娠及哺乳期妇女不宜使用的药物;需振荡混合后服用等)。

第三节　药品使用指导

一、常见的错误用药方法

告知患者正确的药品使用方法是用药指导的重要内容。如果患者用药方法与剂量、用药时间、饮食等与药品本身的特性相违背,都可能会导致各种意想不到的危险。药学技术人员应该明确告知患者正确的药品使用方法,避免错误用药。

（1）时间错位。不少人都将服药的时间仅理解为白天，而忽略了夜晚的存在。比如一天 2 次应该是每隔 12 h 服 1 次，一天 3 次应该是每隔 8 h 服 1 次。但不少人都在三餐后服用，结果是白天血液中的药物浓度过高，而夜间则相对较低，影响疗效。

（2）药量过大。药物本身是有严格的剂量限制的，超量服用有可能会引起中毒，特殊人群更要注意。

（3）药量偏小。还有人为了预防疾病，或为避免出现药品的不良反应，认为采用小剂量比较安全。这种做法非但无效，反而会贻误病情，对抗菌药物来说，这还容易让致病菌产生耐药性。

（4）时断时续。药物能发挥疗效，主要取决于其在血液中是否保持恒定浓度，如果患者不按时服药就达不到有效的浓度，也就难以控制病情、治愈疾病。

（5）疗程不足。药物治疗需要一定的时间，需按病情确定疗程。例如，某种疾病治疗需连续用药 7～10 天才能治愈，如果患者用药 2～3 天后见症状有所缓解，就自作主张停药，会导致病情加剧。

（6）当停不停。一般药物达到预期疗效后，就应该及时停止用药，否则时间过长易引起不良反应，如二重感染、依赖性、耳鸣、耳聋、蓄积中毒等。

（7）突然停药。许多慢性疾病需长期坚持用药来控制病情、巩固疗效，比如精神病、高血压、冠心病等。如果确需停药，患者应该在医师或药学技术人员的指导下逐步进行，切忌擅自停用，或大幅降低用药量而产生"停药反应"。若突然停药，有的会促使旧病复发或病情加剧，也有的会出现原来疾病所没有的其他症状，严重的还会危及生命。

（8）随意更换药物。出现治疗效果需要一定的时间，随意换药不仅会使治疗复杂化，而且一旦出了问题还难以查明原因，耽误治疗时机。

二、适宜的服药时间

针对患者病情选择最佳给药时间，可以使药物发挥最大的效能，减少或避免不良反应的发生，有利于疾病的治疗，保障患者用药更加有效、安全、经济、适当。

人体的生理变化具有生物周期性。在生物钟的调整控制下，人体的基础代谢、体温变化、血糖含量和激素分泌等功能都具有节律性和峰谷值。机体的昼夜节律改变了药物在体内的药代学和药效学，致使药物的生物利用度、血药浓度、代谢和排泄等也有昼夜节律性变化。例如，心力衰竭患者对洋地黄、地高辛等强心苷类药物的敏感性在凌晨 4 点最高，这比其他时间给药疗效约高 40 倍。

随着对时辰药理学的研究和该学科的不断发展，人们提出了与传统用药方案完全不同的全新用药概念。时辰给药方案是根据机体的节律性变化来确定最佳的给药时间和剂量，可依此来确定最佳给药时间。

1. 需早上或上午使用的药物

（1）糖皮质激素。人体激素分泌呈昼夜节律性变化，分泌的峰值在上午 7～8 点，将一天的剂量在上午 7～8 点给药或隔日早晨 1 次给药，可减轻药物对下丘脑-垂体-肾上腺皮质系统的反馈抑制，减轻肾上腺皮质功能。

（2）降压药。人的血压在一天 24 h 内具有波动，大多数呈"两峰一谷"的状态。即 6～11 点和 14～18 点最高，从 18 点开始下降，至次日清晨 2～4 点血压最低。因此出血性卒中多发生在白天,而缺血性卒中多发生在夜间。降压药服用时间最佳为早晨 6 点和下午 14 点,这样药物达峰时间正好与血压自然波动的两个峰值相吻合。

(3)抗心绞痛药物。心绞痛发作的昼夜高峰多为上午 6～12 点,而治疗心绞痛药物的疗效也存在昼夜节律性。钙拮抗剂、硝酸酯类、β 受体阻滞剂多选择在上午服用,可明显扩张冠状动脉,改善心肌供血,下午服用该药,其作用明显低于上午。因此,患者可在早晨醒来立即服用抗心绞痛的药物。

(4)抗组胺药。上午 7 点给赛庚啶,其疗效可以维持 15～17 h,而若下午 17 点给药,其疗效仅能维持 6～8 h;氯苯那敏、氯雷他定也是在早晨用药效果最好。但需要注意三点:一是有中枢神经系统不良反应的抗组胺药适宜睡前服用;二是机体夜间组胺分泌多,睡前用药可提高疗效;三是服药期间应避免驾驶和高空作业。

(5)抗抑郁药。因抑郁症有暮轻晨重的特点,故 5-羟色胺在摄取抑制剂氟西汀、帕罗西汀等时需要在清晨服用;同样的抗焦虑药氟哌噻吨美利曲辛片,治疗小儿多动症的哌甲酯均有兴奋作用,亦应在早晨服用。如果用药后,中枢不良反应明显,可睡前服药。

(6)利尿剂。氢氯噻嗪在上午 7 点服用效果最好,呋塞米则在上午 10 点服用效果最强。同时需考虑夜间服用后,会促进患者排尿,影响他们的睡眠。

2. 空腹服药

对于要求被机体充分吸收、迅速奏效,本身又无刺激性的药,宜在饭前空腹时服用。例如:

(1)大部分降糖药物。糖尿病患者进餐后血糖值会升高,达到峰值。为了有效降低餐后的高血糖,降糖药大多需要在餐前 30 min 服用,如格列齐特、格列喹酮、格列吡嗪。糖尿病患者在空腹时的血糖和尿糖都有昼夜节律性变化,在早晨出现峰值(黎明现象)。因此一天一次的药物应在早餐前 30 min 服用,如格列美脲、罗格列酮;非磺酰脲类降糖药,如瑞格列奈、那格列奈在口服后 30～60 min 达到血药峰值,使进餐开始 15 min 内胰岛素分泌明显增加,因此应随主餐进餐时服用。

(2)消化系统药物。人体胃酸分泌从中午开始缓慢上升,到晚上 20 点急剧增多,晚上 22 点达到高峰。质子泵抑制剂可抑制胃酸分泌,服药后 2～5 h 达到峰值。为控制夜间胃酸分泌,建议患者晚上睡前服用。如需要每天 2 次,则在上午 8 点再服用 1 次。为了更好地发挥疗效,消化系统的药物大多在餐前服用,如促胃肠动力药多潘立酮(吗丁啉)、莫沙必利;胃肠解痉药阿托品、溴丙胺太林;助消化药多酶片、乳酸菌素;胃黏膜保护剂,如硫糖铝、胶体果胶铋,这些药物空腹服用可以使药物充分作用在胃黏膜上。但需要注意一点,这些药物需在酸性条件下才能与胃黏膜表面的黏蛋白络合形成一种保护膜,与制酸药合用时,需要间隔 1 h。

(3)抗菌药物。青霉素皮试阴性率在上午 7～11 点最低,在晚上 23 点最高,所以在夜间做皮试要注意药物过敏反应,甚至发生过敏性休克的可能。多数抗菌药物的吸收受食物的影响,空腹服用吸收迅速,生物利用度高。药物通过胃时不被食物稀释,达峰快、疗效好,如青霉素类、头孢菌素类、喹诺酮类、大环内酯类等。

(4)抗结核药。利福平、乙胺丁醇、异烟肼等空腹服用后 2 h 血药浓度可达高峰,且迅速分布到全身。因此,以早餐前一次顿服效果最好。

(5)部分利尿剂。为避免影响睡眠,利尿药和刺激性强的泻药也宜在清晨空腹口服。比如利尿药氢氯噻嗪、螺内酯等片剂;刺激性强的泻药如硫酸镁、蓖麻油、芒硝等。

3. 饭前服药

饭前 5~30 min 服药,此时胃中无食物,有利于药物在胃内吸收和作用于胃壁。胃的排空快,可使药物迅速到达小肠。例如:

(1) 对胃无刺激性的药物、助消化药物,如食母生、胃蛋白酶、鸡内金、乳酸菌素等。

(2) 胃黏膜保护剂,如果胶铋,饭前 30 min 服用才能在胃中形成一层保护膜,避免食物刺激。

(3) 胃肠动力药,如多潘立酮、西沙必利,饭前 30 min 服用。

(4) 苦味健胃药,也要求饭前服用。

(5) 磺酰脲类降糖药适宜饭前 15~30 min 左右服用。

(6) 广谱抗菌药如青霉素类、头孢菌素类等宜饭前服用。

4. 餐中服药

在进食少许后服药,这样可减少胃肠道反应,如布洛芬、二甲双胍、吡罗昔康对氨基水杨酸钠、乙胺丁醇等。

5. 饭后服药

饭后 15~30 min 服药。

饭后服药的益处如下:

(1) 药物被食物稀释可减少对胃肠道的不良刺激。

(2) 延缓药物制剂的崩解和药物的溶解。

(3) 食物能引起消化道内容物的黏度增高,妨碍药物向消化管壁扩散。

(4) 食物还影响胃的排空,推迟药物在小肠的吸收。

需要饭后服用的药物包括:刺激性药物(非甾体消炎药)和餐后服用可使药物生物利用度增加的药物(维生素 B_{12}、苯妥英钠、氢氯噻嗪、螺内酯)。一般没有强调需要饭前或饭后服用的药物,均可在餐后 30 min 服用。

注意:

(1) 红霉素、阿司匹林、磺胺类、呋喃妥因、铁剂以及氯化钾等对胃黏膜有刺激性的,或易引发恶心、食欲减退的药物宜饭后服用。

(2) 综合调节血脂的药物血脂康,因其具有弱酸性,应在饭后服用。

(3) 鱼肝油口服剂亦应饭后服用。

(4) 维生素类。维生素主要通过小肠来吸收,空腹吃容易迅速进入血液,在被利用之前就从尿中排出。而食物能延长胃的排空时间,使维生素缓慢进入小肠,被充分吸收。

6. 晚上服药

(1) 平喘药。哮喘患者的通气功能有明显的昼夜节律性,白天气道阻力最小,凌晨 0~2 点气道阻力最大,故哮喘患者常在凌晨和夜间犯病或病情加重。而凌晨 0~2 点哮喘患者对乙酰胆碱和组胺最为敏感。故平喘药应每间隔 8 h 服用 1 次,保证在睡前服用 1 次,如茶碱缓释片、特布他林、孟鲁司特。

(2) 他汀类调血脂药。该类药物通过抑制羟甲基戊二酰辅酶 A 还原酶而阻碍肝内胆固醇的合成,同时还可增强肝细胞膜低密度脂蛋白受体的表达,使血清胆固醇和低密度脂蛋白胆固醇浓度降低。由于胆固醇主要在夜间合成,晚上给药比白天给药有效,如辛伐他汀、阿托伐他汀、普伐他汀等。

（3）麻醉性镇痛药。吗啡的镇痛作用在下午 15 点给药效果最弱，在晚上 21 点给药效果最强。

（4）免疫增强剂。上午用药，容易发生发热、寒战、头痛等不良反应；晚上用药，不良反应少，且疗效不受影响。

（5）铁剂补血药。与上午 7 点服用效果相比较，铁剂在晚上 19 点的吸收率可增加 1 倍，疗效增加 3～4 倍，患者晚饭后服用常可获得满意的效果。

（6）轻泻药。治疗便秘的温和药物，如比沙可啶、酚酞、液状石蜡等，在服药后 8～10 h 才见效，患者均需在晚上服药，这样次日晨起排便，符合人体生理规律和习惯。

7. 睡前服药

（1）缓泻药只刺激大肠，一般服药后 8～12 h 才能排出软便，所以患者可在睡前服用，以利清晨排便。

（2）催眠、缓泻、驱虫、避孕药，一般都在晚上临睡前 30 min 服用，而起效慢的苯二氮䓬类需要在睡前 30 min 服用。

（3）抗过敏药，如特非那丁、氯苯那敏（扑尔敏）等，因其具有一定的催眠作用，宜在睡前服用。

（4）补钙药。人体的血钙水平在午夜至清晨最低，临睡前服用，吸收和利用量最大。

三、正确的服药姿势

1. 有些药物的服药姿势不当会引起食管损伤

如躺着服用药片、药丸，如果送服的水少，药物只有一半到达胃里，另一半会在食管中溶化或黏附在食管壁上。由于药物的酸、碱、刺激性，如果在食管壁上溶化或停留时间过长，就可引起食管发炎，严重的甚至引发溃疡。

2. 有些药物的服药姿势不当会影响疗效

如某些治疗胃溃疡的药，其药理作用是药物与胃黏液中的黏蛋白结合形成保护膜，覆盖溃疡面而促进溃疡愈合。所以，服用抗溃疡药后应该静卧片刻，并根据不同的溃疡部位，采用不同的卧位，溃疡在胃底后壁宜仰卧，溃疡在胃体后侧壁宜采取左侧卧位。

3. 有些药物服用后需躺一会儿

患者服药后躺下的时间最好控制在 1～2 h，不能服完药立即直立活动，否则会引起体位性高血压、脉搏加快、头晕，甚至短暂性的意识丧失。这是由于服用药物后血管收缩，使脑部供血不足，产生短暂性脑缺血、缺氧。这些药物有吩噻嗪类药：氯丙嗪、奋乃静、舒必利等；抗抑郁药：苯乙肼；抗高血压药：甲基多巴、帕吉林等；抗肾上腺素药：酚妥拉明、双氢麦角碱等；抗结核药：乙硫异烟胺等；抗心绞痛药：硝酸甘油等；利尿药：氢氯噻嗪、双肼屈嗪等。

4. 有些药物需要站位服药

一般药物站立服用即可，服药后不要马上躺下，站立或走动 1 min，以便药物完全进入胃里。千万注意不可干吞药品，干吞药品最容易使药片黏附在食管壁上从而导致食管黏膜损伤。

5. 有些药物需要坐位服药

硝酸甘油对脑血管的扩张作用很明显，服药后患者立即出现面色潮红、头痛，站立时服用易引发直立性低血压而出现昏厥。同时躺着服用，会增加回心血量，加重心肌缺血，导致疼痛加剧。因此，老年患者或初次服药的患者应选择坐位服药。坐位服药后若有头昏头痛的感觉，只要半卧位休息或对症处理，就可很快恢复正常。

四、药品的正确用量及给药次数

1. 正确用量

药物的剂量是指给药时对机体产生一定反应的药量。通常剂量越大，作用越强。但任何药物的剂量都有一定的限度，超过一定限度，其作用可出现质的变化，对机体产生不同程度的毒性。因此，要想发挥药物的有效作用，同时又避免其不良反应，我们就必须严格掌握用药的剂量范围。

同一药品用量不同会出现不同的效果。剂量太小达不到有效的血药浓度，起不到治疗作用，这种小剂量就被称为"无效量"；当剂量增加到出现最佳治疗作用时，这个剂量就是"治疗量"，即常用量，也就是通常治病时所需要的分量；在常用量的基础上再加大用量，直至即将出现中毒反应为止，这时的剂量被称为"最大治疗量"；如果用药超过极量，就会引起中毒，是为"中毒量"；中毒量继续加大，就会造成死亡，这时的剂量就是"致死量"。

同一药品因其所治疾病不同，剂量会有很大差异。比如，大家熟悉的阿司匹林用于解热镇痛，一般每次剂量为 0.3～0.6 g，3 次/d；用于治疗风湿性关节炎，每次剂量可以为 0.6～1 g，3～4 次/d；用于预防心肌梗死，每次 50～100 mg，1 次/d；用于预防脑卒中时，每次 150～300 mg，1 次/d。

同一药品，剂型不同，其所用剂量也不相同。如用于治疗高血压的硝苯地平，用其普通片一般每次 10 mg，3 次/d；用其控释片（每片含硝苯地平 30 mg），每次 1 片，每天只需 1 次。

药品说明书上载明的剂量一般指成人用药剂量，也就是 18～60 周岁人群的剂量。60 周岁以上的老年人，器官功能相对下降，排泄功能减弱，用药量要相对减小，一般为成人剂量的 3/4。儿童用药，最好选用儿童药品，如果用成人药，其剂量要按体重加以估计。一般依以下公式计算：儿童剂量＝儿童体重(kg) / 60(成人平均体重)×成人剂量。

因此，药学技术人员在指导患者用药时，要确保患者掌握药品的正确用量，并叮嘱患者一定要按规定的剂量或遵医嘱使用，不可随意更改。

2. 药物剂量的表示方法

剂量单位重量以千克(kg)、克(g)、毫克(mg)、微克(μg)四级重量计量单位表示；容量以升(L)、毫升(mL)两级计量单位表示。它们之间的关系是恒定的，即 1 千克(kg)＝1000 克(g)，1 克(g)＝1000 毫克(mg)，1 毫克(mg)＝1000 微克(μg)；1 升(L)＝1000 毫升(mL)。

（1）固体、半固体剂型。它们的剂量单位通常用克(g)或毫克(mg)表示。

（2）液体剂型。它的常用剂量单位是毫升(mL)、单位(U)和国际单位(IU)。其中单位和国际单位是抗生素的常用剂量单位。

3. 药量的确定

个体给药时，其常用剂量一般是指单味药的成人内服一天用量，也指在方剂中药与药之间的比较分量，即相对剂量。

除了剂量之外，给药间隔也须恰当，才能维持血药浓度处于适当水平，从而既保证疗效又不致造成身体伤害。给药剂量不是某个人随意决定的，而是按照药品的血浆半衰期决定的,因此患者一定要按规定服药,每天 2 次不能改成 3 次,每天 3 次也不能改成 2 次。

4. 首次剂量

首次剂量指连续用药时第一次所给予的剂量。根据实际情况又可分为首剂增量和首剂减量两种情况(相对于维持量而言)。

首剂加倍是临床用药过程中,为了迅速使血药浓度达到稳态浓度,即坪值,而迅速产生效应。例如部分抗菌药物,常常采用首剂加倍的方法,即第一次服药时用药量要加倍,目的是在病菌繁殖初期使药物在血液中的浓度迅速达到有效值,起到杀菌抑菌的作用。如果首剂不加倍,不能迅速达到有效浓度,会给病菌的快速繁殖留下时间,从而使病菌产生耐药性,延误疾病治疗。

而有些药物根据其作用特点必须采取首剂减量的给药方案,例如抗高血压药哌唑嗪,因其首次给药时某些患者会出现体位性低血压、眩晕、出汗、心悸等反应,所以首次剂量应减半。

5. 维持剂量

根据病情的需要,短时间内服用一定量的药物,然后减量至可控制症状或继续治疗作用的剂量,称为每日维持量疗法。

地高辛的每日维持量疗法是根据药物的累积药量而采用的又一种方法。地高辛小剂量服用有强心作用,在体内多存多排,少存少排,每日约排其体存量的 33%。根据这个特点,给地高辛每天 5.5 μg/kg,经 6～7 天后也可在体内达到全效量。此法的优点是有充裕的时间调整剂量,可避免中毒。

6. 给药次数

药品说明书标注的用药方法,一般都是 1 次/d,或是 2～3 次/d。对于 1 次/d 的药,人们大多是想起来就吃 1 片;而对于 2～3 次/d,人们大多随三餐服用,即把用药安排在早、晚餐或早、中、晚餐后服用。

其实这种方法是不正确的,说明书中所指的 1 次/d,2～3 次/d 应是每隔 24 h,12 h 或 8 h 服 1 次药。目的是达到有效血药浓度,从而维持治疗效果。因此除了一些特殊药物,常规药物使用时间可以作如下安排:1 次/d 应安排在每天比较固定的时间,2 次/d 即每天的 8 点和 20 点,3 次/d 可以安排在 6 点、14 点、22 点。

但一些特殊用药需要根据医嘱正确使用,如降糖药。因为只有吃饭后血糖才会升高,因此可按照三餐时间服用。

7. 给药间隔

在设计给药方案时,半衰期可用于估算达稳态时间、稳态浓度、负荷剂量,并可据此提出合理的给药间隔。

不同药物的半衰期差别很大,常规药物按半衰期的长短可分为超快速消除类、快速消除类、中速消除类、慢速消除类和超慢速消除类五类。

为保证药物有效血药浓度的维持时间,对于治疗指数大的药物在一定剂量下可延长给药间隔时间;对于超快速消除和快速消除的药物以静脉滴注为宜;对于慢速消除药物和超慢速消除药物可每天给药 1 次,使在给药间隔内患者血药浓度的波动范围不大;对于中速消除的药物可按半衰期的长短作为给药的间隔时间,一般推荐给药方法是首次剂量加倍,以后按每个半衰期给药 1 次作为维持量。此外,还应根据药物的代谢和作用特点确定给药间隔。

五、服药疗程和疗效

1. 服药疗程

针对病情经用药多长时间后所达到何种程度,然后再决定新的治疗方案,称为一个疗程。疗程的长短是根据临床经验来确定的。如一个疗程7天,服用2个疗程就是连续服用14天。

服用药物不同,疗程也不同。例如泌尿系感染选择膀胱炎抗菌药3天疗程,或大剂量抗菌药1次(单剂)疗程(如用阿莫西林3g或复方新诺明4片顿服)。急性肾盂肾炎选择有效抗菌药,用常规剂量作2周疗程,给药后如症状于48~72 h内无明显好转者或尿菌阳性者应另选有效药物治疗,疗程结束后5~7天复查尿菌,如仍为阳性则换另一种有效抗菌药治疗2周,然后再复查尿菌。

2. 服药疗效

服药疗效是指药物治疗疾病的效果。不同的药物治疗同一种疾病效果不同。

例如H_2受体阻断剂(H_2RA)通过与组胺可逆性竞争壁细胞基底膜上的H_2受体来抑制胃酸的分泌,H_2RA最突出的作用是影响基础胃酸分泌,尤其可以抑制反应壁细胞活性的夜间胃酸分泌。这类药物安全性好,不良反应一般比较轻微。这类药物包括西咪替丁、雷尼替丁、法莫替丁等。

六、指导使用不同的药品剂型

1. 片剂

普通片:用温开水送服,切忌干吞(干吞可导致药效降低或食管损伤),也不要用饮料或茶水代替白开水,如需要可掰开服用,难吞咽的患者也可碾碎服用。

肠溶片:服法同普通片,注意不可掰开服用。

口含片:应让药物在口腔慢慢溶化,不可整片吞下。

缓释片和控释片:外包装标注的"SR""ER",除另有规定外,应用温开水整片整丸吞服送服,严禁嚼碎或击碎分次服用,也不可掰开服用。

2. 胶囊剂

分硬胶囊和软胶囊,应用温开水整粒吞服,不要打开服用。

3. 吸入气雾剂、喷雾剂、吸入剂、外用气雾剂

鼻喷剂:尽量吐尽气,将药品摇动几下,对准鼻孔喷一下,边喷边缓缓吸气。

口腔喷雾剂:打开保护盖,将药瓶上下摇动几次,按压阀门下至喷出均匀的雾,然后对准口腔揿压一下或数下,每次应间隔30 s,喷药时尽量屏住呼吸。

外用气雾剂:对准用药部位压气雾剂阀门,使药液均匀涂布于病灶表面。

4. 乳膏剂、软膏、凝胶剂

按需要治疗患处的大小,挤出适量药膏涂于患处,用手指轻轻涂匀。不宜涂敷于口腔、眼结膜。

5. 栓剂

阴道栓剂:洗净手及外阴部,撕开栓剂的包装,用拇指和食指挤出一枚栓剂,平躺或采取

适当体位,将栓剂尖端向内用中指将栓剂缓缓推入阴道深处,合适的深度为站立时腹部无异物感。

直肠栓剂:洗净手及肛门,撕开栓剂的包装,用拇指和食指挤出一枚栓剂,平躺或采取适当体位,将栓剂尖端向内用中指将栓剂缓缓推入直肠深处,合适的深度为站立时直肠内无异物感。需要注意以下几点:

(1) 夏季栓剂变软,用前可带外包装置入冰水或冰箱中,待其变硬。

(2) 直肠栓宜睡前应用,用前应先排便。

(3) 为了使药物在体内保留足够的时间,在使用栓剂前应尽量将尿(便)排除干净。

6. 滴眼剂和眼药膏

眼药水:点眼药前,首先要把双手清洗干净。患者可以采取坐位或半仰卧在床上,头稍后仰,眼视头顶方向,轻轻将下眼睑提起,使眼球与下眼皮之间形成一袋状(称下穹窿)。点药时注意将眼药瓶垂直向下,距离眼睛 2~3 cm,将药水滴入袋内,不能直接滴在角膜上,然后轻轻闭上眼睛 2~3 min,同时压迫泪囊部(在靠近鼻梁的眼角内),让药液在结膜囊内弥散,这样才能使药效充分发挥。

眼药膏:平躺或仰头,一只手撑开上下眼皮,眼睛向外看,用消过毒的点眼棒蘸取适量的眼药膏,涂在内眼角(也可将适量的眼药膏直接挤在内眼角),闭上眼睛,眼珠转动 1~2 圈,使眼药膏分散。眼药膏宜在晚上使用。

需要特殊说明以下几点:

(1) 阿托品、山莨菪碱、毛果芸香碱等有毒性,滴后应压迫泪囊区 2~3 min,以免它们流入泪囊和鼻腔,吸收中毒。

(2) 若同时使用两种药液,宜间隔 10 min。

(3) 不宜多次打开使用,如药液出现混浊或变色,切勿使用。

7. 滴丸

(1) 以少量温开水送服,亦可含于舌下。

(2) 保存过程中不宜受热。

8. 泡腾片

(1) 以 100~150 mL 凉、温水浸泡,待完全溶解或气泡消失后饮用。

(2) 不让幼儿自行饮用。

(3) 严禁直接服用或口含。

9. 舌下片

(1) 迅速给药,放于舌下,含 5 min。

(2) 不要咀嚼或吞咽。

(3) 含后 30 min 内不宜吃东西或饮水。

10. 咀嚼片

(1) 在口腔内咀嚼的时间宜充分。

(2) 咀嚼后可用少量水(温开水)送服。

(3) 中和胃酸时,应在餐后 1~2 h 服用。

11. 含漱剂

(1) 成分多为消毒防腐剂,不宜咽下或吞下。

（2）含漱后不宜马上吃东西或饮水。

12. 滴耳剂

（1）耳聋或耳道不通时不宜应用。

（2）连用3天，患耳仍疼痛，应停用就诊。

13. 滴鼻剂

（1）频繁或延长使用可引起鼻塞。

（2）连用3天，如症状仍未缓解，应停用就诊。

14. 透皮贴剂

勿贴敷于破损、溃烂渗出与红肿皮肤、皱褶处，四肢下端或紧身衣下。

各种药品的剂型不同，其用法也不一致，按药物的说明书进行使用可以达到最佳的治疗效果。

七、漏服药物

1. 漏服药物的原因

（1）生活方式。工作忙应酬多，节假日、会餐、出差忘记带药，平时不太吃药的人和老人易漏服。

（2）态度。不信药效，害怕耐药后无药可选，被告知用药的危险性或不良反应，服药种类复杂，服药次数多。

（3）社会心理问题。贫困、社会歧视和不能正确服药等。

2. 如何避免漏服药物

特别提醒患者要掌握服药间隔时间，再忙也得按时服药，切不可采取忙时不服、闲时补服的方法，也不能采取"上次漏掉下次补"而加倍剂量服药。

多数药物漏服不必补，特殊药物补服要注意方法，只有严格按照医嘱或药物说明书服药，才能确保用药的安全有效。

对患者不按时服药或漏服药物的不良习惯应进行教育，为避免忘记服药的情况发生，可建议患者采取以下措施：需长期服药者可请家属或亲友协助、监督、帮助提醒或记录每次服药时间；将药物单剂量包装并注明服用日期；建议选择长效制剂，减少给药的次数。

八、替代药物

对于有些疾病来说，药物治疗的不良反应较大，人们往往会想到选择不良反应小的药物来替代原有的治疗药物。如华法林是一个老药，由于它抗凝治疗效果确切、价格低廉，所以一直以来是房颤患者抗凝治疗的标准用药。但是它需要定期检测凝血指标，容易受食物和其他药物影响，剂量调整复杂。由于公众对这种药的使用都很保守，医药企业正在积极开发新的抗凝药物。

第四节　药品储存与保管指导

一、常规保存要求

根据药品本身的理化性质,为了保证药品质量,应按温、湿度要求储存。其中常温药品存放温度为 10～30 ℃,阴凉药品的存放温度为不高于 20 ℃,冷处药品的存放温度为 2～10 ℃,药品储存的相对湿度应保持在 35％～75％。一般情况下,药品应当室温保存,避光、干燥、阴凉,避免阳光直射和受热受潮。

药品应定期检查使用期限。有效期是指当月还有效,而失效期则自当月某日起即失效,不要因为过期失效而造成浪费。还要注意如药品外包装出现破损、封口不牢、衬垫不实、封条严重损坏等现象,及包装标识模糊不清或脱落的现象,这些都是不能再使用的药品。过期药品更不能再用。

二、特殊保存要求

药品种类繁多,性质各异,社会药房和家庭要加强对药品的保管和管理。对储存不当的药品、可能出现问题的药品、易变质药品要做好预防措施,需要药学技术人员予以解决。

一些药物需一定的储存条件,如温度、光线等。药学技术人员在调配该类有特殊储存要求的药物时,应主动告知患者如何合理地存放药物。如调节肠道微生态的药物双歧杆菌三联活菌胶囊,短时间处于常温环境中不会失活,但是说明书要求在 2～8 ℃避光保存,以免因双歧杆菌三联活菌的失活而失效。以上这些问题,都会直接影响到疾病过程中药物治疗的疗效。药品储存需要注意以下几种情况:

1. 需要密闭干燥保存的药品

许多药品在潮湿的空气中会吸收空气中的水分而潮解,药品可出现溶化、发霉、发酵、粘连等潮解现象,此时药物不能继续使用。在存放药品时,要选择适当的容器,如盒子、塑料袋、玻璃瓶等,把药品放进去后还要做密闭、密封或熔封处理,避免空气、水分的侵袭。有些药物非常容易吸收空气中的湿气和水分,阿司匹林最怕潮湿,它吸潮后会分解成水杨酸和醋酸,具有浓度较高的酸性,对胃肠道刺激大幅增加,严重的还会诱发人体胃黏膜出血。因此,阿司匹林必须确保密封保存。特别容易潮解的药品还有酵母片、维生素 B_1、葡萄糖酸钙及一些含糖多的糖衣片等,胶囊剂、胶丸类药品如维生素 E 胶丸、鱼肝油等也极易受潮,这些药品一旦受热后会出现软化、破裂、漏油现象,甚至整瓶胶囊黏在一起。包括易吸湿而变性的药品,如氢氧化钠(钾)、氨茶碱片、碘化钾等;易吸潮变质的药品,如阿司匹林、胃蛋白酶等;易于挥发的药品,如薄荷油、乙醇等;易风化的药品,如硫酸亚铁、硫酸镁、硫酸锌等;在空气中易于氧化或因吸收二氧化碳而变质的药品,如鱼肝油、氨茶碱、氧化镁等。

2. 需要低温贮存的药品

(1) 抗生素、生物制品、脏器制品等。这些药品在高温下容易变质,要采用低温冷藏贮存,但是不能用冷冻贮存。生物制品冻结后可能会失去活性,乳剂受冻后容易破坏分层;血清、菌苗、类毒素、球蛋白、白蛋白等疫苗冻结后会变性;氢氧化铝、乳白鱼肝油等药品冻结后容易分层;酶类、益生菌类药品高温下会凝固坏死,服用这两类药必须要温水送服,并低温保存。

(2) 注射剂。主要是糖尿病患者使用的胰岛素,通常应该存放在冰箱中冷藏,要避免受热、受日光照射或冰冻。

(3) 搽剂。搽剂中通常含有挥发性的溶剂,如乙醇,因此使用后应拧紧瓶盖,放置于冰箱冷藏,以获得较长的保存时间。

(4) 外用药品。滴眼液、滴鼻液、滴耳液、洗剂和漱口液等外用药品,在夏季最好放置在冰箱中冷藏,以延长其保存时间。

(5) 混悬剂。大部分抗生素类糖浆均属于冲泡的混悬液剂型,这些以粉末状盛装在容器内的药品,在未冲泡的状态下置于室温下的保存期为标示的有效期;一旦加水后其保存期限就会缩短,一般不超过 15 天,因此应该放置在冰箱中冷藏。

(6) 栓剂。栓剂因气温过高可出现软化而不宜使用,在夏天高温时栓剂可放置于冰箱中,或在使用前将其放入冰箱。

3. 不宜低温贮存的药品

(1) 液体制剂。一般是指止咳糖浆、抗过敏糖浆、解热镇痛溶液、感冒糖浆或外用乳膏剂。这些药开瓶后一般不需要放在冰箱,置于室温下保存即可。因为大部分液体制剂在过低的温度下其溶解度可能会降低,糖浆中糖分也容易析出结晶,导致药物浓度与原先标注的不符。如果是皮肤外用乳膏剂,一旦温度过低就会导致基质分层,从而影响药物的均匀性和药效。因此,这些药都放在室温下保存即可。

(2) 片剂和胶囊。开启包装服药后应将干燥剂置于原包装瓶内,糖衣片尤应如此。如果是散装药片或胶囊用避光玻璃瓶(如棕色或塑料瓶)盛放,最好内放干燥剂,注意不同药品一定要分开盛放。

(3) 散剂。主要是指儿科中使用的药品。由于散剂中很多改善口味的添加剂都可促使变质反应,因而散剂开封后最多只能存放 3~5 天;遇到潮湿的天气,还必须注意防潮。

4. 需要避光保存的药品

阳光中的紫外线会加速药物的变质。特别是维生素类和抗生素类药遇光后颜色会改变,药效也会降低,甚至会变成有害、有毒的物质。比如最常用的维生素 C 片剂,如果在变质后服用,就会使人产生胆结石。常用的鱼肝油也很怕光,遇光后药效会降低。所以对于维生素、抗生素、氨茶碱、硝酸甘油等各剂型药物,储存的最大禁忌就是阳光。有效避免方法即避光存放,注射剂应放在遮光纸盒内,片剂最好放置在棕色玻璃容器并置于暗处存放,也可以用黑布包裹玻璃容器。

5. 注意变质信号

(1) 胶囊剂有软化、碎裂或表面发生粘连现象;丸剂有变形、变色、发霉或臭味;药片有花斑、发黄、发霉、松散或出现结晶。

(2) 糖衣片表面已褪色露底,出现花斑或发黑,或者崩裂、粘连、发霉;冲剂已受潮、结块或溶化、变硬、发霉;药粉吸潮后发酵变臭;药膏已出现油水分层或有异臭,均不能使用。

(3) 内服药水尤其是糖浆剂,不论颜色深浅都要求澄清,如果当中出现絮状物、沉淀物甚至发霉变色,或产生气体,则表明已经变质。

（4）眼药水除了极少数为混悬液以外，一般都要求澄清，而且不得有一点纤维，也不能有混浊、沉淀、变色等，否则可认定为变质。

（5）注射液不允许有变色、混浊、沉淀或结晶析出等现象。

第五节　特殊用药提示

一、饮水对药物疗效的影响

1. 宜多饮水的药物

（1）平喘药。服用茶碱或茶碱控释片、氨茶碱、胆茶碱、二羟丙茶碱等，由于其可提高肾血流量，具有利尿作用，所以会使尿量增多而易致脱水，出现口干、多尿或心悸；同时哮喘者又往往伴有血容量较低。因此，宜注意适量补充液体，多饮白开水。

（2）利胆药。利胆药能促进胆汁分泌和排出，机械地冲洗胆道，有助于排出胆道内的泥沙样结石和胆结石术后少量的残留结石。但利胆药中的苯丙醇、羟甲香豆素、去氢胆酸和熊去氧胆酸服后可引起胆汁的过度分泌和腹泻，因此，患者服用时应尽量多饮水，以避免过度腹泻而致脱水。

（3）蛋白酶抑制剂。在艾滋病联合治疗中，蛋白酶抑制剂中的利托那韦、茚地那韦、奈非那韦、安普那韦、洛匹那韦等，多数可引起尿道结石或肾结石，所以在治疗期间应确保足够的水化。为避免结石的发生，患者宜增加每日进水量，1 天须饮水在 2000 mL 以上。

（4）双膦酸盐。双膦酸盐对食管有刺激性，须用 200 mL 以上的水送服。其中阿仑膦酸钠、帕屈膦酸钠、氯屈膦酸钠用于治疗高钙血症时，可致水、电解质紊乱，故患者应注意补充液体，使 1 天的尿量达 2000 mL 以上。同时提示患者在服药后不宜立即平卧，保持上身直立 30 min。

（5）抗痛风药。应用排尿酸药苯溴马隆、丙磺舒、别嘌醇的过程中，患者应多饮水，每天保持尿量在 2000 mL 以上，同时应碱化尿液，使 pH 保持在 6.0 以上，以防止尿酸在排出过程中在泌尿道沉积形成结石。

（6）抗尿结石药。服用中成药排石汤、排石冲剂或柳栎浸膏胶囊后，都宜多饮水，保持 1 天尿量 2500～3000 mL，以冲洗尿道，并稀释尿液，降低尿液中盐类的浓度，以减少尿盐沉淀的机会。

（7）电解质。口服补液盐（ORS），每袋加 500～1000 mL 凉开水，在其溶解后服下。

（8）磺胺类药物。主要由肾排泄，在尿液中的浓度高，可形成结晶性沉淀，易发生尿路刺激和阻塞现象，出现结晶尿、血尿、尿痛和尿闭。患者在服用磺胺嘧啶、磺胺甲恶唑和复方磺胺甲恶唑后宜大量饮水，以尿液冲走结晶，也可加服碳酸氢钠以碱化尿液，促使结晶的溶解度提高，以减少析晶对尿道的伤害。

（9）氨基糖苷类抗生素。链霉素、庆大霉素、卡那霉素、阿米卡星对肾脏的毒性大，虽然肠道对其不吸收或吸收甚微，但多数在肾脏经肾小球滤过，尿液中浓度高，浓度越高对肾小管的损害越大，患者宜多饮水以稀释并加快药物排泄。

（10）氟喹诺酮类药物主要经肾排泄，用后应多饮水，防止药物造成肾损伤。

2. 需限制饮水的药物

（1）某些治疗胃病的药物。苦味健胃药不要加水冲淡，也不要多饮水，服后不要漱口，因为这些药物是通过苦味刺激舌部味觉感受器及末梢神经以促进唾液和胃液分泌而增加食欲的；胃黏膜保护剂，如硫糖铝、果胶铋等，服药后在胃中形成保护膜，服药后 1 h 内尽量不要饮水，以避免保护层被水冲掉；需要直接嚼碎吞服的胃药，不要多饮水，以防止破坏已形成的保护膜。

（2）止咳药，如止咳糖浆、甘草合剂等。这些黏稠药物会黏附在发炎的咽喉部而发挥作用，用后应少饮水，尤其不应喝热水，避免将药物冲掉。

（3）预防心绞痛发作的药物，如硝酸甘油片、麝香保心丸等。应舌下含服，由舌下静脉吸收，不可咽下，不需用水送服。

（4）抗利尿药，如加压素、去氨加压素。服药期间应限制饮水，否则可能会引起水潴留或低钠血症及其并发症。

3. 不宜用热水送服的药物

（1）助消化药。含消化酶的药物，70 ℃以上即失效，因此不宜用热水送服。

（2）维生素类。维生素 B_1、维生素 B_2、维生素 C 的性质不稳定，受热后易被破坏而失效。

（3）灭活疫苗。脊髓灰质炎糖丸等应用凉开水送服，避免引起疫苗失活。

（4）含活性菌类药物。乳酶生含有乳酸活性杆菌，整肠生含有地衣芽孢杆菌，枯草杆菌二联活菌颗粒含有粪链球菌和枯草杆菌，儿童益生菌冲剂含有嗜酸乳酸杆菌和双歧杆菌。此外，酵母片、双歧杆菌活菌胶囊等药物均含有用于防病治病的活性菌，遇热后活性菌会被破坏。

（5）清热类中成药。中医认为，对燥热之症，如发热、上火等，应采用清热之剂治疗，此时不宜用热水送服。用凉开水送服则可增加清热药的效力。

二、饮食对药物疗效的影响

（一）酒精

酒的主要成分为乙醇，饮用后它先是让人体兴奋，随之对中枢神经进行抑制，并扩张血管，刺激或抑制肝药酶代谢系统；另外，有些药也可延迟酒的代谢和分解。总体上，药与酒的相互作用结果有两个：一是降低药效；二是增加不良反应的发生率。因此服药前后，宜注意饮酒对药物疗效的影响。

1. 降低疗效

抗痛风药别嘌醇可使尿酸生成减少，降低血中尿酸浓度，此时饮酒，会降低其抑制尿酸生成的效果。

服用抗癫痫药苯妥英钠期间，饮酒会加快药物的代谢速度，使药效减弱，癫痫发作不易控制。

服用抗高血压药利血平、复方利血平、复方双肼屈嗪期间如饮酒，非但不降压，反而可使血压急剧升高，导致高血压脑病、心肌梗死。

饮酒可使维生素 B_1、维生素 B_2、烟酸、地高辛、甲地高辛的吸收明显减少。

乙醇不仅可使平喘药茶碱的吸收率增加,还可使茶碱缓释片中的缓释剂溶解,从而失去缓释作用,使药效的持续时间缩短。

抗癫痫药卡马西平具有抗惊厥和影响精神作用,在治疗期间宜避免饮酒,因为其可降低患者对该药物的耐受性。

2. 增加不良反应的发生率

乙醇在体内经乙醇脱氢酶的作用代谢为乙醛,有些药可抑制酶的活性,干扰乙醇的代谢,使血中的乙醛浓度增高,出现"双硫仑样反应"(表现有面部潮红、头痛、眩晕、腹痛、胃痛、恶心、呕吐、气促、嗜睡、血压降低、幻觉等症状),所以在使用抗滴虫药甲硝唑、替硝唑,抗生素头孢曲松、头孢哌酮,抗精神病药氯丙嗪等期间应避免饮酒。

乙醇本质上为一种镇静剂,可增强镇静药、催眠药、抗抑郁药、抗精神病药对中枢神经的抑制作用,使患者出现嗜睡、昏迷,在服用苯巴比妥、佐匹克隆、地西洋、利培酮等期间应禁酒。

乙醇可刺激胃肠黏膜,引起水肿或充血,刺激胃酸和胃蛋白酶分泌,如同时服用解热镇痛药阿司匹林、吲哚美辛、布洛芬阿西美辛等,会加重药物对胃肠黏膜的刺激,增加发生胃溃疡或胃出血的危险。

口服降糖药苯乙双肌、格列本脲、格列喹酮、甲苯磺丁脲时忌饮酒,饮酒可降低血糖水平,同时加重药物对中枢神经的抑制,患者易出现昏迷、休克、低血糖症状,严重时可抑制呼吸中枢而致死。

服用呋喃唑酮1周前后,即使只饮用少量酒,也会出现面部潮红、心动过速、恶心、呕吐、头痛等反应,这是因为呋喃唑酮可抑制酒精代谢的中间代谢物乙醛的再分解,造成乙醛在体内大量堆积,不能及时排出体外而引起中毒。

乙醇的肝药酶抑制作用会使利福平的代谢速度减慢,血药浓度增加,加速患者出现肝损害。

甲氧氯普胺与乙醇合用,可加速胃排空,药物的血药浓度增加,达峰时间镇静不良,反西咪替丁能增加乙醇吸收,引起乙醇中毒。

(二)茶水

茶叶中含有大量的鞣酸、咖啡因、儿茶酚、茶碱,其中鞣酸能与药中的多种金属离子如钙(乳酸钙、葡萄糖酸钙)、铁(硫酸亚铁、乳酸亚铁、葡萄糖酸亚铁、琥珀酸亚铁)、钴(氯化钴、维生素 B_{12})、铋(鼠李铋镁)、铝(氢氧化铝、硫糖铝)结合而发生沉淀,从而影响药品的吸收。茶叶中的鞣酸能与胃蛋白酶、胰酶、淀粉酶、乳酶生中的蛋白质结合,使酶或益生菌失去活性,减弱助消化药效。茶叶中的咖啡因与催眠药(苯巴比妥、司可巴比妥、佐匹克隆、地西洋、硝西洋、水合氯醛)的作用相拮抗;服用抗结核药利福平时不可饮茶,以免妨碍其吸收;茶叶中的茶碱可降低阿司匹林的镇痛作用。浓茶中的咖啡因和茶碱能兴奋中枢神经,加快心率,不但加重心脏负担,且易引起失眠,与抗心律失常药的作用相悖。茶叶中的茶碱、咖啡因属于黄嘌呤类化合物,可竞争性抑制磷酸二酯酶而减少儿茶酚胺的破坏作用;而由于单胺氧化酶抑制剂可相对增加体内儿茶酚胺的含量,因此二者同用时,会造成神经过度兴奋、血压升高等。

(三)咖啡

长期饮用咖啡也能影响药物的疗效。

（1）咖啡中的咖啡因可提高人体的兴奋性，加速新陈代谢，改善精神状态，促进消化功能。但咖啡因易与人体内游离的钙结合，结合物会随尿液排出体外，因此，长期大量饮用咖啡易致缺钙，诱发骨质疏松症。

（2）过量饮用咖啡可致人体过度兴奋，出现紧张、失眠、心悸、目眩、四肢颤抖等；长期饮用者一旦停饮，容易出现大脑高度抑制，表现为血压下降、头痛、狂躁、抑郁等。

（3）咖啡可刺激胃液和胃酸的分泌，有胃溃疡或胃酸过多的人不宜饮用。

（4）咖啡可兴奋中枢神经，拮抗中枢镇静药、催眠药的作用，患有失眠、烦躁、高血压者不宜长期饮用。过量饮用咖啡，也会使抗感染药的血浆药物浓度降低。咖啡中的咖啡因为黄嘌呤类化合物，其与单胺氧化酶抑制剂合用，可造成过度兴奋、血压升高等。

（四）食醋

食醋的成分为醋酸，浓度约 5%，pH 在 4.0 以下，其若与碱性药（碳酸氢钠、碳酸钙、氢氧化铝、红霉素、胰酶）及中性药同服，可发生酸碱中和反应，使药物失效。

（1）食醋不宜与磺胺类药同服，后者在酸性条件下溶解度降低，可在尿道中形成磺胺结晶，对尿路产生刺激，出现尿闭和血尿。

（2）应用氨基糖苷类抗生素（链霉素、庆大霉素、卡那霉素、奈替米星、阿米卡星）时，宜使尿液呈碱性，其目的有两个：一是在碱性环境下抗生素的抗菌活性增加；二是此类抗生素对肾脏的毒性大，在碱性尿液中可避免解离。应用该类药后，患者宜多饮水并加快药物的排泄，而食醋则会加重其毒性作用。

（3）服用抗痛风药时不宜多食醋，宜同时服用碳酸氢钠，以减少药物对胃肠的刺激和利于尿酸的排泄。

（五）食盐

食盐（即氯化钠）对某些药物和某些疾病有一定的影响。正常人体内的总钠量为 150 g，以维持血液的容量和渗透压；但摄入食盐过多，既可由于盐的渗透压作用而增加体内的血容量，促发充血性心力衰竭或高血压，又可诱发高钠血症。此外，食盐过多可能导致尿量减少，使利尿药的效果降低。因此，有肾炎、风湿病伴有心脏损害、高血压的患者，要严格限制食盐的摄取，建议一天的摄入量应在 6 g 以下。

（六）脂肪或蛋白质

脂肪包括植物脂肪和动物脂肪，脂肪对药效有双重作用，它既能降低某些药的疗效，也能增加某些药的疗效。缺铁性贫血患者服用硫酸亚铁时，如大量食用脂肪性食物会抑制胃酸的分泌，从而减少铁的吸收。

（1）口服灰黄霉素时，患者可适当多食脂肪，因为灰黄霉素主要在十二指肠吸收，胃也能少量吸收，高脂肪食物可促进胆汁的分泌，延缓胃排空的速度，使灰黄霉素的吸收量显著增加。

（2）口服脂溶性维生素（维生素 A、D、E、K）时，患者可适当多食脂肪性食物，以促进药物的吸收，增进疗效。通过摄入脂肪可增加吸收的其他药物包括：酮康唑、双香豆素、卡马西平、螺内酯等。

（3）口服左旋多巴治疗震颤麻痹时，患者宜少吃高蛋白食物，因为高蛋白食物在肠内会产生大量氨基酸，阻碍左旋多巴的吸收，使药效降低。但由于左旋多巴与长链中性氨基酸经同一载体送入脑内,如果患者对左旋多巴的临床作用出现"开关"现象,可补充富含长链中性氨基酸的蛋白质以抑制载体,使左旋多巴的临床作用逆转。

（4）服用肾上腺皮质激素治疗类风湿关节炎时,患者宜吃高蛋白食物,因为皮质激素可加速体内蛋白质的分解,并抑制蛋白质的合成,适当补充高蛋白食物,可防止体内因蛋白质不足而继发其他病变。

（5）服用抗结核药异烟肼时,患者不宜食用富含组胺的鱼类,因为异烟肼可干扰鱼类所含蛋白质的分解,使酪胺和组胺在人体内积聚,发生中毒,出现头痛、头晕、呼吸急促、结膜充血、皮肤潮红、心悸、面目肿胀、麻木等症状。

（6）高蛋白饮食或低碳水化合物饮食可增加茶碱的肝清除率。

（7）高蛋白饮食还可以降低华法林的抗凝效果。

（七）蔬菜

菠菜中含有大量草酸钾,草酸钾进入人体后解离出的草酸根离子会沉淀钙离子,不仅妨碍人体吸收钙,还容易生成草酸钙结石。因此,服用钙片前后2 h内不要进食菠菜,或将菠菜煮一下,待草酸钾溶解于水将水倒掉后再食用。服用滋补类中药通过补气进而滋养全身气血阴阳时,不宜服用萝卜。因为萝卜有破气的作用,会大大减弱滋补功效。

（八）水果

服用保钾利尿剂（氨苯蝶啶、螺内酯等）期间,钾会在血液中滞留。若同时再吃富含钾的香蕉、橘子,会使体内钾蓄积更加严重,易诱发心律失常。另外,服用降压药物期间不能饮用西柚汁。因为西柚汁中的柚皮素成分会影响肝脏中的酶的功能,造成血液中药物浓度过高,使不良反应大大增加。服用抗生素时不能服用果汁,尤其是新鲜果汁,其中富含的果酸会加速抗生素溶解,不仅降低药效,还能产生有害的中间药物,增加不良反应。

三、吸烟对药物疗效的影响

烟草中含有许多有害的物质,如烟碱、煤焦油环芳香烃,一氧化碳等,其中烟碱是烟草中的主要生物碱。烟碱的致死量极小,大于40 mg或1滴纯液（相当于2支香烟所含有量）就可致死。但所幸的是,吸烟时烟碱绝大部分在燃烧中被破坏。而吸烟时所形成的煤油可黏附在咽喉、支气管壁、肺叶,诱发刺激并有潜在的致癌变作用。烟碱与药物的相互作用可归纳如下:

（1）烟草中含有大量的多环芳香烃类化物,这类成分是肝细胞色素 P450 酶系统中 $CYPA_1$、$CYPA_2$ 有效的诱导剂,可增加人体肝脏中药酶的活性,加快对药物的代谢速度,引起药动学上的相互作用。如吸烟者服用催眠镇静药地西泮时,其血药浓度和疗效均降低。在药动学上与吸烟存在相互作用的药物有以下几种:

① 抗凝血药,如华法林、肝素等。

② H_2 受体阻滞剂,如西咪替丁。除了影响肝药酶活性外,在服用西咪替丁治疗胃溃疡的患者中,吸烟还会延缓溃疡的愈合,并加重出血。此外,服用西咪替丁、雷尼替丁可使尼丁的清除率降低。

③ 中枢兴奋药,如咖啡因。

④ 平喘药,如茶碱。

⑤ 麻醉药,如丙泊酚。

⑥ 苯二氮䓬类药物,如阿普唑仑、地西泮。除了影响肝药酶活性外,高浓度烟碱还可刺激中枢神经,使镇静和嗜睡作用减弱。

⑦ 精神治疗药物,如氯丙嗪、氯氮平、氟哌啶醇。此外,吸烟还会刺激中枢神经,使唑吡坦的催眠作用减弱。

⑧ 抗心律失常药,如利多卡因、美西律。

(2) 吸烟可促使儿茶酚胺释放,周围血管收缩,减少对胰岛素的吸收,同时使释放拮抗胰岛素作用的内源性物质增加,降低胰岛素的作用。

(3) 烟草中的烟碱可降低呋塞米的利尿作用,尼古丁增加氨茶碱的排泄,使其平喘作用减退,维持时间缩短。

(4) 吸烟可使人对麻醉药、镇痛药、镇静和催眠药的敏感性降低,药效变差,需要加大剂量来维持;同时降低抗精神病药氯丙嗪的作用,使患者易出现头昏、嗜睡、疲乏等不良反应。

(5) 吸烟可使 β 受体阻滞剂的降压及心率抑制作用减弱。

(6) 吸烟可增加口服避孕药,如炔诺酮、甲地孕酮的心血管不良反应。

综上所述,吸烟者在服药时要注意吸烟对药效的影响,特别在服用麻醉药、镇痛药、镇静药、解热镇痛药和催眠药期间,最好不要吸烟。

四、多重用药对药物疗效的影响

老年人常常同时患有多种疾病,需要接受多种药物治疗,即所谓多重用药。从理论上推测,若同时使用 2 种或 2 种以上药物,不良反应发生的概率会逐步提高,多重用药可导致一系列后果,如药物不良反应增加,药物间相互作用增加,用药依从性降低和治疗费用增高等。

老年患者多重用药的问题普遍存在,除了医师处方外,老年人还常自行购药,包括非处方药、保健品和中药饮片。老年患者的生理及病理因素决定其用药依从性较差,若使用不恰当药品,增加服药种类及次数会导致药物相互作用及不良反应发生率增加,从而使老年患者用药依从性降低,甚至增加死亡率。特别是使用华法林、地高辛等药物时,其若与其他多种药物共用,可能导致严重不良反应。

药学技术人员可根据临床经验,参考老年人合理用药的辅助工具,从以下几个方面尽量避免多重用药:

1. 抓住疾病的主要矛盾

开具新的药品前,应首先了解患者的疾病情况和用药史,从而判断是否有适应证支持增加新药,是否利大于弊。在某些情况下,生活方式、饮食习惯的改变及适当运动等是完全可以替代药物治疗的。对于罹患多种疾病、需要多种药物控制病情的老年患者来说,短时间内缩短药物列表是不现实的,药学技术人员要抓住诸多病患中的主要矛盾,对于次要矛盾的辅助治疗药物或疗效不明显的药物可尝试舍弃。

2. 充分考虑药物相互作用及药物对疾病的影响

药物相互作用对临床用药有重要的意义。但是多种药物共同作用于机体,它们之间的相互作用会更加复杂,尤其是一些容易与其他药物发生相互作用的药物,如典型的肝药酶诱导剂(苯巴比妥、利福平)及抑制剂(西咪替丁、环丙沙星)、华法林等。老年人在服用这些药品时,应尽量减少服用其他药品的种类,以防发生严重不良反应。对于一些治疗窗较窄、危险系数较高的药品,合并用药时更应谨慎,如心力衰竭患者同时服用地高辛和呋塞米,老年患者由于肝肾功能降低,会减缓地高辛的代谢排泄,从而大大增加地高辛中毒的风险。除了药物相互作用外,药学技术人员还应关注药物与食物的相互作用,老年人大多非常注意"进补",经常自行购药如 OTC 药品、中草药、营养保健品等。

3. 避免重复用药

重复用药是老年患者处方中常见的问题。老年人常患有多种慢性疾病,需要长期用药,每当疾病有进展或出现新的症状时,若处方医生未能全面了解患者的用药史,开具了新的类似药品,却没有调整之前的处方,便会造成重复用药。重复用药在增加患者经济负担的同时,也会引发多重用药的一切潜在危险。鉴于目前市售药品种类繁杂,同种药品仍有众多厂家生产,并冠以不同的商品名,而不同药房售卖药品的商品名往往有所不同,药学技术人员应注意通过通用名的检索来审核处方,减少不必要的重复用药。

4. 多重用药的管理策略

药学技术人员应询问患者曾经及目前正在使用的药物,准确记录其服药种类、剂量及时间。从用药列表中可以清晰地判断出哪些是治疗疾病的主要药物,哪些是辅助治疗的药物,甚至哪些是不必要的药物。清晰简洁的列表也有助于药学技术人员指出哪些是不适合老年患者服用的药物,哪些药物之间的相互作用存在潜在危险性,对于这些药物需特别监测,必要时应停药。

第四章　用药咨询与信息服务

第一节　用药咨询的基本概念

一、用药咨询的定义

用药咨询是指药学技术人员利用药学专业知识和工具向患者及家属、药品消费者和健康人群提供药物信息,宣传合理用药知识,交流与用药相关问题的过程。

药学技术人员开展用药咨询,是参与全程化药学服务的重要环节,也是药学服务的突破口,对保证合理用药有着重要意义。根据药物咨询对象的不同,本章着重介绍患者和公众的用药咨询。

二、用药咨询人员应具备的素质与要求

1. 基本知识

(1) 具备扎实的药学或中药学专业知识。

(2) 具备临床医学基础知识。

(3) 具备开展药学服务工作的实践经验和能力。

(4) 具备药学服务相关的药事管理与法律知识。

2. 沟通能力

(1) 认真倾听。仔细倾听、理解患者表述的信息,不要轻易打断对方的谈话,以免影响患者的思路和内容的连贯性。

(2) 及时恰当地反馈信息。在倾听的同时还要对患者传递的信息作出及时、恰当的反馈,与患者产生互动,便于深入了解病情和用药情况。

(3) 注意表达方式。要善于发问引导话题,用药咨询人员在与患者沟通时注意多使用服务用语和通俗易懂的语言,尽量避免使用专业术语,确保患者能够理解和领会。

(4) 体会患者感受。有时候患者很难表达自己的治疗感受,这就需要用药咨询人员耐心引导,并对患者的描述感同身受,凭借经验和相关知识准确判断病情,对症下药,提高治疗效果。

(5) 注意肢体语言的运用。在与患者交谈时,眼睛要始终注视对方,注意观察对方的表情变化,从中判断其理解和接受程度。

(6) 针对不同类型的患者,用药咨询人员要使用不同的沟通技巧。对小儿、老年人、少

数民族和境外患者等,要对患者及家属特别详细地提示服药方法。比如对于视力、听力和用药依从性差的老年人,则应反复交代药品的用法、禁忌和注意事项直至患者完全明白。

3. 有获取和使用信息的能力

具体内容在本章第四节药物信息服务中介绍。

4. 服务要求

(1) 回答咨询内容应正确,有据可查。

(2) 确定回答的目标,即有针对、有侧重地回答不同人群的问题。

(3) 对不能确切回答的问题,应积极寻求答案,再进行回答。当面不能回答时,可通过电话尽快给予答复。

(4) 热情、冷静、耐心地听取咨询者的询问,回答问题应认真、仔细、通俗易懂,注意交流技巧,尊重并保守患者的秘密。

三、咨询环境

(1) 紧邻门诊药房或药店大堂。咨询处宜紧邻门诊药房或设在药店大堂的明显处,方便患者向药学技术人员咨询与用药相关的问题。

(2) 标志明显。用药咨询处的位置应明显,使患者可清晰地看到咨询药学技术人员。

(3) 环境舒适。咨询环境应舒适,并相对安静,较少受外界干扰,创造一个让患者感到信任和舒适的咨询环境。如遇咨询时间较长的患者、老年患者或站立不便的患者,应请其坐下,并进行面对面咨询。

(4) 适当隐蔽。对大多数患者可采用柜台式面对面咨询的方式;但对某些患者应单设一个比较隐蔽的咨询环境,以便为特殊患者(如计划生育、妇产科、泌尿科、皮肤性病科患者)进行咨询,使者能放心、大胆地提出问题。

(5) 必备设备。咨询台应准备药学、医学的参考资料、书籍以及面对患者发放的医药科普宣传资料。有条件的单位可以配备装有数据库的计算机及打印机,以便当场打印患者所需电子资料。

第二节　患者用药咨询

患者用药咨询是指通过直接与患者及其家属交流,解答用药疑问,介绍药物和疾病知识,提供用药咨询服务。绝大多数患者是不可能全面掌握药学相关知识和药品信息的。药学技术人员应利用所掌握的专业知识指导患者用药,最大限度地提高患者药物治疗效果,提高用药依从性,保证用药安全、有效、经济。

一、咨询方式

咨询方式分为主动咨询和被动咨询。对于药学技术人员来说,应当主动向患者及其家属讲授安全用药知识,或发放一些合理用药的宣传资料。由于患者的情况各异,涉及专业角度也不同,希望了解问题的深度也各不相同。因此,药学技术人员在接受咨询时需要尽量了解全面的信息。首先问清患者希望咨询的问题,通过开放式提问了解患者的背景资料,以便从中判断患者既往用药是否正确,是否存在问题,然后告知正确的用药信息。

在下列几种情况下,药学技术人员应主动向患者及其家属提供用药咨询:

(1) 当患者同时使用2种或2种以上含同一成分的药品时。

(2) 当患者有既往不良反应史或用药后出现不良反应时。

(3) 当患者依从性不好时。

(4) 当患者认为疗效不理想或剂量不足以有效时。

(5) 当患者需要进行血药浓度监测时。

(6) 当同一种药品有多种适应证或用法用量复杂时。

(7) 当患者正在使用的药物中有配伍禁忌或配伍不当时(如有明显配伍禁忌应第一时间联系该处方医师以避免纠纷的发生)。

(8) 近期药品说明书有修改(如商品名、适应证、禁忌证、剂量、有效期、贮存条件、药品不良反应等)。

(9) 患者所用的药品近期发现严重或罕见的不良反应,或者为国家有关部门发布的《药品不良反应公告》中的药品时。

(10) 使用特殊药物(抗生素、抗真菌药、抗凝血药、抗肿瘤药、双膦酸盐、镇静催眠药、抗精神病药等)或特殊剂型(缓控释制剂、透皮制剂、吸入剂)时。

(11) 使用需特殊贮存条件或临近有效期的药品时。

二、咨询内容

(1) 药品名称,包括通用名、商品名、别名、注册名、药品非专利名称。

(2) 药品适应证与患者病情相对应。

(3) 用药方法包括口服药品的正确服用方法;栓剂、滴眼剂、气雾剂等外用剂型的正确使用方法。

(4) 特殊剂型的用法解释与演示,如缓释制剂、控释制剂、肠溶制剂等。

(5) 服用时间和用药前的特殊提示。

(6) 用药剂量包括首次剂量、维持剂量;每天用药次数、间隔;疗程。

(7) 药品的不良反应与药物的相互作用。

(8) 询问患者药物过敏史及家族过敏史。

(9) 是否有替代药物或其他疗法。

(10) 药品的贮存方法、贮存条件(是否需要避光、温湿度)。

(11) 药品有效期、生产企业、药品价格,是否可以报销,是否进入医疗保险目录等。

三、需要特别注意的事项

药学技术人员向患者提供咨询服务时,要注意到患者对信息内容的获取能力,根据患者的民族、文化背景、性别、年龄,有针对性地使用适宜的方式方法,并尊重患者的个人意愿。

(1) 对特殊人群需有针对性地注意一些问题:

① 老年人:反复交代、语速宜慢、图文帮助。

② 女性:是否怀孕及计划怀孕、是否哺乳、是否月经。

③ 肝肾功能不全：有无药物蓄积、有无肝肾损害。

（2）运用恰当的解释技巧。对于一般患者咨询，要以容易理解的医学或药学语言来解释；尽量使用描述性语言以便患者能正确理解，尽量不要用专业术语来表示。

（3）应尽量为特殊患者提供书面资料，如第一次用药的、依从性差的、治疗窗窄的。

（4）尊重患者的意愿，保护患者隐私。

（5）及时回答不拖延，也不要冒失回答。

第三节　公众用药咨询

公众用药咨询是指药学技术人员应用其所掌握的药学知识和药品信息，承接公众对药物治疗和合理用药的咨询服务。

伴随社会的高速发展、文明程度的提高和医药学知识的普及，公众的自我保健意识也在不断加强，人们更加注重日常保健和疾病预防，也常常会自行在药店购买药物进行自我药疗。药学技术人员需要承担起新的责任，主动承接公众自我保健的咨询，积极提供健康教育，增强公众健康意识，减少影响其健康的危险因素。尤其是在常见病治疗、减肥、补钙、补充营养素等方面给予公众科学的用药指导，除了药品的用法、适宜的给药时间、注意事项、禁忌证、不良反应及相互作用以外，还应提供关于药品的储存、运输、携带等方面的知识，使公众对药物的使用有更全面的了解。

对公众开展用药咨询，其重点可以放在日常保健和疾病预防方面，具体有以下形式：

（1）提供用药相关的健康知识讲座和宣传资料，如宣传页、视听材料、宣传栏等。

（2）在社区、药店、公共场所等为特殊人群提供用药相关宣传，如妊娠期和哺乳期安全用药，慢性病管理，传染病的防治以及疼痛管理等。

（3）为购买药物的消费者提供用药咨询。

（4）设计和发放用药咨询联系卡，联系卡包含可提供的联系方式（地址、电话、传真、电子邮箱等）、工作时间、建议及咨询的内容、合理用药常识等。

第四节　药物信息服务

一、药物信息服务的定义

药物信息服务是药学技术人员在工作中必备的基本技能，其核心是以循证药学的理念提供高质量、高效率的用药相关信息，帮助患者解决实际问题。既可以对一个患者提供有关药物使用的信息服务，也可以对一类患者的用药治疗提供信息服务。

药物信息的来源丰富，信息类型也有多种，特别是随着互联网技术的发展，电子资源、数据库的涌现，文献传输和信息交流有了更加快捷的平台。药物信息按照其最初来源通常分为三级。

一级信息源：以期刊发表的原创性论著为主，包括实验研究结果、病例报道以及评价性或描述性的研究结果。

二级信息源：以引文和摘要服务为主，包括摘要、引文、索引及目录、文摘数据库或全文数据库。

三级信息源：以参考书和数据库为主，包括各类出版书籍、光盘或在线数据库、综述或临床指南。

二、常用资料

(一)药品说明书

药品说明书是载明药品重要信息的法定文件，具有重要的法律意义和技术意义。

药品说明书理论上应该包含最新的药物有效性和安全性信息，还应当充分包含药品不良反应的信息，详细注明药品的不良反应。药品说明书核准日期和修改日期应当在说明书中醒目标出。

(二)常用药学数据库及网站

1. 在线数据库、药学应用软件

(1) 国外常用的药学信息数据库：MI-CROMEDEX 数据库。

(2) 国内常用的药学信息数据库：MCDEX 合理用药信息支持系统、CDD 上市药品标准化基础数据库信息系统、PASS 合理用药信息监测系统、临床药物咨询系统、药物咨询及用药安全监测系统、处方审核与点评系统、抗菌药品使用分析及控制系统。

2. 医药文献数据库

(1) 国家科技图书文献中心网络资源(www. nstl. gov. cn)。

(2) 中国医院数字图书馆(www. chkd. cnki. net)。

(3) 万方数据资源系统(www. wanfangdata. com. cn)。

(4) Pubmed 或 Medline 数据库。

(5) Embase 数据库(www. embase. com)。

(6) Toxnet 毒理网数据库(toxnet. nlm. nih. gov)。

3. 网站

(1) 政府网站，如国家药品监督管理局网站(www. nmpa. gov. cn)。

(2) 专业学术机构网站，如中华医学会(www. cma. org. cn)。

(3) 临床实践网站，如默克诊疗手册(www. merck. com)。

(4) 医药新闻和健康网站，如中国医学论坛报(www. cmt. conc. cn)。

(5) 公共网络资源，如百度。

4. 医药类专著、期刊或治疗指南

比如药品标准《中华人民共和国药典(2020 版)》，各学会或机构组织编写的临床治疗指南等。

三、如何判断文献的真实可靠性

(一) 三级信息源的特点与评价

1. 三级信息的优缺点

(1) 优点：信息全面翔实、内容广泛，有的还提供疾病与药物治疗的基础知识。

(2) 缺点：不够新、不够全、可能有误。

因此，阅读三级文献时需要利用文献中所列举的参考文献，自行验证其内容的真实性和准确性。

2. 三级信息评价的标准

(1) 书的作者是否为该领域专家，是否从事过该领域的工作。

(2) 书中提供的内容是否为最新。

(3) 提供的信息内容是否有参考文献的支持。

(4) 书(包括电子书)中是否提供相关信息的引文或链接。

(5) 信息内容有无偏倚或明显的差错。

(二) 二级信息源的特点与评价

1. 二级信息的优缺点

(1) 优点：读者利用索引或文摘服务可以很方便地对想要的一级文献的信息、数据和文章进行筛选。

(2) 缺点：① 每一个提供索引或文摘服务数据库中的杂志量都是有限的，因此，要想获得更全面的信息只使用一个检索工具是不够的；② 从文章的发表到建立引文索引需要时间，因此会影响最新信息的检索服务；③ 文摘是对原始文献的概括，文摘提供的信息不够全面甚至可能存在错误，需要药学技术人员查阅和评价原文。

2. 二级信息评价的标准

(1) 收载杂志的数量。

(2) 专业种类。

(3) 出版或更新的频率。

(4) 索引的完备程度。

(5) 检索路径的多少。

(6) 服务费用的高低。

(三) 一级信息源的特点与评价

1. 一级信息源的优缺点

(1) 优点：① 一级信息源提供的信息比二级和三级信息源的内容更新(最新)；② 使用一级信息源可以看到有关研究的具体细节，如实验设计方法，观察对象的一般资料和对数据的统计分析，以及对研究结果可靠性的分析；③ 读者可以自己对文献进行评价，免受他人观点的影响。

(2) 缺点：① 如果是单一临床试验得到的信息，其结果或结论有可能是错误的，可能会

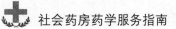

误导读者;② 要求读者具有对药学或医学文献进行评价的能力;③ 阅读大量的一级文献要花费许多时间。

对一级文献进行评价是药学技术人员必须掌握的技能,也是其在药学信息服务中向咨询对象提供准确答案的关键。

2. 一级信息源评价的标准

药物治疗研究的论文与其他医学论文一样,其主题部分主要包括前言、研究对象与方法、结果、讨论和结论。对各个部分的内容评价重点为:① 前言是否起到提纲挈领的作用;② 研究对象与方法是否明确、可信;③ 结果的描述是否详细;④ 是否基于结果来进行讨论;⑤ 结论与研究目的是否一致。

四、药学信息服务的步骤

药学技术人员在进行用药咨询时,会面临各种各样的问题,有些问题可能会相当棘手。因此,药学技术人员必须掌握一套药学信息服务的系统方法。药学技术人员运用好这套回答问题的系统方法可以节省工作时间,减少失误。具体步骤如下:

1. 了解询问人的一般资料和问题的背景信息

因为检索工作费时费力,若不能准确掌握所问的问题,势必造成严重浪费,错误的答案会给问询者造成误导,对治疗无益甚至是有害的。因此,准确获得问询人的一般资料和背景信息内容有助于问题的解答。无论在手工检索或计算机检索之前均需要了解:问询者的姓名、住址与联系方式;已经查询过哪些信息资源;问题是针对具体患者的还是学术的;患者的诊断和其他用药信息;得到答复的紧迫性。了解这些信息对药物信息服务工作会大有裨益。

2. 对问题进行归类

常见的咨询问题有:特殊剂型用法;漏服药品问题;药品不良反应;用药剂量;适应证与禁忌证;药物相互作用;哺乳及妊娠期用药;血药浓度监测与剂量调整;注射药物的配伍;药代动力学;药物鉴别;替代治疗。

3. 确定检索方法,查阅文献

药学技术人员应该建立一套有效的检索方法,这样既可以节省查询时间,又能够提高寻找答案的准确性。

4. 文献的评价、分析和整理

对文献进行评价、分析和整理工作对药学技术人员的文献评价能力和技能提出了要求,如果缺少这一项工作,对问题的解答只能算是对药学信息的简单转抄。

5. 形成答案并告知问询者

答案可以文字或口头形式提供,这一步是药学信息服务的重点。

6. 随访并建立档案

通过随访,可以了解自己的工作效果。建立档案则是为了今后工作的总结和完善。

第五章 特殊人群用药

第一节 小儿用药

小儿处于生长发育阶段,许多脏器与神经系统发育尚不完全,小儿发育可分为新生儿期、婴幼儿期和儿童期三个阶段。不同阶段有不同的生理生化功能特点,对药物的吸收、分布、生物转化等过程和药物敏感性均有影响。因此,小儿用药并不是成人剂量的简单缩减,应正确选择药物,合理使用药物,保证用药安全。

一、新生儿用药特点

(一)药物吸收和给药途径

药物吸收的速度和程度,取决于给药途径和药物本身的理化性质。后者的影响在各年龄组基本一致,主要由药物通过生物膜的速度和程度决定。而不同给药途径对药物吸收的影响是不同的,而且在不同年龄组差异较大。

(1)口服给药。药物口服吸收主要受酸碱度、胃排空时间和病理状态的影响。肠胃道吸收可因个体差异或药物性质不同有很大差别。新生儿胃酸过低或缺乏胃酸,随着年龄的增长,胃酸分泌逐渐增加,胃液 pH 降低,直到 2～3 岁才稳定在成人水平。

(2)皮肤、黏膜给药。相对成人,新生儿体表面积较大,皮肤角化层薄,局部用药易因药物吸收过量而产生不良反应,更易中毒。特别是用药面积大、其皮肤或黏膜破损或有炎症时,药物透皮吸收快而多。外敷于婴儿皮肤上可引起中毒的药物有硼酸、六氯酚、萘、聚乙烯吡咯烷酮和水杨酸等。

(二)药物分布

新生儿、婴幼儿的体液量大,新生儿总体液量约占体重的 80%(成人约为 60%),相对较成人高。因此水溶性药物的表观分布容积增大,药物峰浓度减低,药物消除减慢,药物作用维持时间延长。婴幼儿脂肪含量低,脂溶性药物不能与之充分结合,表观分布容积小,血浆中游离药物浓度升高,这是新生儿容易出现药物中毒的原因之一。此外,新生儿、婴幼儿脑占身体比例较成人大得多,而脑组织富含脂质,血-脑屏障发育又不完全,使脂溶性药物容易分布入脑,引起中枢神经系统反应。

血浆蛋白结合率影响药物在体内的分布。新生儿的血浆蛋白结合率低,如应用蛋白结合率高的药物,将产生高游离血浓度,容易引起不良反应。不易于新生儿血浆蛋白结合的药物有氨苄西林、地高辛、吲哚美辛、苯巴比妥、苯妥英钠、水杨酸盐等。磺胺药与血浆蛋白结合可与胆红素相竞争,且因磺胺药物对蛋白结合力比胆红素强,应用后血中游离胆红素成分增多,代谢和排泄胆红素能力低下,加之新生儿血-脑屏障功能差,致使血中游离胆红素侵入脑组织,甚至造成新生儿核黄疸。

(三)药物代谢

新生儿酶系统尚未发育成熟,某些药物的代谢酶分泌量少、活性低,如葡萄糖醛酸转移酶(肝、肾中)活性仅为成人的 1%。随着年龄增长,酶系统迅速发育。新生儿因为酶的活性低,药物消除速率减慢,半衰期延长,且个体差异大,诸如水解、氧化和还原作用等生化反应低下,因此新生儿出生后前 4 周应慎用或减少使用主要经肝脏代谢的药物。

(四)药物排泄

肝脏是药物排泄的主要器官,新生儿肝脏组织结构未发育完全,肾脏有效循环血量,即肾小球滤过率较成人低 30%～40%。很多药物因新生儿的肾小球滤过降低而影响排泄,致使血清药物浓度升高,半衰期延长,甚至可因日龄而改变。所以,在新生儿或儿童时期使用的药物剂量不能相同。一般新生儿用药量宜少,间隔应适当延长。新生儿肾功能的发育成熟过程需要 8～12 个月,一般 1～2 岁方可接近成人水平。

二、婴幼儿期用药特点

婴幼儿期的药物代谢比新生儿期显著成熟,但从其解剖生理特点来看,发育依然未完全,用药仍需予以注意。

(1)口服给药时以糖浆剂为宜;口服混悬剂在使用前应充分摇匀;维生素 AD 滴剂绝不能给熟睡、哭吵的婴儿喂服,以免引起油脂吸入性肺炎。

(2)婴幼儿期神经系统发育未成熟,患病后常有烦躁不安、高热、惊厥,可根据医嘱适当加用镇静剂,如氨茶碱有兴奋神经系统的作用,使用时应谨慎。

三、儿童期用药特点

(1)儿童正处在生长发育阶段,新陈代谢旺盛,对一般药物的排泄比较快。

(2)注意预防水、电解质平衡紊乱。儿童对水及电解质的代谢功能还较差,如长期或大量饮用酸碱类药物易引起平衡失调,应用利尿剂后也易出现低钠、低钾现象,故应间歇性给药,且剂量不宜过大。

(3)糖皮质激素类药应慎用。一般情况下尽量避免使用肾上腺皮质激素,如可的松、泼尼松等;雄激素的长期应用会使骨骺闭合过早,影响生长发育。

(4)骨和牙齿发育易受药物影响。四环素可引起牙釉质发育不良和牙齿着色变黄,妊娠、哺乳期妇女及 8 岁以下儿童禁用四环素类抗生素。动物实验证实,氟喹诺酮类药可影响幼年动物软骨发育,导致承重关节损伤,因此应避免用于 18 岁以下的儿童。

四、小儿用药的注意事项

药学技术人员应了解小儿不同发育时期的生理特点、药物的特殊反应,严格掌握用药指征,坚持合理用药,才能取得良好疗效。

1. 严格掌握剂量，注意间隔时间

由于小儿的年龄、体重逐年增加，体质强弱各不相同，其用药的适宜剂量也有较大差异。近年来肥胖儿童的比例增高，根据血药浓度测定发现，传统的按体重计算剂量的方法，往往血药浓度过高，因此必须严格掌握用药剂量。同时还要注意延长间隔时间，切不可给药次数过多、过频。在疗效不好或怀疑过量时，患者应及时就医，通过测定血药浓度来调整给药剂量和间隔时间。

2. 根据小儿特点，选好给药途径

一般来说，能吃奶的婴幼儿，经肠胃给药安全，应尽量采用口服给药。另外，婴幼儿皮肤角化层薄，药物很易透皮吸收甚至中毒。切不可涂敷过多过厚，用药时间不要过长。

3. 小儿禁用药物

小儿禁用药物见表5.1。

表5.1 小儿禁用药物

药物	禁用范围	药物	禁用范围
四环素类	8岁以下儿童	吗啡	1岁以下幼儿
氯霉类	新生儿	芬太尼	2岁以下幼儿
磺胺药	新生儿	左旋巴多	3岁以下幼儿
去甲万古霉素	新生儿	硫喷妥纳	6个月内幼儿
呋喃妥因	新生儿	丙磺舒	2岁以下幼儿
氟喹诺酮类	18岁以下儿童	依他尼酸	婴儿
氟哌啶醇	婴幼儿	苯海拉明	早产儿、新生儿
	婴儿	酚酞	婴儿
吲哚美辛	14岁以下儿童	甲氧氯普胺	婴幼儿
地西泮	6个月以下幼儿		

第二节 老年人用药

了解老年人各系统、器官和组织的生理、生化功能，病理、生理特征，以及体内药动学和药效学特点，对于帮助患者正确使用药物，减少或避免药物不良反应和药源性疾病尤为重要。

一、老年人药代动力学特点

（一）药物吸收

老年人肠胃肌肉纤维萎缩，张力降低，胃排空时间延缓，胃酸分泌减少，胃液的pH升高，一些酸性药物解离部分增多，吸收减少。小肠黏膜表面积减少。心输出量降低和胃肠道动脉硬化而致胃肠道血流减少,有效吸收面积减少。胃肠功能的变化对以被动扩散方式吸收的药物几乎没有影响,如阿司匹林、对乙酰氨基酚、保泰松、复方新诺明等。但对于按主动运转方式吸收的药物,如维生素 B_1、维生素 B_6、维生素 B_{12}、维生素 C、铁剂、钙剂等需要载体参与吸收的药物,则吸收减少,营养素的吸收也减少。

（二）药物分布

老年人脂肪组织随年龄增长逐渐增大,而总体液及非脂肪组织减少,使水溶性药物分布容积减少。老年人血浆蛋白含量降低,直接影响药物与蛋白的结合,使游离药物浓度增加。如与蛋白结合率高的华法林,因为老年人血浆蛋白降低,所以血液中具有活性的游离型药物增强,常规用量就有造成出血的危险。地高辛、地西泮的分布容积随年龄增长而降低。

（三）药物代谢

肝脏是药物代谢和解毒的主要场所。老年人由于肝脏重量减轻,肝细胞和肝血流量下降,酶的合成减少、活性降低,药物代谢减慢,半衰期明显延长,代谢能力明显降低,因此容易被药物损害,如利多卡因、苯巴比妥、咖啡因、普萘洛尔、哌唑嗪、哌替丁、阿司匹林、保泰松等。肝细胞合成白蛋白的能力降低,血浆白蛋白与药物的结合能力也降低,游离型药物浓度增高,药物效应增强。如由普萘洛尔造成的肝性脑病,就是因为血液中游离的普萘洛尔增多,造成心输出量减少,供应脑组织的血流量减少,引起大脑供血不足,出现头晕、昏迷等症状。此外,机体调节和免疫功能低下,也影响药物的代谢。由于老年人肝功能下降,对一些药物分解的首过效应会降低。

（四）药物排泄

肾脏是药物排泄的主要器官,由于肾脏血管硬化、血流减少,老年人肾脏功能降低,而且老年人的某些慢性疾病也可减少肾脏的灌注。这些因素均可影响药物排泄,使药物在患者体内蓄积,容易产生不良反应或中毒,如地高辛、氨基糖苷类抗生素、苯巴比妥四环素类、头孢菌素类、磺胺类、普萘洛尔、锂盐等药物。此外,解热镇痛药中的非那西丁、中药朱砂(含汞)以及关木通中的马兜铃酸对肾脏损害明显,老年人应避免使用。

二、老年人药效学特点

对于老年人药效学改变的研究远不及药动学深入。老年人机体各器官结构功能老化,适应力减退,体内调节功能下降,药动学性质改变,可使药物达到作用部位或受体时的血药浓度改变,引起细胞与受体数量和反应性改变。

（一）神经系统功能改变

老年人脑血流量少,酶活性减弱或靶组织中受体数目和结合力改变,神经递质代谢和功能变化,均可影响药效,如巴比妥和地西泮易引起老年人精神错乱和共济失调。

（二）心血管系统功能改变

老年人心血管系统功能减退,压力感受器的反射调节功能降低,心脏和自主神经系统反应出现障碍,如利尿药、亚硝酸类、抗高血压药等在正常血药浓度即可引起直立性低血压。老年人心脏对儿茶酚胺的最大效应降低,对 β 受体阻碍作用增强。另外老年人凝血能力减弱,对洋地黄类强心苷十分敏感,服用这两类药时应注意密切观察。

（三）药物的耐受性降低

老年人的中枢神经系统中,有些受体处于高敏状态,小剂量即可产生治疗作用,因而常规治疗剂量可引起较强的药理反应,出现耐受性逐渐降低现象。如老年人对抗惊厥药,安定类、三环类抗抑郁药等较敏感。这类药物可能会严重干扰老年人的中枢神经系统功能,从而引起神经错乱、烦躁、易激动、幻觉、失眠等临床症状。

（四）药物的依从性下降

对于患慢性疾病的老年人来说,药物治疗效果与患者能否依从治疗方案服药密切相关。老年人记忆力减退,对药物了解不足,常常忽视按规定服药的重要性,导致用药依从性较差。因此,简化治疗方案,详细交代给药方法,教育患者遵照医嘱服药,以提高药物的依从性。

三、老年人用药常见的不良反应

1. 镇静安眠药

地西泮、氯氮卓等易引起中枢神经系统抑制,表现有嗜睡、四肢无力、神志模糊及言语不清等,长期应用苯二氮卓类药物可引起老年人抑郁症。

2. 解热镇痛药

阿司匹林、乙酰氨基酚等对于发热,尤其高热的老年人,可致大汗淋漓、血压降低、体温下降、四肢冰冷、极度虚弱甚至发生虚脱。长期服用阿司匹林、吲哚美辛可导致患者胃出血,呕吐咖啡色物及黑便。

3. 心血管系统用药

长期应用降压药利血平、甲基多巴易导致精神忧郁症;抗心绞痛药物如硝酸甘油,可引起头晕、头胀、心跳加快、面部潮红,诱发或加重青光眼;硝苯地平可引起面部潮红、心慌、头痛等反应;抗心律失常药胺碘酮可引起室性心动过速;β受体阻滞药普萘洛尔可致心动过缓、心脏停搏,还可诱发哮喘,加重心力衰竭;洋地黄类药物如地高辛,可引起室性早搏,传导阻滞及低钾血症等中毒反应。

4. 利尿剂

呋塞米、氢氯噻嗪可致脱水、低血钾等不良反应。

5. 抗生素类

大量长期应用广谱抗生素,容易出现肠道菌群失调或真菌感染等严重并发症。如庆大霉素、卡那霉素等氨基糖苷类与利尿剂合用可加重耳、肾毒性反应。老年人对药物产生的肾脏毒性比较敏感,使用四环素、万古霉素等药物应慎重,使用羧苄西林、庆大霉素、头孢菌素类、多黏菌素需要减量或延长给药间隔时间。

6. 降糖药

老年人肝肾功能减退或血浆蛋白结合少,使游离药物增加且消退减慢,胰岛素、格列齐特等药物易发生低血糖反应。

7. 抗胆碱药物

阿托品、苯海索和抗抑郁药丙米嗪等,可使前列腺增生的老年患者产生抑制排尿括约肌,进而导致尿潴留。阿托品亦可诱发或加重老年青光眼,甚至可致盲。

8. 肾上腺皮质激素类药物

泼尼松(强的松)、地塞米松等,长期应用可致水肿、高血压,并可诱发溃疡病出血。

9. 维生素及微量元素

维生素 A 过量可引起中毒,表现为畏食、毛发脱落、易发怒、激动等;维生素 E 过量会产生严重不良反应,如形成静脉血栓、发生头痛及腹泻等;微量元素锌补充过量可致高脂血症及贫血;硒补充过多,可致慢性中毒,引起恶心、呕吐、毛发脱落、指甲异常等。

四、老年人用药的注意事项

老年人的治疗方案应简单明确。应选择简化治疗方案和用药方法,便于老年人正确执行医嘱。处方上药品名称、剂量、用法应书写清楚。注意选择便于老年人服用的剂型,有些老年人吞服片剂或胶囊有困难,尤其是药量较大、药物种类较多时更难吞服,可选用冲剂、口服液;针对糖尿病患者,应注意选择无糖制剂。一般疾病或疾病的恢复期以口服为主,急性期可采用注射、舌下含服、雾化吸入等途径。注意用量个体化,避免重复用药,防止药物蓄积中毒。

对有特殊注意事项的药物,应重点关注,保证患者正确安全用药;应嘱咐患者家属帮助督促检查,提高用药的依从性;教育老年患者不要轻信广告宣传,避免随意自行使用广告药品,滥用偏方秘方、滋补药或抗衰老药;避免不遵医嘱盲目服用或长期过量服用维生素制剂、钙剂等。

第三节　妊娠期和哺乳期妇女用药

妊娠期和哺乳期是妇女的特殊时期,该时期用药不仅要考虑母体生理生化功能的变化,更需要关注药物对胎儿和新生儿的影响,避免出现药物致畸以及其他不良反应。

产前用药,药物可通过胎盘转移至胎儿;分娩后用药,药物会通过乳汁运转至新生儿。为保证妊娠期妇女和胎儿的安全,妊娠期原则上应避免使用任何药物。如必须用药,应在医生指导下,权衡利弊,选择药物。因多数药物能从母亲乳汁中排泄,间接影响新生儿的生长发育,因此哺乳期妇女用药,应注意避免使用从乳汁中排泄的药物。

一、妊娠期用药

(一) 药物对妊娠的影响

妊娠期用药对母亲和胎儿均可能产生不良影响。在胎儿发育过程的不同阶段,其器官功能尚不完善,如用药不当会对胎儿产生不良影响。发生于 20 世纪 50 年代末 60 年代初的"反应停"事件,即妊娠早期妇女服用沙利度胺后发生近万例海豹畸胎,引起全世界范围对药物致畸作用的重视。其后各国政府加强了对新药审批上市的监管力度,陆续开展了药品不良反应监测工作。

妊娠期用药也可对妊娠妇女产生不良影响。据报道,妊娠后期应用十二烷基硫酸红霉素会使引起阻塞性黄疸并发症的可能性增加,可逆性肝脏毒性反应发生率可达 10%～15%。妊娠晚期服用阿司匹林可引起过度妊娠、产程延长和产后出血。过量服用含咖啡因的饮料,可引起妊娠妇女不安、心率加快、失眠,甚至畏食。此外,妇女在妊娠期对泻药、利尿药、刺激性较强的药物会比较敏感,应用这些药物可能会引起早产或流产。因此,合理选择妊娠期用药,可以减少和避免妊娠妇女的不良反应。

妊娠期应根据母体情况适当补充药物和营养素,以保证胎儿生长的需要和维持母体良好的营养状况。在妊娠妇女营养不足的情况下,应适当补充铁、钙、叶酸、维生素 B_1 和维生素 B_6。

(二)妊娠期用药的注意事项

(1)了解妊娠时期药物对胎儿的影响。妊娠期用药应权衡利弊,尽量选用对妊娠妇女及胎儿比较安全的药物,并且注意用药时间、疗程和剂量的个体化。必要时需测定妊娠妇女的血药浓度,以及时调整剂量。凡属于疗效不确定的药物,都禁止用于妊娠妇女。

(2)用药必须有明确的指征和适应证。既不能滥用,也不可不用,更不能自行选用药物。必须要使用药物时,患者应遵医嘱使用已证明对胎儿无害的药物。同时应坚持合理用药,避免有相同或相似疗效的药物联合使用。

(3)慎重使用可致子宫收缩的药物。神经垂体素、缩宫素等药物小剂量即可使子宫阵发性收缩,大剂量可使子宫平滑肌强直性收缩,故妊娠期妇女禁用。麦角胺、麦角新碱等也可引起子宫强直性收缩,其作用亦较持久,主要用于产后出血,但在胎盘娩出前禁用此药,否则可引起胎儿窒息死亡。

(4)权衡利弊,避免滥用抗菌药。对疑有感染的妊娠妇女,必须及时就医,对其进行详细的临床检查及细菌学检查,对分离出的致病菌进行药敏试验,根据药敏试验结果选药。选用抗菌药物,其原则是首先考虑对患者的利弊,并注意对胎儿的影响。对于致病菌不明的感染者,一般多采用青霉素类、头孢菌素类抗生素,不建议使用氨基糖苷类,且禁止使用喹诺酮类。若患者疑有厌氧菌属感染,可采用对厌氧菌有效的抗菌药;甲硝唑对常见的厌氧杆菌感染有效,可试用,但妊娠初始 3 个月不宜应用。

二、哺乳期用药

(一)药物在乳汁中的排泄

服用药物后,药物可通过乳汁转运到婴儿体内,但其含量一般不超过母亲摄入量的 1%～2%,通常不至于给哺乳婴儿带来危害。但是,一些药物在乳汁中的排泄量较大,如磺胺甲恶唑、红霉素、巴比妥类和地西泮等,让母亲服用时应考虑对哺乳婴儿的危害,避免滥用。

药物由母体血浆通过血浆-乳汁屏障进入乳汁之中,经婴儿吮吸后通过消化道吸收。药物进入乳汁的量受许多因素影响:若乳汁中脂肪含量高,则脂溶性高的药物运转量大,脂溶性低的药物转运量小;药物相对分子量大转运量少,相对分子量小转运量多,一般相对分子量小于 200 的药物在脂肪与水中都能有一定溶解度的物质,比较容易通过细胞膜。药物排泄入乳汁的量还与药物与母体血浆蛋白结合率有关,结合率高难转运,结合率低于易转运,药物只有在母体血浆中处于游离状态才能进入乳汁,而与母体血浆蛋白结合率高的药物,如抗凝药华法林,则不会在乳汁中出现。另外,药物的酸碱性和解离度也会影响药物的转运,解离度越低,乳汁中药物浓度也越低。乳汁 pH 低于母体血浆,在母体血中,弱碱性药物(如红霉素)较难解离,而弱酸性药物(如青霉素)较易解离,不利于转运。

(二)哺乳期用药的注意事项

(1)慎重选药,权衡利弊。要充分衡量药物对母亲及婴儿的影响,尽量选择对母亲和婴儿影响小的药物。如使用的药物弊大于利,则应停药或选用其他药物和治疗措施,或终止哺乳。对非必须使用的药物尽量不用,用药过程中要注意观察不良反应。例如,乳母患泌尿系统感染时,应避免让其使用磺胺类或喹诺酮类药,而选用青霉素类、头孢菌素类抗生素,这样既可有效地治疗乳母泌尿道感染,又可减少对婴儿的危害。

(2)适时哺乳,防止蓄积。避免长效药物及多种药物联合应用,应尽量选用短效药物,以单剂量疗法代替多剂量疗法,以减少药物在婴儿体内的蓄积。避免在血药浓度高峰期间哺乳,可采取在乳母用药前血药浓度较低时哺喂婴儿。如果乳母必须使用某种药物进行治疗,而这种药物对婴儿的危害不可避免时,可考虑暂时采用人工喂养。

(三)哺乳妇女禁用的药物

(1)红霉素。从乳汁中排泄量较大。

(2)卡那霉素。有可能导致婴儿中毒。

(3)四环素类。药物在乳汁中的浓度约为血清浓度的 70%,哺育期应用可致婴儿永久性牙齿变色。

(4)氯霉素。药物在乳汁中的浓度约为血浆浓度的 50%,虽然乳汁中的浓度不足以导致灰婴综合征,但可能引起过敏体质婴儿骨髓抑制。

(5)磺胺类。通过乳汁的药量足以使磷酸葡萄糖脱氢酶缺乏的婴儿发生溶血性贫血,也可以从血浆蛋白中置换胆红素而致新生儿黄疸。

(6)喹诺酮类。实验证明此类药物对婴儿的骨和关节发育有影响。

(7)苯二氮䓬类。婴幼儿对此类药物特别敏感,加之这类药物在婴幼儿,特别是早产儿体内排泄慢,可对哺育婴儿造成严重不良影响,临床上表现为呼吸抑制、体温过低及进食不佳。

(8)细胞抑制剂和免疫抑制剂。可进入乳汁,哺乳期禁用。

(9)金属类砷、锑、汞及锂。可以进入乳汁。

(10)甲氨蝶呤。哺乳期母亲应用甲氨蝶呤,可能导致哺乳婴儿的免疫机制改变。

(11)锂盐。哺乳期母亲用锂盐,可导致哺乳婴儿锂中毒。表现为肌肉松软、发绀和心脏杂音,乳母应用锂盐期间,婴儿应改由人工喂养。

(12)溴隐亭。可抑制乳汁分泌,哺乳期禁用。如必须应用,应停止母乳喂养。

(13)甲丙氨酯。可引起新生儿中毒。

(14)环磷酰胺。哺育期母亲应用环磷酰胺,可抑制哺育婴儿的免疫系统。

(15)氟烷。易从乳汁中排泄,应用此药的母亲,应间隔一定时间再喂养婴儿。

(16)麦角胺。哺乳期应用麦角胺,可致哺乳婴儿呕吐、腹泻和惊厥。

(17)硫脲嘧啶。服硫脲嘧啶者的乳汁中药物浓度可为血浓度的 3～12 倍,有可能引起婴儿甲状腺肿大和粒性白细胞减少或缺乏。

(18)甲巯咪唑(他巴唑)。易进入乳汁,可抑制哺乳婴儿的甲状腺功能。其他硫脲类抗甲状腺药(如甲硫氧嘧啶、丙硫氧嘧啶、甲亢平等)也易进入乳汁。

（19）造影剂。口服胆囊造影剂可排泄于乳汁中。

（20）碘及碘化合物。碘主动排泄于乳汁中,可致哺乳婴儿甲状腺功能低下和甲状腺肿大。

第四节　肝肾功能不全者用药

一、肝功能不全者用药

肝脏是许多药物代谢的主要场所,当肝功能不全时,药物代谢必然受到影响,药物生物转化减慢,血中游离型药物增多,从而影响药物的效应并增加毒性。因此,必须对肝功能不全者减少用药剂量及用药次数,特别是使用肝毒性药物时更需慎重,应强调个体化给药。

（一）药动学和药效学特点

1. 肝功能不全者的药动学特点

一般来说,对不同程度的肝功能损害,药动学均有不同程度的改变。主要的改变是药物的吸收、体内分布及代谢清除。

（1）对药物吸收的影响:肝脏有疾病时,患者可出现肝内血流阻力增加,门静脉高压。肝内外的门体分流以及肝实质损害,肝脏内在清除率下降,内源性的缩血管活性物质在肝内灭活减少,影响高摄取药物的摄取比率。药物不能有效地经过肝脏的首过效应,使主要在肝脏内代谢清除的药物生物利用度提高,同时体内血药浓度明显增高会影响药物的作用,其药物的不良反应发生率也可能升高。

（2）对药物在体内分布的影响:药物在体内的分布主要通过与血浆蛋白结合而转运,药物的血浆蛋白结合率主要与血浆蛋白浓度密切相关。血浆中与药物结合的蛋白质,主要是白蛋白、脂蛋白和酸性 α-糖蛋白。酸性药物主要与白蛋白结合,碱性药物主要与脂蛋白和酸性糖蛋白结合。肝脏有疾病时,肝脏的蛋白合成功能减退,血浆中白蛋白浓度下降,使药物的血浆蛋白结合率下降,血中结合型药物减少,而游离型药物增加。虽然血药浓度测定可能在正常范围,但具有活性的游离型药物浓度增加,会使该药物的作用加强,同时不良反应也可能相应增加,对于蛋白结合率高的药物,其影响更为显著。

肝脏疾病患者中胆汁酸、胆红素的含量升高时,药物竞争性与蛋白质结合,使药物的蛋白结合率下降,血浆中游离型的药物浓度升高。

（3）对药物代谢的影响:肝脏是代谢药物最重要的器官。在肝脏有疾病时,肝细胞的数量减少,肝细胞功能受损,肝细胞内的多数药物酶,特别是细胞色素 P450 酶系的活性和数量均有不同程度的减少。这使通过肝脏代谢清除的药物的代谢速度和程度降低,清除半衰期延长,血药浓度增高,长期用药还会引起蓄积性中毒。对于某些肝脏高摄取的药物,如阿司匹林、普萘洛尔等,在肝脏摄取后由于生物转化速率降低,口服药物后大量原型药通过肝脏进入血液循环,血药浓度上升,生物利用度增强。另一方面由于肝脏的生物转化功能减弱、某些需要在体内代谢后才具有药理活性的前体药,如可待因、依那普利、环磷酰胺等的活性代谢产物的生成减少,使其药理效应也降低。

因此,对于肝脏功能损害的患者,药学技术人员在用药时应该根据肝功能损害的程度以及药动学的特点调整药物的剂量,具体药物具体分析,以保证用药的安全性。

2. 肝功能损害时的药效学改变

慢性肝功能损害的患者由于肝功能损害而影响药物的吸收、分布、血浆蛋白结合率、药酶数量和活性以及排泄,结果导致药物作用和药理效应发生改变。也就是说在慢性肝功能损害时,由于药代动力学发生改变,药物的药理效应可表现为增强或减弱。慢性肝病的患者血浆白蛋白合成减少,药物的蛋白结合率下降,在应用治疗范围的药物剂量后,游离血药浓度相对升高,不仅使其药理效应增强,也可能使不良反应的发生率相应增加。例如在慢性肝病患者中给予巴比妥类药物,往往会诱发肝性脑病,这与肝功能损害时药效学的改变有关。

(二)肝功能不全患者的用药原则

(1)明确诊断,合理选药。

(2)避免或减少使用对肝脏毒性大的药物。

(3)注意药物相互作用,特别避免与有肝毒性的药物合用。

(4)肝功能不全而肾功能正常的患者可选用对肝毒性小,并只从肾脏排泄的药物。

(5)初始剂量宜小,必要时进行治疗药物监测,做到给药方案个体化。

(6)定期监测肝功能,及时调整治疗方案。

(三)肝病患者慎用的药物

有些药物对肝有损害,正常人用药时要注意(见表5.2)。有肝功能不全的患者尤其要谨慎,防止发生药源性肝损伤。

表 5.2 肝病患者慎用药物

损害类别	影响药物	损害类别	影响药物
代谢性肝损伤	氯丙嗪、三环类抗抑郁药、抗癫痫药、抗菌药、抗风湿药、抗甲状腺药、免疫抑制剂、口服避孕药、甲睾酮和其他蛋白同化激素、巴比妥类、甲基多巴等	慢性胆汁淤积	氯丙嗪、丙咪嗪、甲苯磺丁脲、红霉素、噻苯达唑、丙戊酸、非诺洛芬
急性实质性肝损伤	——	肝纤维化和肝硬化	甲氨蝶呤、烟酸、维生素A
剂量依赖性肝细胞坏死	对乙酰氨基酚、非甾体抗炎药	肝磷脂和酒精肝炎样	环乙哌啶、胺碘酮
非剂量依赖性肝细胞坏死	异烟肼、对氨基水杨酸、氟烷、三环类抗抑郁药、单胺氧化酶抑制剂、抗癫痫药、肌松药、青霉素衍生物、抗真菌药、利尿药、美托洛尔、钙通道阻滞剂、奎尼丁、鹅去氧胆酸、可卡因	药物引起的胆管病变	氟尿嘧啶

损害类别	影响药物	损害类别	影响药物
药物引起的脂肪肝	——	药物引起的肝血管病变	——
以胆汁淤积性损害为主	异烟肼、甲氨蝶呤、苯妥英钠、巴比妥、糖皮质激素、四环素、水杨酸类、丙戊酸钠等	卡布综合征	口服避孕药、达卡巴嗪
肝肉芽肿浸润	异烟肼、青霉素衍生物、磺胺药、抗癫痫药、阿司匹林、金盐、别嘌呤、保泰松、雷尼替丁、氯磺丙酮、氯丙嗪、奎尼丁、地尔硫卓、炳吡胺、肼屈嗪等	静脉栓塞性疾病	硫唑嘌呤、噻苯达唑、硫鸟嘌呤、环磷酰胺、环孢素、多柔比星、丝裂霉素、卡莫司汀、雌激素、半胱氨酸
慢性实质性肝损伤	——	肝窦状隙损害,包括扩张、紫癜肝、周边窦状隙纤维化、非硬性化性门脉高压、小节再生性增生、肝动脉和门静脉血栓	硫唑嘌呤、口服避孕药、雌激素、蛋白同化类固醇、维生素 A、甲氨蝶呤、硫嘌呤等
活动性慢性肝炎	甲基多巴、呋喃妥因、异烟肼、对乙酰氨基酚	肝细胞癌	口服避孕药、雌激素和蛋白同化激素
病灶性小节增生	口服避孕药	肝脏良性肿瘤	口服避孕药、雌激素和蛋白同化激素

二、肾功能不全者用药

肾脏功能可分为:正常、轻度损害、中度损害、较重损害、严重损害 5 类。也有人按肌酐清除率对其进行分级:轻度、中度、重度。不同程度的肾脏损害,引起药物排泄的改变不同,医学技术人员应根据个体情况调整或递减药量,改变治疗方案,从而使药物既能有效地治疗疾病,又可避免肾脏病变加重。

(一)药动学和药效学特点

1. 药物吸收

肾功能不全患者肾单位数量减少、肾小管酸中毒。如维生素 D 羟化不足,可导致肠道钙吸收减少。慢性尿毒症患者常伴有胃肠紊乱,如腹泻、呕吐,这些均会减少药物的吸收。

2. 药物分布

肾功能损害能改变药物与血浆蛋白的结合率。一般而言,酸性药物血浆蛋白结合率会下降(苯妥因钠、呋塞米),而碱性药物血浆蛋白结合率不变(普萘洛尔、筒箭毒碱)或降低(地西泮、吗啡)。其作用机制为:① 血浆蛋白含量下降;② 酸性代谢产物蓄积,竞争血浆蛋白,药物蛋白结合率下降;③ 血浆蛋白结构和构型改变导致药物与蛋白结合点减少或亲和力下降。

肾功能不全,血浆蛋白结合率改变,药物分布容积也可改变。大多数药物表现为分布容积增加,某些结合率低的药物,如庆大霉素、异烟肼等分布容积无改变。

3. 药物代谢

肾脏还有多种药物代谢酶,氧化、还原、水解及结合反应在肾脏均可发生,所以肾脏产生疾病时,经肾脏代谢的药物存在生物转化障碍。如尿毒症患者维生素 D_3 的第二次羟化障碍。

由于肾功能受损,药物的代谢也可能发生改变。如药物的氧化反应加速,还原和水解反应减慢,对药物的结合反应影响不大,肾功能损害患者对苯妥英钠、苯巴比妥和普萘洛尔的排泄均较正常人快。

4. 药物排泄

肾功能受到损害时,主要经肾脏排泄的药物消除减慢,血浆半衰期延长。因药物在体内蓄积作用加强,甚至产生毒性反应。其作用机制如下:

(1) 肾小球过滤减少。如地高辛、普鲁卡因胺、氨基糖苷类抗生素都主要经肾小球滤过而排出体外。急性肾小球肾炎及严重肾缺血患者的肾小球滤过率下降,上述药物排泄减慢。

(2) 肾小管分泌减少。尿毒症患者体内蓄积的内源性有机酸和弱酸性药物在转运上发生竞争,使药物经肾小管分泌减少。轻、中度肾衰竭时,这种竞争所致的有机酸排出减少,可能比功能性肾单位减少更重要。

(3) 肾小管吸收增加。肾功能不全患者体内酸性产物增加,尿液 pH 下降,弱酸性药物离子化减少,重吸收增加。

(4) 肾血流量减少。某些疾病,如休克、心力衰竭、严重烧伤均可致血流量减少。由于肾血流量减少,肾小球滤过、肾小管分泌、重吸收功能均可发生障碍,从而导致药物经肾排泄减少。

(5) 机体对药物的敏感性。尿毒症患者常伴有电解质及酸碱平衡紊乱,如低血钾可降低心脏传导性,从而增加洋地黄类、奎尼丁、普鲁卡因胺等药物的传导抑制作用;酸血症和肾小管酸中毒可对抗儿茶酚胺等升压作用。这些现象是药物敏感性发生改变的典型例子。

无论是药物分布的改变,还是机体敏感性的改变,肾功能损害是机体对药物的反应性,均可能发生改变。

(二)肾功能不全患者的用药原则

(1) 明确诊断,合理选药。

(2) 避免或减少使用肾毒性大的药物。

(3) 注意药物相互作用,特别应避免与有肾毒的药物合用。

(4) 肾功能不全而肝功能正常者,可选用双通道(肝肾)排泄的药物。

(5) 根据肾功能的情况,调整用药剂量和给药间隔时间,必要时进行治疗药物监测,设计个体化给药方案。

(三)肾病患者慎用的药物

有些药物对肾有损害,正常人用药时要注意(见表5.3)。有肾功能不全的患者尤其要慎用,防止发生药源性肾损伤。

表5.3 肾病患者慎用药物

损害类别	影响药物	损害类别	影响药物
肾小球功能障碍	非甾体抗炎药、四环素类抗生素、抗高血压药(如普萘洛尔、可乐定、利血平、米诺地尔、硝普钠、甲基多巴、哌唑嗪、尼卡地平、卡托普利及硝苯地平等)、两性霉素B、环孢素等	肾前尿毒症	锂盐、强利尿剂、四环素类
急性肾小球肾炎	利福平、肼屈嗪、青霉胺、依那普利等	渗透性肾病	甘露醇、右旋糖酐-40、甘油及大量葡萄糖
肾小球肾炎及肾病综合征	金制剂、锂制剂、铋制剂、青霉胺、丙磺舒、卡托普利、非甾体抗炎药、氯磺丙脲、利福平、甲巯咪唑、华法林、可乐定、干扰素、磺胺类等	间质性肾病	头孢菌素、青霉素类、庆大霉素、对氨基水杨酸、利福平、异烟肼、乙胺丁醇、多黏菌素B黏菌素、呋喃妥因、多西环素、磺胺类、氢氯噻嗪、呋塞米、阿米洛利、丙磺舒、非甾体抗炎药、西咪替丁、硫唑嘌呤、环孢素、干扰素、别嘌呤、卡托普利、普萘洛尔、甲基多巴、苯丙胺、苯妥英钠、苯巴比妥、苯茚二酮等
肾小管损害	头孢霉素、丝裂霉素、口服避孕药、甲硝唑(儿童)、磺胺类、噻嗪类利尿剂、别嘌醇、卡马西平、格列本脲、苯妥英钠、奎尼丁、青霉胺、链激酶、苯丙胺、吡罗昔康及生物制品等	肾结石	维生素D、维生素A及过量抗酸药(如三硅酸镁)、乙酰唑胺、非甾体抗炎药、替尼酸、大剂量维生素C(4~6 g/d)、磺胺类、丙磺舒及甲氨蝶呤
肾小管功能障碍	巯嘌呤、锂制剂、格列本脲、四环素类抗生素、两性霉素B、秋水仙碱、利福平、长春新碱等	尿潴留	吗啡、阿片、哌替啶、可待因、罗通定、吲哚美辛、肾上腺素、麻黄碱、阿托品、山莨菪碱、东莨菪碱、溴丙胺太林、樟柳碱、喷托维林、异丙嗪、苯海拉明、氯苯那敏、赛庚啶、羟嗪、黄酮哌酯、溴丙胺太林、氯丙嗪、奋乃静、氟哌啶醇、多赛

损害类别	影响药物	损害类别	影响药物
			平、丙米嗪、氯米帕明、苯海索、氯美扎酮、炳吡胺、阿普林定、普萘洛尔、拉贝洛尔、尼群地平、硝苯地平、硝酸甘油、氟桂利嗪、氨茶碱、呋塞米、可乐定、甲基多巴、林可霉素、头孢唑林、诺氟沙星、异烟肼、西咪替丁、曲克芦丁、镇静催眠药、氨甲苯酸等
急性肾小管坏死	氨基糖苷类抗生素、鱼精蛋白、地尔硫卓、氢化可的松、卡普托利（低钾及血容量降低可加重毒性）、抗肿瘤药（如顺铂等）、卡莫司汀、洛莫司汀、甲氨蝶呤、门冬酰胺酶、丝裂霉素。能增大上述各类药毒性的有呋塞米、甲氧氟烷、两性霉素B、克林霉素、头孢菌素及造影剂	尿失禁	氟哌啶醇、氯丙嗪、甲基多巴、哌唑嗪
尿道阻塞	镇静催眠药、阿片制剂、抗抑郁药、溴苄胺、麦角衍生物、甲基多巴、解热镇痛药、吗啡等镇痛剂、抗凝血药、磺胺类、甲氨蝶呤、过量巴比妥类、乙醇、利福平、氯琥珀胆碱、硫嘌呤及造影剂等	血尿	头孢菌素、多肽抗生素、诺氟沙星、麦迪霉素、甲硝唑、氨基糖苷类、多黏菌素、青霉素类、磺胺类、抗结核药、西咪替丁、雷尼替丁、卡托普利、环磷酰胺、环孢素、解热镇痛药、抗凝血药、阿普唑仑、甲苯达唑等
血管阻塞	氨基己酸、噻嗪类利尿药、磺胺类、糖皮质激素、青霉素、肼屈嗪、普鲁卡因胺、奎尼丁、丙硫氧嘧啶等	肾间质及肾小管损害	氨基糖苷类抗生素、四环素类、利福平、磺胺类、头孢噻吩及青霉素类、环孢素、多黏菌素B、造影剂、过量右旋糖酐-40

注：本章节所载药物均参阅《中华人民共和国药典临床用药须知》及美国FDA提供的相关资料，结合国内一些参考书引用的资料综合而成。具体到每一种药物和剂型，需要参阅各自药品说明书。

第六章　药物治疗管理

第一节　药物治疗管理的基本概念

一、药物治疗管理的含义

药物治疗管理（Medication Therapy Management，MTM）是指具有药学专业技术优势的药师对患者提供用药教育、咨询指导等一系列专业化服务，从而提高用药依从性、预防患者用药错误，最终培训患者进行自我的用药管理，以提高疗效。

MTM 起源于美国，其目的是授权药师识别并解决药物治疗相关问题，减少医疗保险负担，优化患者药物治疗结果。实施 MTM 可以增强药师与医疗人员的合作，促进药师与患者以及其他初级保健人员的交流，优化患者对于药物的使用，从而提高患者的治疗效果。同时它也强调了患者在 MTM 中自我管理药物的重要性。

药物治疗管理的重点对象包括：
（1）就医或变更治疗方案频繁者。
（2）多科就诊或多名医师处方者。
（3）患有 2 种以上慢性疾病者。
（4）服用 5 种以上药品者。
（5）正在服用高危药品或依从性差者。
（6）药品治疗费用较高者。

药物治疗管理服务（Medication Therapy Management services，MTMs）是践行药学监护（Pharmaceutical Care，PC）时运用临床实践经验向患者提供可衡量结果的服务项目。药物治疗管理是优化患者个体治疗效果的独特服务或服务组合。其包含了一系列的服务内涵，根据患者的个体需求，包括但又不仅限于以下内容：
（1）采集患者个体的所有治疗相关信息。
（2）评估和确认患者是否存在药物治疗问题。
（3）与患者一起确定治疗目标，制订干预措施，并执行药学监护计划。
（4）对制订的治疗目标进行随访和进一步评估，以确保患者的药物治疗达到最佳效果。

二、核心要素

在 2005 年和 2008 年，美国药师协会和全国连锁药店基金协会先后共同发布了两版（1.0 和 2.0 版）MTM 服务模式的核心要素，包括：药物治疗评估（Medication Therapy

Review,MTR)、个人用药记录(Personal Medication Record,PMR)、药物治疗计划(Medication-related Action Plan,MAP),干预和/或转诊(Intervention and/or Referral)、文档记录和随访(Documentation and Follow-up)五大要素。这些核心要素为目标的完成提供了一个机制,即关注并解决与患者相关的药物治疗问题,并与其他医疗服务者合作,各要素的执行顺序可根据患者的需要进行调整(见图 6.1)。

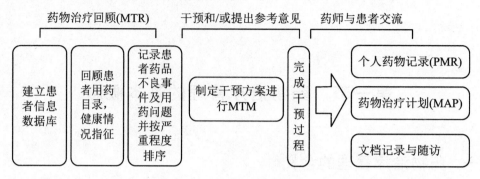

图 6-1　MTM 核心要素和工作模式

第二节　中国药物治疗管理标准流程

在美国 MTM 核心要素服务模式的基础上,结合中国药物服务的实际工作模式,中国药物治疗管理(Chinese Medication Therapy Management,CMTM)按照药师进行 MTM 服务的流程先后分为信息收集、分析评估、计划制订、计划执行、跟踪随访。

一、信息收集

用适当的面谈技巧来收集相关资料,包括患者信息(人口学信息、家族史、生活习惯等)、疾病诊断(主诉、既往病史、现病史、营养状况等),药品信息(目前用药情况、既往用药史、过敏史、疫苗接种史等);直接向患者、患者家属、照护者及医疗人员收集资料(当需要时);询问所有用药体验(药名、剂量、过敏、疗效、不良反应等),作为用药决策的参考;通过了解用药体验可以制定满足患者对药物治疗相关需求的策略;由患者目前的情况、疾病及需求,来确定所收集信息的相关性与重要性,并根据患者精神状态、提问技巧、信息来源、收集信息的技术等因素来评估信息的可靠性和有效性;取得完整且正确的用药史和过敏史;取得完整且正确的目前用药记录;数据收集的过程必须有系统性,且能持续追踪进行;仅收集需要的且相关的数据,不要问无关的信息;相关数据的记录,最好以可重复取得的方式进行;所有询问过程与记录的信息都应取得患者的同意,并予以保密。

二、分析评估

分析评估是指将收集到的信息进行综合评估分析,发现患者目前存在或潜在的药物治疗相关问题(Medication Related Problems,MRPs)。进行 MTM 的主要目标是识别、评估以最终解决或预防潜在或实际存在的药物治疗问题,从而保证患者的用药方案合理、有效、安全以及便捷。MTM 服务中的分析评估过程就是识别和评估用药相关问题的过程，是 MTM 服务的核心步骤。分析评估针对以下内容：

（1）对所收集的患者病史，回顾和评估疾病治疗效果。

（2）对患者进行简单体检和评估，包括实验室检查数据、血压、身高、身体质量指数（Body Mass Index，BMI）、腰围和整体外观等。

（3）患者用药依从性评估。

（4）药物治疗相关问题：① 是否有不必要的药物治疗；② 是否需要额外的药物治疗；③ 是否药物治疗无效；④ 是否有给药剂量过高；⑤ 是否有给药剂量过低；⑥ 是否有不适宜药物剂型或给药途径；⑦ 是否有可疑药物不良事件。

（5）引发药物治疗相关问题的原因：① 药物种类不适宜；② 药物剂型不适宜；③ 药物疗程不适宜；④ 患者自身原因。

如分析评估发现药物治疗问题，应当按照药物治疗问题影响患者的严重和难易程度，依先后顺序解决。确认患者是否能够并愿意遵从医嘱服用药物。

三、计划制订

进行 MTM 的最终目标是解决或预防潜在或实际存在的药物治疗相关问题，根据分析评估过程发现的药物治疗相关问题，制订相应的以患者为中心的干预计划是 MTM 的服务的另一核心步骤。

计划制定注意事项：① 治疗目标应依照患者的每一种疾病来设定，每种疾病有其治疗控制目标，应以药物治疗相对应的适应证为基础；② 描述要达到的预期治疗目标，应以能观察或可检测的临床或实验室参数来描述，以便保证评估药物治疗的有效性和安全性；③ 在适当情况下，药学技术人员应与患者互相讨论治疗目标，并达成共识；④ 治疗目标应实际可行，是患者目前能力或潜能做得到的；⑤ 治疗目标应包含一份能达成的时间表，并描述多久时间应监测哪一项目或指标；⑥ 所有达到预期治疗目标的药物治疗方案的备选方案都应考虑到，并选择最佳方案；⑦ 应充分考虑合理用药。

四、计划执行

按照与患者协商制订的计划严格执行是患者最终真正获益的保障。计划执行过程可分为药师干预、医生干预以及转诊三种不同情况，药物治疗方案的干预包括医师层面、患者层面等。

药学技术人员可以通过直接干预来解决、减少或者避免药物相关问题。每项干预要考虑到患者状况、用药需求以及药物治疗问题，并做到个体化。药学技术人员在不超出其职责范围的情况下，基于自己的专业技能，可以给予患者额外的服务。药物治疗管理的价值取决于药师干预方案的质量，包括建议处方医师更改患者的治疗方案，采用一定的措施提高患者的依从性，改变生活方式及其他服务。药学技术人员需要不断更新自己的知识储备，以便快速有效地发现药物治疗相关问题，并向医师提供专业建议，以确保患者获得最佳的临床结局。如果干预的方案超出其执业范围，药学技术人员务必及时将患者转诊给有特定执业资格的药师、医师或者其他医务人员。需要转诊的情况包括但不限于：① 需要诊断或评价发现的新问题；② 专业患者教育帮助其更好地管理慢性疾病（如糖尿病、高血压）；③ 高危药物的药学监护（如华法林、地高辛）；④ 实验室检查异常（如血脂水平、血糖水平、凝血指标、肝

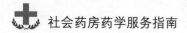

功能指标);⑤ 药物治疗剂量调整或方案变更。为了确保转诊的流畅性,药师务必与医师建立起基于相互信任和尊重的合作关系。

五、跟踪随访

通过跟踪随访记录患者药物治疗的实际结果,以及医师是否经药学技术人员建议后更改处方,或患者经药学技术人员教育后而改变用药行为的成效;通过跟踪随访评估药物治疗的疗效,并比较实际结果与预期达到的治疗目标,以确定患者的疗效进展状况;通过跟踪随访评估药物治疗的安全性;通过跟踪随访评估患者的用药依从性;通过跟踪随访依需要调整照护计划;对照护计划的调整必须记录下来;跟踪随访评估必须是系统性的,且持续执行,直至达到治疗目标;若有需要,患者、家属或照护者、医师应参与评估过程。

第三节 药 历

一、药历的概念

药历是随着近年来临床药学的发展而产生的一类医疗文书。药学技术人员应当在与患者建立互信基础上,以合理用药为目的,采集患者相关信息,建立药历。采集的信息包括:患者个人基本信息、目前病情与诊断、用药体验、疾病史、过敏史、药物治疗方案等。

通过综合、分析、整理、归纳而书写形成的完整记录,为患者进行个体化药物治疗的适宜性、有效性、安全性及用药依从性提供了重要依据。药历应能清楚地反映药物治疗的全部信息;有条件的话,可以应用计算机信息管理系统,建立电子药历。

二、药历的作用

药历是客观记录患者用药史和药师为保证患者用药安全、有效、经济所采取的措施;也是药学技术人员为有效地实施专业的药学服务,记录他们采取的措施的根据。药历记录原则:首先要客观真实,其次要归档备案。按照实际操作来记录,总结对的,修改错的,并及时改进和查证。同时,在交流与记录中应当注意保护患者的个人隐私。

在药学技术人员开展的药学工作实践中,不是所有的患者都必须记录药历,而是根据实际需要有针对性地记录药历,以促进合理用药,为患者提供药学服务。如同病历对临床医师的宝贵作用一样,药历也是药师的必备资料。通过药历,药学技术人员可以了解患者发病和药物治疗的整个过程,为患者提供必要的药物咨询,指导个体化给药,以提高药物治疗的精准度以及疗效,减少药品不良反应,降低药物治疗费用,促进合理用药,为患者提供优质的药学服务。

三、药历的内容

(一)患者的情况

1. 患者的一般资料

内容包括:姓名、性别、年龄、身高、体重、民族、病史陈述者、记录日期、联系电话、通讯地址。在药物与机体相互作用过程中,性别、年龄、身高、体重、民族等条件起到了关键的作用。除此以外,患者的一般资料还应包括:① 嗜好。如烟、酒及药物依赖,它们的持续时间。② 受教育程度。这与患者的依从性有密切关系,也决定了药师对患者进行用药教育的方式和患者接受的程度。③ 药物经济相关信息。包括用药费用、相关治疗费用、总费用及付费方式,这与药物选择及患者的依从性有密切关系。

2. 患者的病史

患者的主诉,主要的症状、体征。需要指出的是,对一些存在分级、分期的疾病(发热、高血压、哮喘等)需要详细描述,以便提供病情依据,使药师对疾病有全面的认识。在询问患者病史时,药学技术人员要仔细倾听,真实记录患者表述的信息,不要轻易打断对方的谈话,以免影响患者的思路和内容的连贯性。如患者表述有不清楚的地方,药学技术人员应及时询问清楚,注意多使用服务用语和通俗易懂的语言,尽量避免使用专业术语,以便患者能够准确地理解和领会。

3. 患者的用药史

重点是既往用药的不良反应,特别是过敏史。不仅要问清楚患者对什么药物过敏,还要详细记录药物过敏反应的具体表现。既往用药史包括患者之前使用药物的情况,如具体的药名、用法、用量及用药习惯。关于患者用药史部分,药学技术人员可以在倾听患者病史的时候同时询问,并对患者传递的信息作出及时、恰当的反馈,从而获得患者的相关有效信息。

4. 患者疾病的诊断与治疗

该内容包括所有的诊断情况、确诊时间、治疗天数和治疗效果。诊断包括完整的疾病名称,及其分级或分期。治疗天数是评价疗程是否合理的基础。治疗效果具体分为治愈、好转、无效、恶化。有时候患者很难表达自己的治疗感受,这就需要药学技术人员耐心引导,并随着患者的描述感同身受,凭借经验和相关知识来判断病情。

(二)药物使用治疗过程

1. 药物使用情况

包括用药的起止时间、药物名称、剂型、用法、用量。重复性的长期医嘱只需作简单的记录说明,尽量避免大量文字叙述。临时医嘱按用药顺序记录,可直观地分析病情变化或分析药物发生不良反应的可能性。

2. 初始药物治疗方案分析

(1)具有科学性。需列举治疗方案的来源和依据,例如用药指南、国内外权威性杂志书刊、教科书、网络数据库、合理用药软件等。

(2)具有针对性。即结合患者自身和病情的特点分析治疗方案和治疗原则,而不是笼统地叙述该疾病药物治疗中的药理作用。

(3)具有和谐性。避免使用批判性问责的词语,如不合理、错误等,对于存在意见不一致的方案应想方设法化解和补救,需做到与临床医生互补,给予适当建议,共同拟出最恰当的药物治疗方案,充分意识到与临床治疗团队和谐合作的重要性。

(三)药物监护记录

主要包括发现药品出现的不良反应、解决实际发生的用药问题、防止潜在的药物反应发生。具体实施方法是根据药物治疗方案的需要进行药物问诊以确定监护的方案。其中药品的不良反应是参照国家药品不良反应监测表的内容。药品不良反应报告表报告新药所有的不良反应和老药的新发、罕见或严重的不良反应。不良反应的书写内容包括药品的名称、剂型、批号、生产厂家、用药原因、关联评价、不良反应描述、处理、转归及对原疾病的影响。具体标准及内容参照《药品不良反应报告和监测管理办法》(卫生部令第81号)。

(四)总结和评价

1. 药物治疗总结

其内容包括患者的主要药物治疗;药师对患者建立的监护点、干预点及干预后的结果;本药历中需特别引起重视的方面。这是对患者整个药物治疗过程的小结,内容应简单明了。

2. 用药建议

对患者所使用的药物中存在的不合理现象提出建议。如红霉素类与氨茶碱不可同时使用,因为红霉素的酶抑制作用,可使氨茶碱浓度升高,故二者合用时应减少氨茶碱的用量,避免不良反应的发生。

3. 综合评价

可根据药敏试验、各种生化检验、影像学检查等相关检查的结果、药品说明书、治疗情况、有无选用药物的指征、用药的方法、剂量、药物之间的配伍等方面,综合评价用药的安全性、有效性、合理性。

四、药历书写的基本要求

药历书写应当客观、真实、准确、及时、完整,应当使用中文、医药学术语和药品通用名称。通用的外文缩写和无正式中文译名的症状、体征、疾病名称等可以使用外文。

药历书写应当文字工整、字迹清晰、表述准确、语句通顺、标点正确。书写过程中出现错误时,应当用双线划掉,在旁边书写正确内容并签名,不得采用刮、粘、涂等方法掩盖或去掉原来的字迹。

药历应当按照规定的内容书写,并由药学技术人员本人签名。

五、药历书写的注意事项

书写药历是药学技术人员必须掌握的技能之一,其涉及药学和医学各方面的知识,而大多数药师因缺乏医学基础知识,影响了药学服务的发展。因此药学技术人员应在实践中不断学习医学知识,同时还要掌握与医生、患者及家属沟通的技巧,建立彼此之间相互信任和相互尊重的关系。这样才能发挥好药师的作用,这也是药师成功书写药历的关键。常见药历格式如表6.1所示。一般情况下,在以下时间节点需要书写药历:

(1)药品治疗计划实施初始起。

(2)治疗计划变更时。

(3)病情变化时(好坏、严重程度)。

(4)治疗计划结束时。

表 6.1 药历模板

_____患者药历

建档时间： 建档人：

患者一般资料						
姓名		性别		年龄		
民族		职业		婚姻状况		
受教育程度		居住地址		联系电话		
身高		体重		血型		
嗜好						
血压						
血糖						
不良反应						
遗传病史						
合并症						
既往病史						
现病史						

用药情况	药品名称	用量用法	持续服药时间	有无不适

药物使用治疗过程

药品监护记录

记录人：_____

第七章 药物警戒

第一节 药物警戒

一、基本概念

药物警戒是指发现、识别、评价和预防药品不良反应或其他任何可能与药物治疗有关的不良后果的科学研究与活动。

二、药物警戒的目的

药物警戒的目的有以下几个方面：
(1) 加强用药及所有医疗干预措施的安全性，优化患者的医疗质量。
(2) 改进用药安全，促进公众健康。
(3) 对药品使用的利弊、药品的有效性和风险性进行评价，促进合理用药。
(4) 促进对药物警戒的理解、宣传教育和临床培训，推动与公众的有效交流。
最终目标是通过对药品安全性的监测，综合评价药物的风险收益，提高临床合理用药水平，以达到用药安全、有效的目的。

三、药物警戒的工作内容

(1) 早期发现未知（新的）严重的药品不良反应及其相互作用，提出新信号。
(2) 发现已知药品的不良反应的发展趋势。
(3) 分析药品不良反应的风险因素和可能的机制。
(4) 对药物的风险/效益评价进行定量分析，将全部信息进行反馈，增强药品监督管理。

四、药物警戒的范围

药物警戒的范围包括：① 不合格药品；② 药物治疗错误；③ 缺乏有效性的报告；④ 对没有充分科学根据而不被认可适应证的用药；⑤ 急慢性中毒的病例报告；⑥ 与药物相关的病死率的评价；⑦ 药物的滥用与错用；⑧ 药物与化学药物、其他药物和食品的不良相互作用等。根据世界卫生组织的指南文件，药物警戒涉及的范围已经扩展到包括中草药、传统药物和辅助用药、血液制品、生物制品、医疗器械、疫苗以及其他许多与此相关的问题。

第二节 药品不良反应与不良事件

一、基本概念

（一）药品不良反应相关概念

（1）药品不良反应（Adverse Drug Reaction，ADR）是指合格药品在正常用法用量下出现的与用药目的无关的有害反应。

（2）新的药品不良反应是指药品说明书中未载明的不良反应。说明书中已有描述，但不良反应发生的性质、程度、后果或者频率与说明书描述不一致或者更严重的，按照新的药品不良反应处理。

（3）药品群体不良反应/事件是指同一药品在使用过程中，在相对集中的时间、区域内，对一定数量人群的身体健康或者生命安全造成损害或者威胁，需要予以紧急处置的事件。其中同一药品指同一生产企业生产的同一药品名称、同一剂型、同一规格的药品。

（二）药品不良事件相关概念

药品不良事件（Adverse Drug Event，ADE）是指药物治疗过程中所发生的任何不幸的医疗事件，而这种事件不一定与药物治疗有因果关系，除包含药品不良反应外，还包括误用、超剂量使用、药品质量问题等。为了最大限度降低人群的用药风险，对有重要意义的 ADE 也要进行监测。

（三）药品不良反应与药品不良事件的比较

药品不良反应和药品不良事件含义不同。一般来说，药品不良反应是指因果关系已确定的反应；而药品不良事件是指在药物治疗过程中发生的因果关系尚未确定的任何不幸的医疗事件，此事件不能肯定是否由该药品引起，尚需要进一步评估。

药品不良事件包含的范围比药品不良反应更广，前者既包括非人为过失的不良反应，也包括人为过失导致的其他负面药物作用。实践中引发药品不良事件的人为过失主要集中在药品质量和临床用药两方面，即由假劣药品引起的不良事件及药品使用过错引起的不良事件。

（四）药品不良反应的发生率

不良反应发生率目前尚无统一的表示方法，有的国家用 1/1000、1/10000 修分数的方法表示；另外一些国家则用"时常"发生、"偶然"发生或"罕有"发生等表示，然后规定"时常""偶然"和"罕有"的范围。

国际医学科学组织委员会（Council for International Organizations of Medical Sciences，CIOMS）推荐后者，即十分常见（≥10%）、常见（1%～10%，含 1%）、偶见（0.1%～1%，含 0.1%）、罕见（0.01%～0.1%含 0.01%）、十分罕见（<0.01%）。

二、药品不良反应的分类

（一）根据与药理作用的关系分型

根据药品不良反应与药理作用的关系，药品不良反应一般分为 A 型反应、B 型反应、C 型反应。

1. A 型反应（量变型异常）

A 型反应是由药物的药理作用增强所致，其症状是可以预测的，常与剂量有关，停药或减量后症状很快减轻或消失，发生率高、死亡率低。如阿托品引起的口干，抗凝血药物引起的出血，苯二氮䓬类药物引起的嗜睡等，通常包括副作用、毒性反应、后遗效应、继发反应等。

A 型不良反应的特点：常与剂量相关，时间关系较明确，可重复性。

（1）副作用。即在治疗量出现的与治疗目的无关的不适反应。产生副作用的原因是药物作用的选择性低，作用范围广。当一种药物具有多种作用时，除治疗作用以外的其他作用都可以被认为是副作用。例如阿托品具有有效抑制腺体分泌、解除平滑肌痉挛、加快心率等作用。在用于麻醉时，其抑制腺体分泌，副作用是腹胀、尿潴留；在用于解除消化道痉挛时，副作用是口干、心悸、视力模糊等。

（2）毒性反应。即由于患者的个体差异、病理状态或合用其他药物引起敏感性增加，在治疗量时造成某种功能或器质性损害的反应。一般情况下，具有明显的剂量反应关系，其毒性的严重程度随剂量的加大而增强，例如氯霉素引起的骨髓抑制，氨基糖苷类所致的耳毒性等。

（3）后遗效应。药物血药浓度降至最低有效浓度以下，但生物效应仍存在，例如服用镇静催眠药后，患者隔天早上出现困倦、头昏、乏力等症状。

（4）首剂效应。某些药物在开始应用时，由于机体对药物作用尚未适应而引起的较强烈的反应，例如哌唑嗪等按常规剂量开始治疗常可致血压骤降。

（5）继发反应。由于药物的治疗作用所引起的不良后果不是指药物本身的效应，而是药物作用所诱发的反应，例如广谱抗生素可引起菌群失调，或某些维生素的缺乏和二重感染；免疫抑制药降低机体的抵抗力也可引起二重感染。

（6）停药综合征。由于药物较长时间应用，致使机体对药物的作用已经适应，而一旦停用该药，就会使机体处于不适应状态，主要表现是症状反跳，例如一些抗高血压药骤然停用，常导致症状的严重恶化。

（7）药物依赖性。连续使用一些作用于中枢神经系统的药物后，用药者为追求欣快感而要求定期连续使用该药（精神依赖性），一旦停药会产生严重的戒断症状（生理依赖性），例如反复口服阿片类和镇静催眠药产生精神依赖性或生理依赖性。

2. B 型反应（质变型异常）

B 型反应是与正常药理作用完全无关的一种异常反应，可分为药物异常性和患者异常性两种，一般难以预测，与剂量无关，常规毒理学筛选不能发现，发生率低，死亡率高。该型反应包括特异性遗传素质反应（即特异质反应）、药物变态反应（又称过敏反应）等，例如青霉素引起的过敏性休克等。

B 型不良反应的特点：发生率低，非预期，部分较严重，时间关系明确。

(1) 特异性遗传素质反应。因先天性遗传异常,少数患者用药后发生与药物本身药理作用无关的有害反应,指由于遗传原因而造成的药物不良代谢。例如异烟肼的 N-乙酰化,服用相同剂量的异烟肼,慢乙酰化者(肝细胞内缺乏乙酰化酶的人群)可以因为药物的蓄积而导致周围神经炎。

(2) 药物变态反应。药物作为半抗原或全抗原刺激机体而发生的非正常免疫反应。这种反应的发生与药物剂量无关或关系甚少,治疗量或极小量都可发生。临床主要表现为皮疹、血管神经性水肿、过敏性休克、血清病综合征、哮喘等。具有类似结构的药物可发生交叉或不完全交叉的过敏反应。例如注射青霉素或异种血清引发全身性变态反应,表现为皮疹、恶心、呕吐、呼吸困难甚至过敏性休克致死亡。

3. C 型反应

C 型反应是指 A 型反应和 B 型反应之外的异常反应。其特点一般在长期用药后出现,潜伏期较长,没有明确的时间关系,难以预测。其发病机制目前尚不完全清楚,正在研讨之中。

(二) 根据严重程度分型

(1) 轻度药品不良反应。指轻微反应或疾病,症状不发展,不需要治疗,不会使原有疾病复杂化,引起反应的药物只需要停用即可。

(2) 中度药品不良反应。指不良反应症状明显,对重要器官或者系统有一定损坏,易恢复,需要治疗。

(3) 重度药品不良反应。指重要脏器(心、肝、脑、脊髓)损害,致残、致畸、致癌,危及生命,可引起后遗症的不良反应。

三、药品不良反应的影响因素

(一) 药物因素

(1) 药理作用。药物本身的药理作用对机体的组织器官可能造成伤害,如副作用、药物过量、毒性反应、继发反应、后遗反应等。

(2) 药物相互作用。联合用药过程中,由于药物相互作用带来的不良反应也常有发生甚至造成严重后果,如抗焦虑药地西泮和催眠药水合氯醛合用可致中枢神经过度抑制,抗血小板药阿司匹林与抗凝血药华法林合用可增加出血倾向等。

(3) 药物杂质。药物在生产和储存过程中产生的药物中间体和分解产物可能引起不良反应。由于生产技术的限制,药物在生产过程中常残留一部分中间产物,这些中间产物虽有限,但仍可能引起不良反应。如青霉素中引起过敏性休克的物质就是青霉烯酸、青霉噻唑酸及其聚合物。

(4) 药物制剂因素。生产过程中加入附加剂如稳定剂、增溶剂、着色剂、内包装材料等也可能成为诱发不良反应的因素。如添加二甘醇作为溶剂或助溶剂,其在体内水解为草酸,具有强酸性,可能导致肾皮质损伤和肾衰竭,严重者死亡,如 1937 年美国的"磺胺酏"和 2006 年我国的"亮菌甲素"事件。

(5) 药物使用不当。在药物说明书规定的用法用量范围内,药物的剂量越大,连续使用时间越长,发生药品不良反应的可能性也就越大。例如服用螺内酯,剂量为 100 mg 时,其对男性乳房没有明显影响;当剂量为 200 mg 甚至 300 mg 时,男性乳房增大的风险增加。

(二)患者因素

1. 生理因素

(1)年龄。不同年龄的患者对药物作用的反应可能存在较大差异,老年人及小儿尤为明显。

(2)性别。部分药品不良反应存在性别差异,一般女性比男性多,如保泰松和氯霉素引起粒细胞缺乏症的女性和男性比例为 3∶1,而氯霉素引起再生障碍性贫血的女性和男性的比例为 2∶1。

(3)遗传和种族。不同人种之间的差别对药物的吸收、分布、代谢、排泄也不同,并与遗传因素有关(药物代谢酶)。

2. 病理因素

患者的病理状况影响药品不良反应的发生。如一般人对阿司匹林的过敏反应不多见,但在患有慢性支气管炎的患者中,过敏发生率可达 28%。病理状况也影响药物在体内的作用过程,心功能不全及休克等疾病患者因血液循环不畅,其口服、肌内或皮下注射的药物吸收会减慢,从而降低药物疗效,在经过治疗后一旦纠正了其血液循环障碍,则蓄积在给药部位的药物又会大量吸收,可能产生中毒症状。

3. 个体差异与特异体质

在人群中,即使是条件都相同,也有少数人对药物的反应有所不同,称为个体差异。某些过敏体质的人服用磺胺类药物可能会出现发热、皮疹、局部水肿,严重者会出现剥脱性皮炎。

某些个体用药后会出现与常人不同的异常反应,此类个体被称为特异体质。例如高铁血红蛋白还原酶缺乏者使用硝酸酯类和磺胺类药物可出现发绀,血浆假性胆碱酯酶缺乏者使用琥珀胆碱可引起呼吸停止等。

4. 生活习惯与环境因素

患者的生活环境、生活习惯也可能影响药品不良反应的发生。如习惯饮茶、喝酒的患者服用某些药物时可能会产生药品不良反应。

5. 药物使用因素

因为患者或个别医护人员对合理用药认识不足,滥用药物、误用药物、处方配伍不当、不按说明书用药的情况目前仍存在,导致药品不良反应/事件的发生。

四、药品不良反应的预防

1. 问清患者及家族的药物和食物等过敏史

问清药物和食物过敏史对有过敏倾向和特异体质以及有药品不良反应家族史的患者十分重要。如过去没有发生过敏反应的患者则可用,但也不能认为完全保险,有可能前次不发生反应,但本次发生反应。对于有过敏史的患者,一般不能用降低剂量来防止过敏反应。对规定需要皮试的药物,一定要进行皮试。

2. 注意特殊人群用药

对于老年人、小儿、妊娠期哺乳期妇女及肝肾功能不全的患者,应根据其特点谨慎用药。注意特定职业人员用药,比如驾驶员、高空作业人员、精密仪器操作人员,他们在工作时不能服用抗组胺药物。因为该药物有潜在的安全隐患,服用后可能出现嗜睡、昏迷、视物模糊等现象。

3. 用药选择

品种应合理,避免不必要的重复或联合用药。注意了解患者从不同科室开具的处方药品和自用药品的使用情况,以免发生药物不良相互作用。同时,要询问患者的不良反应史。

4. 新药使用

必须掌握相关药物资料,慎重用药并进行严密观察。近年来新药品种层出不穷,由于新药的不良反应及远期效果的临床资料有限,特别是对于小儿、妊娠及哺乳期妇女、老年人应慎用新药。

5. 注意定期监测器官功能

使用对器官功能有损害的药物时,需按规定检查患者的器官功能,例如应用利福平、异烟肼时检查肝功能,应用氨基糖苷类抗生素时检查听力、肾功能等。

6. 注意药品不良反应症状

用药期间应注意观察药品不良反应的早期症状,以便及时停药和处理,防止恶化。

五、药品不良反应报告

2011 年 5 月,卫生部印发新修订的《药品不良反应报告和监测管理办法》,并于 2011 年 7 月 1 日正式实施。办法要求药品生产企业、药品经营企业、医疗机构应该按照规定报告所发现的药品不良反应。

(一)报告范围

我国药品不良反应报告原则为可疑即报,报告者不需要待有关药品与不良反应的关系肯定后才作呈报。

我国药品不良反应的监测范围:① 进口药品自首次获准进口之日起 5 年内,报告该进口药品的所有不良反应;满 5 年的,报告新的和严重的不良反应。② 新药监测期内的国产药品应当报告该药品的所有不良反应。③ 其他国产药品,报告新的和严重的不良反应。

(二)报告表填写注意事项

药品不良反应报告采用原国家食品药品监督管理总局制定的统一格式。药品不良反应/药品不良事件报告内容应包括事件(不良反应)发生、发展的完整过程,即不良反应表现、动态变化、持续时间、相关治疗和有关的实验室辅助检查结果;要能反应出事件的时间联系、病程进展、合并用药、既往病史、撤药和再次用药以及其他混杂因素。

填写药品不良反应的表现过程既要简明扼要,又要包括整个反应过程的动态变化,同时注意使用规范的医学术语。表格中所提供的内容,必须达到足以使评价人对该报告进行药源性疾病的诊断和鉴别诊断。填写报表时的注意事项如下:

(1)药品不良反应报告表是药品安全性监察工作的重要档案资料。电子报表中的内容必须填写齐全和确切,不能缺项。

（2）不良反应/事件过程描述主要是对不良反应的主要临床表现和体征进行明确、具体的描述，如过敏性皮疹的类型、性质、部位、面积大小等。

（3）引起不良反应的怀疑药品主要填写报告人认为可能是引起不良反应的药品，如认为有几种药品均有可能，可将这些药品的情况同时填上；药品名称要求填写通用名（即包装上所用的名称）和商品名；生产厂家要求填写全名；一定要有批号；用法用量准确明确，用法应填口服、肌内注射、静脉滴注或静脉注射等。

（4）用药起止时间是指药品同一剂量的起止时间，均需填写至×月×日。用药过程中剂量改变时应另行填写或在备注栏中注明，如某药只用一次或只用一天可具体写明。

（5）用药原因应填写具体，如患卵巢囊肿合并肺部感染注射头孢曲松引起不良反应，此栏应填写肺部感染。

（6）并用药品主要填写可能与不良反应有关的药品。

（7）不良反应/事件的结果是指本次药品不良反应经采取相应的医疗措施后的结果，不是指原患疾病的结果，例如患者的不良反应已经好转，后又死于原患疾病或与不良反应无关的并发症，此栏仍应填"好转"；如有后遗症，需填写其临床表现。

（8）关联性评价一栏中，评价结果、报告人的职业和签名、日期均须填写齐全。

（三）药品不良反应/事件报告说明

1. 严重药品不良反应

严重药品不良反应是指因使用药品引起以下损害情形之一的反应：

（1）导致死亡。

（2）危及生命。

（3）致癌、致畸、致出生缺陷。

（4）导致显著的或者永久的人体伤残或者器官功能的损伤。

（5）导致住院或者住院时间延长。

（6）导致其他重要医学事件，如不进行治疗可能出现上述所列情况的。

2. 报告时限

新的、严重的药品不良反应应于发现或者获知之日起 15 日内报告，其中死亡病例须立即报告，其他药品不良反应 30 日内报告。有随访信息的，应当及时报告。

3. 其他说明

怀疑药品：是指患者使用的怀疑与不良反应发生有关的药品。

并用药品：指发生药品不良反应时患者除怀疑此药品外的其他用药情况，包括患者自行购买的药品或中草药等。

用法用量：包括每次用药剂量、给药途径、每日给药次数，例如，5 mg，口服，2 次/d。

4. 报告的处理

所有的报告（药品群体不良事件基本信息表、药品不良反应/事件报告表分别如表 7.1、表 7.2 所示）将会录入数据库，专业人员会分析药品和不良反应/事件之间的关系。根据药品风险的普遍性或者严重程度，决定是否需要采取相关措施，如在药品说明书中加入警示信息，更新药品如何安全使用的信息等。在极少数情况下，当认为药品的风险大于效益时，药品也会撤市。

表 7.1 药品群体不良事件基本信息表

发生地区：			使用单位：			用药人数：	
发生不良事件人数：			严重不良事件人数：			死亡人数：	
首例用药日期： 年 月 日				首例发生日期： 年 月 日			

		商品名	通用名	生产企业	药品规格	生产批号	批准文号
怀疑药品							

	产品名称	生产企业	生产批号	注册号
器械				
	本栏所指器械是与怀疑药品同时使用且可能与群体不良事件相关的注射器、输液器等医疗器械。			

不良事件表现：
群体不良事件过程描述及处理情况（可附页）：

报告单位意见	
报告人信息	电话： 电子邮箱： 签名：
报告单位信息	报告单位： 联系人： 电话：

报告日期： 年 月 日

表7.2 药品不良反应/事件报告表

首次报告□　　跟踪报告□　　　　　　　　　　编码：_____

报告类型：新的□　严重□　一般□　　报告单位类别：医疗机构□　经营企业□　生产企业□　个人□
其他□_____

患者姓名：	性别：男□女□	出生日期：　年　月　日 或年龄	民族：	体重(kg)：	联系方式：
原患疾病：		医院名称： 病历号/门诊号：	既往药品不良反应/事件： 有□____无□ 不详□ 家族药品不良反应/事件： 有□____无□ 不详□		

相关重要信息：吸烟史□　饮酒史□　妊娠期□　肝病史□　肾病史□　过敏史□_____　其他□_____

药品	批准文号	商品名称	通用名称 (含剂型)	生产厂家	生产批号	用法用量 (次剂量、途径、日次数)	用药起止时间	用药原因
怀疑 药品								
并用 药品								

不良反应/事件名称：	不良反应/事件发生时间：　年　月　日

不良反应/事件过程描述(包括症状、体征、临床检验等)及处理情况(可附页)：

不良反应/事件的结果：痊愈□　好转□　未好转□　不详□　有后遗症□　表现：_____
死亡□　直接死因：_____　　死亡时间：　　年　月　日

停药或减量后，反应/事件是否消失或减轻？　　　　是□　否□　不明□　未停药或未减量□
再次使用可疑药品后是否再次出现同样反应/事件？　是□　否□　不明□　未再使用□

对原患疾病的影响：不明显□　病程延长□　病情加重□　导致后遗症□　导致死亡□

关联性评价	报告人评价：肯定□　很可能□　可能□　可能无关□　待评价□　无法评价□　签名：
	报告单位评价：肯定□　很可能□　可能□　可能无关□　待评价□　无法评价□　签名：

报告人信息	联系电话：	职业：医生□　药师□　护士□　其他□_____
	电子邮箱：	签名：

报告单位信息	单位名称：	联系人：	电话：	报告日期：　年　月　日

生产企业请填写信息来源	医疗机构□　经营企业□　个人□　文献报道□　上市后研究□　其他□_____

备注	

第二部分　药　品　知　识

第八章 高 血 压

第一节 高血压的介绍

一、疾病介绍

高血压是以体循环动脉压升高、周围小动脉阻力增高,同时伴有不同程度的心排血量和血容量增加为主要表现的临床综合征,分为原发性高血压和继发性高血压。发病原因不明的称为原发性高血压,又称高血压病,约占高血压的 95%;继发性高血压是某种临床疾病的一种表现。高血压常与其他心血管疾病的危险因素共存,是重要的心脑血管疾病危险因素,可损伤心、脑、肾等重要脏器,最终导致这些器官的功能衰竭。高血压作为最常见的心血管疾病之一,患病率较高,但其知晓率、治疗率和控制率均较低。

二、高血压分类

临床上高血压可分为两类:

1. 原发性高血压

原发性高血压是一种以血压升高为主要临床表现而病因尚未明确的独立疾病,数量占所有高血压患者的 90%以上。

2. 继发性高血压

继发性高血压又称为症状性高血压,在这类疾病中病因明确,高血压仅是该种疾病的临床表现之一,血压可暂时性或持久性升高。

第二节 高血压的临床诊断

一、诊断步骤

(一)体格检查

(1)正确测量血压。由于血压有波动性,且情绪激动、机体活动时会引起一时性的血压升高。因此应至少 2 次在非同日静息状态下,测得血压升高时方可诊断高血压,而血压值应以连续测量 3 次的平均值计。

（2）BMI、腰围及臀围。

（3）检查四肢动脉搏动和神经系统体征,听诊颈动脉、胸主动脉、腹部动脉和股动脉有无杂音。仔细的体格检查有助于发现继发性高血压线索和靶器官损害情况。

（4）观察有无库欣病面容、神经纤维瘤性皮肤斑、甲状腺功能亢进性突眼症或下肢水肿。

（5）全面的心肺检查。

（6）全面详细了解患者疾病史。

（二）实验室检查

常规检查项目有血常规、尿常规（包括蛋白、糖和尿沉渣镜检）、肾功能、血糖、血脂、血钾、超声心动图、心电图、胸部 X 线、眼底、动态血压监测等。可根据需要和条件进一步检查眼底以及颈动脉超声等。

此外,24 h 动态血压监测有助于判断血压升高的严重程度,了解血压昼夜节律,监测清晨血压,指导降压治疗以及评价降压药物疗效。

（三）根据患者的病史、体格检查和实验室检查结果,可确诊高血压

高血压的诊断内容应包括:确定血压水平及高血压分级（依据中国高血压治疗指南建议的标准,见表 8.1）;有无合并其他心血管疾病危险因素;判断高血压的病因,明确有无继发性高血压;评估心、脑、肾等靶器官情况;判断患者出现心血管事件的危险程度。

表 8.1　中国高血压治疗指南建议的标准

类别	收缩压（mmHg）	舒张压（mmHg）
正常血压	<120	<80
正常高值	120～139	80～89
高血压	≥140	≥90
1 级高血压（轻度）	140～159	90～99
2 级高血压（中度）	160～179	100～109
3 级高血压（重度）	≥180	≥110
单纯收缩期高血压	≥140	<90

如患者的收缩压与舒张压分属不同的级别时,则以较高的分级标准为准。单纯收缩期高血压也可按照收缩压水平分为 1、2、3 级。高血压患者心血管危险分层标准见表 8.2。

表 8.2　高血压患者心血管危险分层标准

其他危险因素和病史	1 级	2 级	3 级
无其他危险因素	低	中	高
1～2 个危险因素	中	中	很高危
≥3 个危险因素或糖尿病或靶器官损害	高	高	很高危
有并发症	很高危	很高危	很高危

二、诊断依据

（一）病史及临床表现

1. 病史

（1）家族史。询问患者有无高血压家族史，直系亲属是否有发生心脑血管病事件病史和其发病时的年龄。

（2）病程。初次发现或诊断高血压的时间。

（3）高血压治疗经过。说明既往及目前使用的降压药物种类、剂量、疗效及有无不良反应。

（4）既往疾病史。着重询问目前及既往有无脑卒中或一过性脑缺血、冠心病、心力衰竭、心房颤动、外周血管病、糖尿病、痛风、血脂异常、肾脏疾病和性功能异常等症状及治疗情况。

（5）临床症状。表现各异，部分高血压患者并无特异性症状。询问是否有头痛、头晕、恶心、颈项强直以及夜尿多、无力、发作性软瘫等；阵发性头痛、心悸、多汗；打鼾伴有呼吸暂停和胸闷气短等可疑继发性高血压的症状。

（6）生活方式。盐、酒及脂肪的摄入量，吸烟状况，体力活动量，体重变化及睡眠习惯等。

（7）心理社会因素。包括家庭情况、工作环境、工作和生活经历事件、文化程度以及有无精神创伤史等。

2. 查体

测量血压、脉率、BMI、腰围及臀围；观察有无满月脸、突眼征或下肢水肿；听诊颈动脉、胸主动脉、腹部动脉和股动脉有无杂音；全面的心肺检查，检查四肢动脉搏动和神经系统体征。在临床和人群防治工作中，血压测量主要采用诊室血压和诊室外血压测量，后者包括动态血压监测（Ambulatory Blood Pressure Monitoring，ABPM）和家庭血压监测（Home Blood Pressure Monitoring，HBPM）。

（1）诊室血压。由医护人员在标准条件下按统一规范测量，是目前诊断高血压、对血压水平分级以及观察降压疗效的常用方法。诊室血压诊断高血压标准：收缩压（Systolic Blood Pressure，SBP）≥140 mmHg 和/或舒张压（Diastolic Blood Pressure，DBP）≥90 mmHg。

① 诊室血压测量方法要点：受试者安静休息至少 5 min 后开始测量坐位上臂血压，上臂置于心脏水平。② 使用经过验证的上臂式医用电子血压计，水银柱血压计将逐步被淘汰。③ 使用标准规格的袖带（气囊长 22.26 cm、宽 12 cm），肥胖者或臂围大者（>32 cm）应使用大规格气囊袖带。④ 首诊时应测量两上臂血压，以血压读数较高的一侧作为测量的上臂。⑤ 测血压时，至少测 2 次，每次间隔 1～2 min，若两次 SBP 或 DBP 差别≤5 mmHg，则取 2 次测量的平均值；若差别>5 mmHg，应再次测量，取 3 次测量的平均值。⑥ 老年人、糖尿病患者及出现体位性低血压情况者，应加测站立位血压。站立位血压在卧位改为站立位后 3 min 时测量。

（2）ABPM。目前临床上 ABPM 主要用于诊断白大衣高血压、隐蔽性高血压和单纯夜间高血压；观察异常的血压节律与变异；评估降压疗效、全时间段（包括清晨、睡眠期间）的血压控制。

ABPM 的高血压诊断标准:24 h 平均 SBP≥130 mmHg 和/或 DBP≥80 mmHg,白天平均 SBP≥135 mmHg 和/或 DBP≥85 mmHg,夜间平均 SBP≥120 mmHg 和/或 DBP≥70 mmHg。

(3) HBPM。HBPM 用于一般高血压患者的血压监测,以便鉴别白大衣高血压、隐蔽性高血压和难治性高血压,评价血压长时变异,辅助评价降压疗效,预测心血管风险及预后等。

HBPM 的高血压诊断标准:平均 SBP≥135 mmHg 和/或 DBP≥85 mmHg。

HBPM 由被测量者自我测量,也可由家庭成员协助完成。HBPM 有助于增强患者健康参与意识,改善患者治疗依从性,适合患者长期血压监测。随着血压监测技术和设备的进展,基于互联网的家庭血压远程监测和管理可望成为未来血压管理新模式,但还需更多研究提供有效性和卫生经济学证据。而且这些自我监测血压的设备,包括可穿戴设备,如使用不当,可能导致患者对血压的过度关注、频繁测量,引起血压波动。

3. 动态血压监测指标

24 h、白天(清醒活动)、夜间(睡眠) SBP 和 DBP 的平均值。

(1) 使用经过国际标准方案认证的上臂式家用自动电子血压计,不推荐腕式血压计、手指血压计、水银柱血压计进行家庭血压监测。电子血压计使用期间应定期校准,每年至少 1 次。

(2) 测量方案。对初诊高血压或血压不稳定的高血压患者,建议每天早晨和晚上测量血压,每次测 2～3 遍,取平均值;连续测量家庭血压 7 天,取后 6 天血压平均值。血压控制平稳且达标者,可每周自测 1～2 天血压,早晚各 1 次;最好在早上起床后服降压药,并于固定时间(早餐前,排尿后)自测坐位血压。

(3) 详细记录每次测量血压的日期、时间以及所有血压读数,而不是只记录平均值。应尽可能向医生提供完整的血压记录。

(4) 精神高度焦虑患者,不建议家庭自测血压。

(二)辅助检查

(1) 基本项目:血生化(血钾、血钠、空腹血糖、血脂、血尿酸和肌酐)、血常规、尿液分析(尿蛋白、尿糖和尿沉渣镜检)、心电图等。

(2) 推荐项目:尿白蛋白/肌酐比值、尿蛋白定量、糖化血红蛋白、口服葡萄糖耐量试验、血高敏 C-反应蛋白、超声心动图、颈动脉 B 型超声、眼底以及 X 线胸片等。

第三节 高血压的治疗

一、治疗目标

治疗高血压的主要目标是控制血压达标,最大限度地控制动脉粥样硬化,减少高血压对靶器官的损害,降低心脑血管发病和死亡的总体危险。

一般高血压患者降压目标是将血压降至<140/90 mmHg,年轻人或糖尿病及肾病患者

降至<130/80 mmHg;65 岁及以上老年人收缩压降至<150 mmHg,如能耐受,还可进一步降低;伴随肾脏疾病、糖尿病或病情稳定的冠心病或脑血管病的高血压者治疗更宜个体化,一般可将血压降至 130/80 mmHg 以下;伴有严重肾脏疾病或糖尿病,或处于急性期冠心病或脑血管病患者,应按相关治疗指南进行血压管理。

二、治疗原则

(1) 高危及以上患者。必须立即开始对高血压及并存的危险因素和临床情况进行药物治疗。

(2) 中危患者。先观察患者的血压及其他危险因素数周,进一步了解情况,然后决定是否开始药物治疗。

(3) 低危患者。观察患者相当一段时间,然后决定是否开始药物治疗。应紧密结合高血压的分级和危险分层,全面考虑患者的血压升高水平、并存的危险因素、临床情况以及靶器官损害,为每例患者制定具体的全面治疗方案。

全面治疗方案包括:① 监测患者的血压和各种危险因素;② 药物治疗,降低血压,控制其他危险因素和临床情况;③ 改善生活行为(适用于所有高血压患者,包括使用降压药物治疗的患者)。

三、治疗方法

(一)非药物治疗

高血压是一种"心血管综合征",应根据心血管总体风险决定治疗措施,应关注对多种心血管危险因素的综合干预。同时,高血压又是一种"生活方式病",认真改变不良生活方式,如限盐、限酒、控制体重,有利于预防和控制高血压。非药物治疗包括提倡健康生活方式,消除不利于心理和身体健康的行为和习惯,达到减少高血压以及其他心血管病的发病危险的目的。具体内容包括:① 控制体重;② 采用合理均衡的膳食,减少钠盐,减少膳食中脂肪,注意补充钾(肾功能正常者)和钙等;③ 增强体育活动;④ 减轻精神压力,保持平衡心理;⑤ 戒烟、限酒;⑥ 补充叶酸。

(二)药物治疗

高血压的药物治疗主要目的是最大程度降低心脑血管并发症发生和死亡的总体危险。在控制血压的同时干预所有其他可逆性心血管危险因素(吸烟、高胆固醇血症、高尿酸血症、糖尿病等),并适当处理同时存在的各种临床情况。危险因素越多,其程度越严重,若还兼有临床情况,则心血管病的绝对危险就越高,对这些危险因素的干预力度也应越大,需要治疗所有可逆性心血管危险因素、亚临床靶器官损害以及各种并存的临床疾病。降压目标应在患者可能耐受的情况下,逐步降压达标。

(三)常用药物介绍

抗高血压药物的分类有六大类:利尿药、钙通道阻滞剂(Calcium Channel Blocker,CCB)、β受体阻滞剂、α受体阻滞剂、血管紧张素转换酶抑制剂(Angiotensin Converting Enzyme Inhibitors,ACEI)、血管紧张素Ⅱ受体阻滞剂(Angiotensin Receptor Blocker,ARB)。

表 8.3 抗高血压药物

类别	适应证	禁忌证(强制性)	禁忌证(可能)
利尿药(噻嗪类)	充血性心力衰竭,老年高血压,单纯收缩期高血压	痛风	妊娠
利尿药(髓祥利尿药)	肾功能不全,充血性心力衰竭		
利尿药(醛固酮受体拮抗剂)	充血性心力衰竭,心肌梗死后	肾衰竭,高血钾	
β受体阻滞剂	心绞痛,心肌梗死后,快速心律失常,充血性心力衰竭	Ⅱ~Ⅲ度房室传导阻滞,哮喘,慢性阻塞性肺病,妊娠	周围血管病糖耐量减低,经常运动者快速心律失常,充血性心力衰竭
CCB(二氢吡啶类)	老年高血压,周围血管病,单纯收缩期高血压,心绞痛,颈动脉粥样硬化	妊娠	
CCB(非二氢吡啶类维拉帕米、地尔硫草)	心绞痛,颈动脉粥样硬化,室上性心动过速	Ⅱ~Ⅲ度房室传导阻滞	
ACEI	充血性心力衰竭,心肌梗死后左室功能不全,非糖尿病肾病,1型糖尿病肾病,蛋白尿	妊娠,高血钾双侧肾动脉狭窄	
ARB	2型糖尿病肾病,蛋白尿,糖尿病微量白蛋白尿,左室肥厚,ACEI所致咳嗽	妊娠,高血钾,双侧肾动脉狭窄	充血性心力衰竭
α受体阻滞剂	前列腺增生症,高脂血症	直立性低血压	

1. 利尿药

【特点】① 单独使用,降压效果较差。小剂量利尿药(如氢氯噻嗪 12.5~25 mg/d)对中、重度高血压疗效欠佳。② 作为联合用药中的一种,如利尿药与 ACEI 联合,与 ARB 联合,与受体阻滞剂联合,与应排钾性和保钾性利尿药联合用药,既可减少剂量,又可避免发生低钾。

【临床应用】初期可用氢氯噻嗪 25~50 mg,1~3 次/d;呋塞米 20 mg,1~3 次/d;螺内酯 20~40 mg,1~3 次/d;氨苯蝶啶 50~100 mg,1~3 次/d。血压改善后,减至上量的 1/3~1/2 维持,氯噻酮为非噻嗪类利尿药,其作用和应用与噻嗪类利尿药相似。

2. 肼屈嗪

【特点】① 为双肼肽嗪的同类药,可直接松弛小动脉平滑肌,降低外周阻力,产生中等强度的降压作用,同时兼有利尿作用。对静脉影响甚微,故不产生直立性低血压。② 降压时可引起反射性交感神经兴奋,使心率加快,心排血量增加时伴心肌氧耗增加。以降低舒张压为主,心、脑、肾、内脏血流量同时增加,故适用于肾性高血压。因其心动过速作用,可使有心绞痛倾向者发作,故对冠心病不宜,但这一作用可为 β 受体阻滞剂、利尿药、利舍平、胍乙啶所消除,故常与其配伍。③ 口服吸收良好,30～40 min 显效。半衰期 3～7 h,作用时间长,2 次/d 即可维持。

【临床应用】① 成人口服。10 mg,4 次/d,饭后服。2～4 天后,给 25 mg,4 次/d,一周;第 2 周给 50 mg,4 次/d。最大量不超过 300 mg/d。② 小儿口服。按体重 0.75 mg/kg 或按体表面积 25 mg/m² 计,一天分多次给予。1～4 周内,逐增至 7.5 mg(kg/d)或 300 mg/d。

【注意事项】

(1) 禁用:孕妇、乳母及对本品过敏者。

(2) 慎用:主动脉瘤、脑卒中、冠心病、严重肾功能障碍。儿童不宜长期用,老年人必须用时应减量。

(3) 动物实验发现本品可致畸,但未发现致突变。长期用药可产生血容量增大、液体潴留,反射性交感兴奋,心率加快,心排血量增加,使本品降压作用减弱。

(4) 如出现红斑狼疮样反应,应立即停药。停药时须缓慢减量,以免血压突然升高。

(5) 如有过量,应停药,将胃排空,给药用炭。若有休克,应扩容。

(6) 餐后服用,可增加生物利用度。

(7) 缓慢加量或合用 β 受体阻滞剂,可使不良反应减少。

(8) 不良反应:常见的有腹泻、心悸、心动过速、头痛、恶呕,少见的有便秘、低血压、面潮红、流泪、鼻塞等。

3. 尼群地平

【特点】第二代 CCB,化学结构与硝苯地平相似,通过阻滞钙内流降低血管紧张度而降压。可明显扩张冠状动脉,降低心肌氧耗,逆转左室重构,减少心、脑、肾损伤。对心脏抑制作用比硝苯地平轻。降压作用明显,较胼屈嗪米诺地尔强而稳定。显效高峰期可出现短暂心率加快。最适用于高血压伴冠心病或有心、脑、肾并发症的急重型病例。舌下含化 3～5 min 显效,立即降低过高的血压,缓解心绞痛,故可作为随身携带的心脑血管事件的急救药。尼群地平具有作用时间长,降压作用温和,不会造成夜间过度降压等特点,适用于老年患者。坚持服药尚可预防高血压、冠心病事件。

【临床应用】成人口服。开始每次 10 mg,1 次/d,以后可随反应调整为每次 10～20 mg,1～2 次/d。

【注意事项】

(1) 禁用:主动脉瓣狭窄及对本品过敏者。

(2) 慎用:① 肝功能不全;② 孕妇;③ 老年人及肾功能不全者,应适当减量。

(3) 应定期测血压及心电图。

(4) 应用本品时,少数病例血清碱性磷酸酶可能增高。

(5) 不良反应:较少见的有头痛、脸红,少见的有头晕、恶心、低血压。

4. 氨氯地平

【特点】第三代 CCB,作用与尼群地平相似,可扩张主动脉,扩张外周动脉及冠状动脉的药效与剂量正相关。扩张全身血管的同时也降低冠状动脉的阻力,增加其血流量和心排血量。能抑制缺氧损伤的心肌细胞硬化趋势,因而对缺氧损伤的心肌细胞具有保护作用。

药物大部在肝脏代谢,血药浓度与肾功能无关,故肾功能不良或老年患者无需减量或禁忌,一般用于轻、中度高血压。能用于预防或推迟心绞痛倾向者发作,延长运动时限,提高运动耐量。最适用于高血压伴冠心病患者。

【临床应用】口服(治疗高血压)初用 5 mg,以后渐增至 10 mg,1 次/d 维持(老年、年幼及肝功能不全患者,可从 2.5 mg 开始)。与氢氯噻嗪、卡托普利、β 受体阻滞剂联合均可增效减量。

【注意事项】

(1) 禁用:严重低血压、重度主动脉瓣狭窄、对本品过敏者。

(2) 慎用:肝功能不全者、孕妇、乳母及小儿。

(3) 本品也如其他 CCB,可罕发齿龈增生,停药 1～2 周后,增生及症状均可有改善。

(4) 过量可引起低血压、心动过缓。罕见Ⅱ度或Ⅲ度房室传导阻滞,少数患者可停搏,前者应静脉给予多巴胺、去甲肾上腺素,后者需给阿托品、异丙肾上腺素、氯化钙。

(5) 本品有预防心绞痛发作的作用。停药应在医师指导下逐渐减量。

(6) 不良反应:常见的有脚踝外周血肿、面红、头晕、头痛。较少见的有心悸、乏力、恶心。少见的有低血压、心绞痛等。

5. 非洛地平

【特点】一种高度选择性的第二代钙离子通道阻滞剂。通过抑制小动脉的神经元肌原理性紧张,降低外周血管阻力,从而降低动脉血压;也可降低心肌收缩力,减轻心脏做功、降低氧耗缓解心肌缺血;因对静脉平滑肌和肾上腺素能血管张力调节无影响,故不引起直立性低血压;对肾血流、心率、房室传导无影响。大部分在肝内代谢,产物不具活性,约 75% 口服量从尿中排泄,其余的从粪便中排泄,长期给药无明显蓄积作用,使用安全、疗效肯定,为抗高血压的一线用药。能明显降低清晨高峰期血压,可预防心、脑血管并发症。白天血压的降低幅度大于夜间,对于合并冠心病患者,可避免夜间低血压所致的心肌缺血。可安全、有效地降低单纯收缩期高血压患者的收缩压,使患者左心室肥大发生率减少,有助于降低心室重构的发病率和死亡率。

【临床应用】非洛地平缓释片,初用 5 mg,一天 1～2 次/d,如显效则维持,若 2 周末 DBP >90 mmHg,则增至 10 mg,1 次/d 维持,必要时剂量可进一步增加,最大剂量为 20 mg/d(老年人及肝功能不全患者需调整剂量或加用其他降压药)。

【注意事项】

(1) 禁用:严重低血压、重度主动脉狭窄及对本品过敏者、孕妇及乳母。

(2) 慎用:儿童、肝功能不全、心功能不全。

(3) 过量可致严重低血压伴心动过缓,需输液及用升压药,使用阿托品(0.5～1 mg)缓慢滴注。

(4) 本品缓释片应整吞勿嚼碎,保持口腔卫生,可减少齿龈增生的发生率。

(5) 不良反应有面肿潮红、心动过速、低血压、晕厥、口干、恶心、腹胀、贫血、关节痛、肌肉痛、头痛、头晕、头胀、皮疹、齿龈增生等,面部及肿胀极少发生。

6. 卡托普利

【特点】含巯基的 ACEI,能阻止血管紧张素Ⅰ转换为具有强烈加压活性的血管紧张素Ⅱ,从而阻断对醛固酮的刺激,减少其分泌,醛固酮的减少,使水钠潴留减少,加强降压作用,还可显著降低高血压患者的病残率和死亡率,提高存活率并改善其生活质量,且比传统药物更有效地减少致死性心血管事件的发生率,显著降低高血压患者并发糖尿病的危险。在心力衰竭、心肌梗死和糖尿病肾病等诸多方面具有显著的临床优势,能降低心力衰竭和心肌梗死的发病率和死亡率,同时使前列腺素(PGE_1,PGE_2)合成增加,导致血管舒张,外周阻力降低、血压下降、增加心排血量及肾血流量,但不影响肾小球滤过率。降压时无反射性心动过速,相反略有减缓,不产生水钠潴留及容积性水肿,无直立性低血压,能恢复血管内皮细胞功能,防止和逆转血管和心室重构,保护心、脑、肾等器官。

适用于各型高血压(如缓进型、急进型、恶性高血压,老年人收缩期高血压、肾性高血压、高肾素或低肾素型高血压),特别是其他制剂治疗无效的顽固性高血压,伴充血性心力衰竭,心肌梗死、肾衰竭的高血压与 ARB、排钾性利尿药、β受体阻滞剂,CCB 配伍均可减量增效。

【临床应用】(1) 成人:① 降压:口服,开始每次 12.5 mg,2~3 次/d,饭前 1 h 服用,按需要 1~2 周后增至 25 mg,2~3 次/d。疗效不满意时,可加用利尿药(肾功能不良者酌情减量)。② 治疗心力衰竭:开始口服 12.5 mg,2~3 次/d,必要时逐渐增至 50 mg,2~3 次/d,若需进一步加量,宜观察疗效 2 周后再定。

(2) 小儿:降压与治疗心衰,口服,开始按体重 0.3 mg/kg,3 次/d。必要时,每隔 8~12 h 增加 0.3 mg/kg,以求得最低有效量。

【注意事项】

(1) 禁用:对本品及其他血管紧张素转换酶抑制剂过敏者,孤立肾、移植肾,双侧肾动脉狭窄及肾功能不良者,孕妇。

(2) 慎用:① 哺乳期妇女;② 小儿(仅限于其他降压药无效者)、老人(应酌情减量);③ 骨髓抑制;④ 血钾过高;⑤ 因肾功能不良所致的血钾增高,白细胞减少及粒细胞减少;⑥ 主动脉狭窄;⑦ 严格限钠饮食或进行透析者;⑧ 自身免疫性疾病(如严重系统性红斑狼疮);⑨ 脑动脉或冠状动脉供血不足。

(3) 对诊断的干扰:① 血尿素氮,肌酐浓度增高(暂时性),在有肾病或长期严重高血压,而血压迅速下降后,易出现;② 偶有血清肝脏酶增高;③ 血钾轻度增高,尤其是肾功能不良者;④ 血钠降低。

(4) 在手术或麻醉时使用本品,若发生低血压,可用扩容纠正。

(5) 使用本品时,若白细胞计数过低,暂时停药,则可恢复。

(6) 使用本品治疗心力衰竭,无液体潴留并使醛固酮水平降低,是其优点,但须注意降压反应。

(7) 使用本品时,出现血管神经性水肿,应停药,并迅速皮下注射 1:1000 肾上腺素 0.3~0.5 mL。

(8) 用本品期间应随访检查:①白细胞计数及分类,最初 3 个月内每两周 1 次,此后定期检查,有感染迹象时,随即诊治;②尿蛋白检查,每月 1 次(若尿蛋白增多,应停药或减量)。

(9) 开始用本品前,一般均应停用其他降压药 1 周。对恶性或重度高血压,在停用其他降压药后,立即给本品最小剂量,在密切观察下,每 24 h 递增用量,直到疗效满意,或达最大剂量。

(10) 当患者肾功能差又必须应用时,应采用小剂量或减少给药次数,缓慢递增;若须同时用利尿药,建议用呋塞米而不用噻嗪类;血尿素氮和肌酐增高时,本品应减量或同时停用利尿药。

(11) 不良反应:① 常见的有皮疹、心悸、心动过速、胸痛、咳嗽、味觉迟钝;② 较少见的有蛋白尿、眩晕、头痛、昏厥(低血压)、血管性水肿、心律失常;③ 少见的有白细胞与粒细胞减少,还有发热、寒战。使用过量可致低血压,需停药并扩容,成人还可透析。

7. 缬沙坦

【特点】作用机制和疗效与氯沙坦相似,且具有与其他抗高血压药截然不同的促进男性性功能的作用。1999 年世界卫生组织就已向全球推荐其为一线降压药。一般认为缬沙坦效果优于氯沙坦,可 24 h 持续降压。其最大的优点是副作用极低,不论年龄、性别与种族,不管老人或肝肾功能不全者均可使用,基本不被代谢,体内无蓄积,是一种简单、方便、有效、耐受性良好的降压药物。适用于轻、中度原发性高血压,尤其适用于继发性肾性高血压。

【临床应用】

(1) 降压:口服,开始给 80 mg/d,2 周后增加至 160 mg/d,维持量为 80~160 mg/d;静脉注射每次 20 mg。疗效欠佳可与排钾性利尿药等其他降压药合用。

(2) 心力衰竭:开始 40 mg,2 次/d,渐增至 80 mg,2 次/d 或 160 mg,2 次/d(视耐受情况而定)。

【注意事项】不良反应:头晕、头痛、皮疹、腹泻、腹痛、疲劳等。

8. 拉贝洛尔

【特点】本品能同时阻断 α 和 β 受体。其 β 受体阻断作用约为普萘洛尔的 1/2.5,无心肌抑制作用,α 受体阻断作用为酚妥拉明的 1/10~1/6。对 β 受体的作用比 α 受体强,口服时阻断作用为 3:1,静脉注射时则为 6.9:1。它与单纯 β 受体阻滞剂不同,能降低卧位血压和周围血管阻力,一般不降低心排血量和心搏出量,对卧位患者心率无明显影响,立位或运动时心率则减慢。对高血压的疗效比单纯受体阻滞剂更优。本品口服适用于治疗中、重度高血压和心绞痛;静脉注射治疗高血压危象,尤其嗜铬细胞瘤的高血压危象或可乐定骤停所致的高血压危象。

【临床应用】成人,口服:开始给 100 mg,2 次/d。疗效不佳可增至 200~400 mg,2 次/d。通常对轻、中、重度高血压的每天剂量相应分别为 300~800 mg,极量 2400 mg/d,加利尿药或其他降压药时,可适当减量。

【注意事项】

(1) 禁用,慎用同普萘洛尔。

(2) 少数患者在服药后 2~4 h 出现直立性低血压,因此用药量应逐渐增加。

(3) 对诊断的干扰:本品尿中代谢产物可造成尿儿茶酚胺和香草扁桃酸假性升高;本品可使尿中苯异丙胺试验呈假阳性。

(4) 过量时,可出现体位敏感的严重低血压和心动过速,应平卧(其他处理同普萘洛尔)。本品不易经血液透析或腹膜透析清除。

(5) 本品也可用于嗜铬细胞瘤患者的降压治疗,但偶有反常性血压增高现象。

(6) 不良反应:有头昏、乏力、感觉异常、哮喘加重等。

第四节 高血压特殊合并症的药物治疗原则

一、高血压伴冠心病

(一)概述

高血压降压治疗的目标是最大限度地降低长期心血管发病和死亡的总体风险。流行病学研究证实,血压水平与冠心病风险在病因学上密切相关,二者的相关呈连续性,然而我国高血压合并冠心病患者的血压控制率不高。

(二)降压药物选择治疗

伴冠心病的高血压用药原则是在生活方式干预的基础上,既要控制血压以减少心脏负担,又要扩张冠状动脉以改善心肌血液供应,即"降压又护心"。

表 8.4 常用中枢性降压药单药应用

通用名	达峰时间(h)	半衰期(h)	常用剂量
可乐定	3~5	12~16	0.075~0.1 mg,bid
甲基多巴	4~6	1.7	250 mg,tid

1. 降压治疗的启动

对于 2 或 3 级高血压合并任何水平的心血管风险以及有心血管风险的 1 级高血压应立刻启动降压治疗;对于中等心血管风险的 1 级高血压(动态血压验证)也应启动降压治疗。

2. 目标管理

美国心脏协会/美国心脏病学会/美国血液学会专家共识推荐,冠心病伴高血压患者的血压目标管理:年龄>80 岁,血压<150/90 mmHg,其他年龄冠心病伴高血压人群血压<140/90 mmHg,急性冠状动脉综合征、心力衰竭、心肌梗死后、卒中(包括短暂性脑缺血发作)、动脉粥样硬化以及外周血管病患者血压<130/80 mmHg。《中国高血压防治指南(2018)》推荐,高血压伴冠心病患者目标血压<130/80 mmHg。

3. 药物推荐

对于合并冠心病的降压治疗推荐 β 受体阻滞剂和 ACEI/ARB 作为首选,降压同时可降低心肌氧耗,改善心肌重构,鉴于 CCB 具有抗心绞痛及抗动脉粥样硬化的作用,心绞痛患者推荐 β 受体阻滞剂和 CCB 联用。不推荐 ACEI 和 ARB 联用。

β 受体阻滞剂。主要通过抑制过度激活的交感神经活性,抑制心肌收缩力,减慢心率发挥降压作用,降低心肌氧耗。2012 年版美国稳定性心绞痛临床指南推荐使用 β 受体阻滞剂作为初始治疗以缓解稳定性冠心病患者的症状,β 受体阻滞剂降低死亡风险的益处独立于其他药物之外。

ACEI。研究显示,ACEI 显著降低动脉粥样硬化患者死亡及心血管事件风险。对于急性冠状动脉综合征中 ST 段抬高型急性心肌梗死、非 ST 段抬高型急性心肌梗死及不稳定性心绞痛应用 ACEI 制剂临床效果良好,临床上治疗这几类疾病推荐首选 ACEI;对于冠心病二级预防及心血管病高危患者也推荐使用 ACEI。其中,喹那普利、卡托普利、依那普利、雷米普利、贝那普利及福辛普利等具有保护内皮功能的作用。培哚普利 8mg 就能使内皮细胞数量显著增加,证明了 ACEI 具有促进内皮前体细胞生成和促进内皮细胞再生的作用。

ARB。缬沙坦与替米沙坦等研究已证明 ARB 可改善冠心病患者预后,已被《中国高血压防治指南(2018)》列入高血压合并冠心病治疗用药,且推荐用于 ACEI 不能耐受的患者。

CCB。拉西地平硝苯地平控释片的研究证明二氢吡啶类 CCB 有较好的抗动脉粥样硬化作用,二氢吡啶类 CCB 和非二氢吡啶类 CCB 均可用于治疗冠心病。二氢吡啶类 CCB 防治冠心病得到随机对照研究支持的用药包括硝苯地平控释片、氨氯地平、非洛地平及拉西地平,其抗动脉硬化作用明确,长期使用安全性较好。

（三）药物使用注意事项

（1）二氢吡啶类 CCB 应选用长效制剂,因为短效 CCB 虽然也能降低血压,但常会加快心率,增加心脏耗氧。常见不良反应包括心悸、面红、头痛及下肢水肿等,有时也会出现牙龈增生。非二氢吡啶类 CCB 在冠状动脉痉挛患者中可作为首选用药,但由于抑制心脏收缩和传导功能,Ⅱ至Ⅲ度房室传导阻滞、心力衰竭患者禁用,且在使用前应详细询问患者病史,进行心电图检查,并在用药 2～6 周内复查。

（2）β受体阻滞剂常见的不良反应包括疲乏、肢体冷感、激动不安、胃肠不适等,还可能影响糖脂代谢。Ⅱ至Ⅲ度房室传导阻滞,哮喘患者禁用。长期应用者突然停药可发生反跳现象,即撤药综合征。

（3）ACEI 最常见不良反应为持续性干咳,多见于用药初期,症状较轻者可坚持服药,不能耐受者可改用 ARB。其他不良反应包括低血压、皮疹,偶见血管神经性水肿及味觉障碍。ACEI/ARB 长期应用可能导致血钾升高,应定期监测血钾和血肌酐水平。禁忌证为双侧肾动脉狭窄、高钾血症及妊娠期女性。

（4）利尿剂应用时应监测循环血量,避免利尿导致血容量不足,诱发或加重冠状动脉灌注不足。

（5）单药或联合用药的目的都是使血压达标,当血压未达标时应从低强度变更至高强度降压或联合用药使血压达标。

二、高血压伴房颤

（一）概述

高血压与房颤联系紧密。一方面,高血压是房颤常见的共患病,约 50％以上的房颤患者合并高血压;另一方面,高血压是房颤的常见病因之一。高血压通过血流动力学改变和肾素-血管紧张素-醛固酮系统(Renin-Angiotensin-Aldosterone System,RAAS)的过度激活引起心房结构重构和电重构,为房颤的发生和维持提供病理生理基础。高血压增加房颤及房颤相关并发症(包括卒中/血栓、大出血和死亡)的发生风险。国际主要指南对于高血压伴房颤患者的降压目标值均无特殊推荐。《中国高血压防治指南(2018)》指出,中国人群目标血压为 140/90 mmHg,65 岁及以上老年人的收缩压应控制到 150 mmHg 以下,高于此值即应启动降压治疗。

(二)用药原则

降压药物选择高血压伴房颤患者的降压治疗原则包括降低血压和左房负荷。ACEI 和 ARB 推荐用于预防房颤的发生和进展,单药控制不良时,优先推荐 ACEI/ARB 与 CCB 或噻嗪类利尿药联用。

1. ACEI 和 ARB

RAAS 激活是高血压和房颤的共同病理生理基础,多数高血压患者 RAAS 过度激活,而其主要效应成分——血管紧张素 Ⅱ 受体拮抗对房颤的发生和维持发挥重要作用。ACEI、ARB 和醛固酮受体拮抗剂可以预防心肌重构,减轻心房纤维化和肥大,恢复心肌细胞间隙连接的解耦联及钙调控损伤,减轻氧化应激和炎性反应。临床试验证实,以 ACEI 或 ARB 为基础的治疗可以减少高血压患者新发房颤的发生。《中国高血压防治指南(2018)》指出,ACEI 和 ARB 适用于高血压患者房颤预防。ARB 可能减少房颤患者心力衰竭住院事件的发生。

2. β 受体阻滞剂

β 受体阻滞剂可以发挥控制心室率的作用。《中国高血压防治指南(2018)》指出,β 受体阻滞剂适用于高血压伴快速性心律失常患者。

3. CCB

对于需要控制心率的房颤患者,不论是阵发性、持续性还是永久性房颤,临床推荐的一线治疗药物均为 β 受体阻滞剂和非二氢吡啶类 CCB(地尔硫和维拉帕米)。但一般情况下不推荐 β 受体阻滞剂与非二氢吡啶类 CCB 联用。

4. 利尿药

常用的噻嗪类利尿药主要为氢氯噻嗪和吲达帕胺,但其对房颤发病率的影响目前尚缺乏深入的研究。

(三)药物使用注意事项

(1)ACEI 和 ARB 长期应用有可能导致血钾水平升高,应注意定期监测血钾和血肌酐水平。

(2)非二氢吡啶类 CCB 常见不良反应包括抑制心脏收缩和传导功能。Ⅱ～Ⅲ度房室传导阻滞、心力衰竭患者禁用。在使用非二氢吡啶类 CCB 前应详细询问患者病史,进行心电图检查,并在用药 2～6 周内复查。

(3)对于需要控制心(室)率的高血压伴房颤患者,可应用 β 受体阻滞剂,如患者同时合并糖耐量异常和代谢综合征,β 受体阻滞剂与利尿剂联用需谨慎。Ⅱ～Ⅲ度房室传导阻滞、哮喘患者禁用 β 受体阻滞剂。

(4)抗凝治疗在房颤患者中,合并高血压者卒中/血栓栓塞事件的发生风险增加 2 倍。抗凝治疗是高血压伴房颤患者的基础性治疗。应在综合评估卒中和出血风险及临床净获益的基础上考虑给予口服抗凝药物治疗。华法林与新型口服抗凝药物(达比加群、利伐沙班和阿哌沙班等)均可作为房颤患者血栓栓塞预防的首选药物。

（5）抗凝治疗风险评估对于非瓣膜性房颤患者的卒中风险评估，推荐使用 CHA_2DS_2-VASc 评分（见表 8.5）：积分≥2 分需接受抗凝治疗，积分为 0 分不需接受抗凝治疗，积分 1 分为卒中中危人群，可酌情给予抗凝治疗。另外，房颤患者管理指南建议房颤患者接受抗凝治疗前应用 HAS-BLED 评分评估抗凝治疗的出血风险，积分越高出血风险越高（见表 8.6）。HAS-BLED 评分≥3 分者属于抗凝出血高危患者，需严密监测不良事件。

表 8.5　CHA_2DS_2-VASc 评分

危险因素	评分（分）
充血性心力衰竭/左室功能不全	1
高血压	1
年龄≥75 岁	2
糖尿病	1
卒中/短暂性脑缺血发作/血栓栓塞	2
血管疾病	1
年龄 65～74 岁	1
性别（女性）	1

表 8.6　HAS-BLED 评分

字母	临床特点	评分（分）
H	高血压	1
A	肝、肾功能异常（各 1 分）	1 或 2
S	卒中史	1
B	出血史	1
L	国际标准化比值（INR）波动	1
E	老年（年龄>65 岁）	1
D	药物或嗜酒（各 1 分）	1 或 2

三、高血压伴肾病

（一）概述

高血压和慢性肾脏病（Chronic Kidney Disease，CKD）互为因果，通过多种途径相互影响。高血压既是 CKD 的病因，又是 CKD 进展的关键因素。CKD 并发高血压发生率高，控制率低，存在极大的心血管病及死亡风险。合理降压治疗可延缓 CKD 进展，防止器官损害，降低 CKD 患者心血管事件的发生风险。

（二）用药原则

CKD 患者降压药物的选择除了普遍适用的降压疗效、安全性和依从性外，还需综合考虑患者是否合并糖尿病和蛋白尿，以及对特殊人群如血液透析、肾移植、儿童 CKD 患者、老年 CKD 患者的药物选择注意事项。可选择的药物主要有 ACEI、ARB、CCB、噻嗪类利尿剂、β 受体阻滞剂等。ACEI 或 ARB 为 CKD1～2 期患者的首选药物,高血压伴肾病的常用降压药物见表 8.7。

表 8.7 高血压伴肾病的常用降压药物

中文药名	达峰时间(h)	半衰期(h)	常用剂量	肾功能不全(CCr:10～30 mL/min 时)剂量用法
卡托普利	1～1.5	2	12.5～100 mg, tid	6.25～12.5 mg, tid
盐酸贝那普利	2～4	11	5～40 mg, qd	2.5～20 mg, qd *
培哚普利	2～4	10	4～8 mg, qd	1～2 mg, qd
福辛普利	3～4	12	10～40 mg, qd	10～40 mg, qd
缬沙坦	2	9	80～160 mg, qd	80～160 mg, qd
氯沙坦	3～4	6～9	50～100 mg, qd	不建议
厄贝沙坦	1～1.5	11～15	150～300 mg, qd	150～300 mg, qd
坎地沙坦	2～4	9	4～16 mg, qd	2～8 mg, qd
替米沙坦	0.5～1	>20	20～80mg, qd	禁用

注 *:也可将每日剂量等分为 2 次服用;CCr:肌酐清除率;许多临床试验将血肌酐>1.5～2.0 mg/dL 作为常规的排除标准。

高血压患者出现肾功能受损的早期表现时,如微量白蛋白尿或血肌酐水平轻度升高,应积极控制血压,在患者能够耐受情况下,可将血压降至<130/80 mmHg,必要时可联用 2～3 种降压药物,其中应包括 1 种 RAAS 抑制剂。对于高血压伴 CKD,尤其是伴肾功能不全的患者,饮食及血压控制最为重要。若肾功能明显受损,如血肌酐>265.2 μmol/L 或 GFR<30 mL/(min/1.73 m²)或有大量蛋白尿,此时宜首先用二氢吡啶类 CCB,噻嗪类利尿药可改用髓袢利尿药(如呋塞米)。对于终末期肾病未透析者一般不使用 ACEI 或 ARB 及噻嗪类利尿药,可用 CCB、髓袢利尿药等降压治疗,必要时增加 α/β 受体阻滞剂。对维持血液透析患者,应密切监测血钾和血肌酐水平,降压目标<140/90 mmHg。

(三)药物使用注意事项

(1)服用药物时间。CKD 患者高血压表现为夜间血压升高,42% 为非杓型血压,22% 为反杓型血压。在不增加药物数量和剂量的情况下将一种或多种降压药物于睡前服用,对非杓型血压者是一项经济、简单、有效的控制 CKD 高血压、减少不良事件风险、保存肾小球滤过率的方法。

(2)大量蛋白尿及肾功能不全者宜选择摄入高生物价蛋白,并限制在 0.3～0.6 g/(kg/d) 的基础上,首选 ACEI 或 ARB 作为降压药物。ACEI 和 ARB 在降低蛋白尿和延缓肾脏病进展方面作用相当,根据不同种族、性别、年龄、药物种类等个体化选择最佳降尿蛋白剂量,ACEI 和 ARB 联用并不优于单药加倍剂量。

(3)糖尿病肾病患者(白蛋白尿>30 mg/24 h),尤其对使用 ACEI、ARB 和利尿药者,应监测血肌酐及血钾水平,观察是否发生血肌酐和血钾水平变化。

(4)老年高血压、肾功能不全或合并心力衰竭、脱水、伴糖尿病的 CKD 患者应注意缓慢降压,在1～2周内使血压平稳缓慢地下降,降压过程中同时监测肾功能和血钾水平变化。

(5) 妊娠女性禁用 ACEI、ARB。

(6) 联合用药的注意事项。① 限制钠盐摄入量(每天<6 g)或加用利尿药可以增强 ACEI 和 ARB 降压及降尿蛋白作用。② ACEI 或 ARB 还可联用 β 受体阻滞剂和 CCB。在延缓 CKD 进展方面,ACEI(贝那普利)联用 CCB(氨氯地平)优于利尿药(氢氯噻嗪)。③ ACEI 或 ARB 与非甾体抗炎药、环氧合酶 2 抑制剂或保钾利尿剂联用时应谨防高钾血症。④ 醛固酮受体拮抗剂为保钾利尿剂,宜与排钾利尿剂联用,当与 AECI、ARB 和其他保钾利尿剂联用时需高度谨慎;螺内酯和依普利酮与细胞色素 P450 具有交互作用,与此类药物联用时也应慎重。⑤ CCB,尤其是二氢吡啶类 CCB 易致液体潴留,宜避免联用其他血管扩张剂。二氢吡啶类 CCB 还可影响代谢,并可与环孢霉素及他克莫司相互作用。非二氢吡啶类 CCB 与 β 受体阻滞剂联用易致严重的缓慢性心律失常,在进展性 CKD 中尤为明显,不宜联用。

(7) 降压药物使用流程在无禁忌证的情况下,ACEI 或 ARB 能够延缓 CKD 进展,是高血压合并 CKD 患者的首选降压药物。2 型糖尿病伴高血压患者出现大量蛋白尿时常选择 ARB,可以减慢肾病进展。

四、高血压与卒中

(一)概述

血压与卒中发病危险呈对数线性关系,脑血管病的发病、复发和预后均与高血压密切相关。然而过度降压又可导致低灌注性脑损害,促进卒中恶化,是卒中后认知功能障碍的重要基础。《中国高血压防治指南(2018)》指出,卒中后高血压患者的血压目标值一般<140/90 mmHg,如患者不能耐受,则应降至可耐受的最低水平。《中国缺血性脑卒中和短暂性脑缺血发作二级预防指南》指出,在参考高龄、基础血压、平时用药、可耐受性的情况下,缺血性卒中和短暂性脑缺血发作降压目标一般应≤140/90 mmHg,理想降压目标应≤130/80 mmHg。

(二)用药原则

降压药物选择降压治疗对卒中一级预防证据充分、效果明确,舒张压每减少 5 mmHg 或收缩压每减少 10 mmHg,卒中风险降低 30%～40%。获益主要来源于血压降低本身,并没有某类药物有超越其他药物的特殊的保护作用。不同降压药物对卒中二级预防研究结果不完全一致。目前认为,5 种一线降压药物:利尿药、CCB、ACEI、ARB 及 β 受体阻滞剂均可作为卒中一级预防和二级预防的降压治疗药物(见表 8.8),单药治疗或联合用药。不同种类降压药物在卒中二级预防的证据简述如下:

表 8.8 降压治疗预防卒中临床研究

降压药物	一级预防	二级预防
	临床研究	临床研究
利尿药	SHEP,STOP-2,EWPHE,ALLHAT,HYVET	PATS
β 受体阻滞剂	MRC,STOP-2	

续表

降压药物	一级预防	二级预防
	临床研究	临床研究
CCB	STONE,Syst-Europe,Syst-China,INSIGHT,NORDIL,ALLHAT,VALUE,FEVER	FEVER 亚组
ACEI	HOPE,HYVET	PGOGRESS
ARB	LIFE,SCOPE	MOSES,PROFESS
ACEI/叶酸	CSPPT	

（1）利尿药卒中后降压治疗研究（PATS）表明利尿药组卒中相对风险降低29%，总死亡相对风险降低9%，确立了利尿药在卒中二级预防中的地位。

（2）β受体阻滞剂：一级预防的荟萃分析提示β受体阻滞剂降低卒中风险的作用不及其他几类降压药物。阿替洛尔的两项卒中二级预防随机双盲安慰剂对照研究显示卒中风险降低亦无显著性。因此，部分指南不提倡β受体阻滞剂用于卒中合并高血压患者。

（3）CCB：大规模临床研究已显示，采用CCB降压治疗，无论与安慰剂对照（STONE、Sys-China、Sys-Eur）还是与活性药物对照（STOP-2、INSIGHT、NORDIL、ALLHAT、VALUE等），均可显著降低卒中风险。非洛地平减少心血管并发症研究（FEVER）中有2368例脑血管病史患者，非洛地平组患者较安慰剂组血压下降了4.0/1.8 mmHg，首次卒中发生降低26%，但两组卒中再发差异无显著性。

（4）ACEI：培哚普利防止复发性卒中研究（PROGRESS）中，ACEI联合利尿剂组患者卒中风险降低43%，这一试验奠定了ACEI在卒中二级预防中的地位，使多部指南推荐ACEI作为预防卒中复发的首选用药。但此研究中ACEI单药治疗组患者卒中风险降低与安慰剂组比较差异无显著性。HOPE研究中有卒中病史的患者，ACEI组卒中风险降低亦无显著差异。因此，卒中二级预防是否首选ACEI有待商榷。

（5）ARB：依普沙坦和尼群地平对卒中二级预防影响（MOSES）研究入选2年内发生脑血管事件的患者，依普沙坦组再发卒中风险显著降低。卒中二级预防有效性（PROFESS）研究入选发病120天内缺血性卒中患者，替米沙坦组卒中风险未显著降低。目前尚不能确定ARB在卒中二级预防中的地位。

（6）联合治疗方案：联合治疗降压达标是降低包括卒中在内的心脑血管事件的根本。中国卒中一级预防研究（CSPPT）纳入亚甲基四氢叶酸还原酶C677T基因型已知的约20000例原发性高血压患者，结果显示，与依那普利片单药治疗相比，依那普利叶酸片联合治疗组降低卒中风险达21%。老年人高血压试验（HYVET）研究入选80岁及以上老年高血压患者，随机给予培哚普利联合吲达帕胺治疗，与安慰剂相比，治疗组卒中风险降低30%，其中致死性卒中减少39%。

从指南推荐等级上看，降压治疗在卒中一级预防为ⅠA级推荐，5种降压药物均可应用。卒中二级预防优先推荐利尿药、ACEI，尤其是二者联用，β受体阻滞剂的证据强度较弱。需要注意，预防卒中，降压是硬道理，合理使用降压药物，有效降低血压，就能够发挥预防卒中发生和再发的作用。

（三）药物使用注意事项

（1）卒中患者降压治疗过程中应避免出现心、脑、肾重要器官供血不足。老年、严重体位性低血压患者更应谨慎降压。降压药物由小剂量开始,根据患者耐受性调整降压药物及剂量。

（2）一侧颈动脉狭窄≥70％时,收缩压应控制在130～150 mmHg;双侧颈动脉狭窄≥70％时,收缩压应控制在150～170 mmHg。建议对卒中患者在有条件的情况下进行颈动脉超声及颅内多普勒超声检查。颈动脉狭窄<70％的高血压患者降压治疗同一般人群。

（3）阻遏清晨觉醒后的血压骤升,在降低卒中复发方面非常重要。对卒中后高血压患者尽可能进行动态血压监测和家庭血压监测,以了解全天血压情况,选用长效降压药物,必要时睡前服用降压药物,以降低晨峰血压。

（4）口含硝苯地平,由于药物吸收迅速,降压幅度和速度难以掌控,对合并颅内外血管狭窄的患者有诱发卒中再发的风险。因此卒中后患者血压波动时禁含服短效硝苯地平作为急性降压药物。

（5）综合干预有关危险因素及处理并存的临床疾病,如抗血小板治疗、调脂治疗、降糖治疗、心律失常处理等。

五、高血压伴心力衰竭

（一）概述

心力衰竭是各种心脏疾病的严重和终末阶段,其在各年龄段的病残率和病死率均高于其他心血管病,而高血压是导致心力衰竭发生发展的重要原因之一。降压治疗可大幅度降低高血压患者心力衰竭的发生率,也可减少伴心力衰竭患者的心血管事件,降低病死率和改善预后。

（二）用药原则

全身神经内分泌的过度激活与高血压密不可分,也是导致和促进心脏病理性重构进而发展为心力衰竭的关键机制,其中RAAS和交感神经系统过度激活发挥重要作用。因此,在高血压的临床治疗中,降压达标同时有效抑制RAAS和交感神经活性,是预防和治疗高血压合并心力衰竭的基础。

1. 药物选择原则

优先选择ACEI或ARB、β受体阻滞剂及醛固酮受体拮抗剂。推荐采取联合治疗,ACEI或ARB与β受体阻滞剂联用,或ACEI或ARB与β受体阻滞剂及醛固酮受体拮抗剂联用。

2. 指南推荐

在高血压合并心力衰竭患者中,尚无随机对照研究比较不同降压药物或不同血压控制水平对心血管转归的影响。现有指南建议均基于流行病学数据,高血压或心力衰竭临床试验的亚组分析及专家建议。

（1）《中国高血压防治指南（2018）》。对既往曾患心力衰竭,或目前仍有心力衰竭症状与体征,或左心功能障碍但尚未出现心力衰竭症状和体征,或合并左心室肥厚的高血压患者,应积极控制高血压。血压控制目标均为<130/80 mmHg。联合使用 ACEI 或 ARB、β 受体阻滞剂及醛固酮受体拮抗剂。临床上,应由常规降压治疗剂量的 1/8~1/4 起始,缓慢递增剂量,直至达到抗心力衰竭的目标剂量或患者最大耐受剂量,此种最终应用的剂量往往会明显高于高血压治疗中的剂量。

(2)《中国心力衰竭诊断和治疗指南(2018)》。对射血分数降低的心力衰竭患者,需联合使用 ACEI 或 ARB、β 受体阻滞剂和(或)利尿药。如仍有心力衰竭症状则需加用醛固酮受体拮抗剂。在上述联合药物治疗下,血压不能控制,需应用 CCB,可选用氨氯地平或非洛地平。对射血分数保留的心力衰竭患者,需积极控制高血压,将血压水平降至<130/80 mmHg,5 类降压药物均可使用,优先选用 β 受体阻滞剂、ACEI 或 ARB。水钠潴留时可选用利尿药。

(3) 2013 美国血液学会/国际高血压学会社区高血压管理临床实践指南。所有高血压患者均需将血压降至<140/90 mmHg。对高血压合并伴心力衰竭症状的患者,无论血压水平如何,均给予 ARB 或 ACEI+β 受体阻滞剂+醛固酮受体拮抗剂联合治疗。必要时可加用二氢吡啶类 CCB(氨氯地平或非洛地平)。

(4) 2018 ESH(Environmental, Safety and Health,环境、安全与健康)/ESC(European Society of Cardiology,欧洲心脏病学会)动脉高血压管理指南。血压控制目标水平为收缩压<140 mm Hg。对合并心力衰竭或严重射血分数降低的高血压患者,推荐使用利尿药、β 受体阻滞剂、ACEI、ARB 和(或)醛固酮受体拮抗剂以降低死亡率和住院率。尚无证据表明降压药物治疗或者某种降压药物对心力衰竭症状明显而射血分数保留,以及无心力衰竭症状而收缩功能降低的高血压患者有益。

(5)《2014 JSH 高血压管理指南》。对合并心力衰竭的高血压患者,降压药物治疗不仅能够降低血压,还能够改善生活质量和(或)预后。对射血分数降低的心力衰竭患者需常规联合使用 RAAS 抑制剂、β 受体阻滞剂和利尿药。RAAS 抑制剂和 β 受体阻滞剂需由低剂量起始,逐步递增剂量,以免发生心力衰竭恶化、低血压、心动过缓和肾功能障碍。加用醛固酮受体拮抗剂可进一步改善严重射血分数降低的心力衰竭患者的预后。当联合使用 RAAS 抑制剂、β 受体阻滞剂、利尿药或醛固酮受体拮抗剂后,血压控制不佳时,可加用长效二氢吡啶类 CCB。持续且足量的降压药物治疗对射血分数保留的心力衰竭患者至关重要。

(三)药物使用注意事项

(1) 小剂量起始,逐步递增。ACEI 或 ARB、β 受体阻滞剂和(或)利尿剂联合使用,初始治疗时可能发生低血压或心力衰竭恶化。因而,必须由小剂量(ACEI 或 ARB 由 1/4 常规剂量、β 受体阻滞剂由 1/8 常规剂量)起始,每 1~2 周递增 1 次剂量。调整至合适剂量后,应坚持长期服用,避免突然停药。

(2) β 受体阻滞剂的使用需达到目标剂量或最大耐受剂量。起始剂量宜小,递增速度宜慢。静息心率是评估 β 受体有效阻滞的指标之一,通常将静息心率控制为 55~60 次/min 的剂量作为目标剂量或最大耐受剂量。β 受体阻滞剂使用的起始剂量过大和剂量递增过快常导致心力衰竭恶化。如服用 β 受体阻滞剂过程中出现心力衰竭恶化,可加大利尿药用量以消除水钠潴留;亦可暂停递增剂量或延长递增剂量的时间间隔,或退回前一剂量。尽量不停药,维持 β 受体阻滞剂治疗。如心率<55 次/min 且伴有显著眩晕乏力,或出现 II 度以上房室传导阻滞,则应减量或考虑停药。

（3）RAAS 抑制剂、β 受体阻滞剂和醛固酮受体拮抗剂（黄金三角）、ACEI 或 ARB、β 受体阻滞剂及醛固酮受体拮抗剂联合治疗能够进一步降低心力衰竭患者的死亡率，降低心力衰竭住院率，已成为射血分数降低的心力衰竭患者的基本治疗方案。但不可同时使用 ACEI＋ARB＋醛固酮受体拮抗剂。

（4）避免肾功能恶化。尤其对于使用 ACEI、ARB 和利尿药者，应监测血肌酐及血钾水平，观察是否发生血肌酐和血钾水平变化。不建议 ACEI 与 ARB 联合用于降压治疗。血肌酐＞221 μmol/L 或肾小球滤过率＜30 mL/(min/1.73 m^2)不宜使用醛固酮受体拮抗剂。

（5）监测血钾应注意监测血钾水平变化。患者进食不佳以及使用大剂量髓袢利尿剂时，应注意避免低钾血症发生；联合使用 RAAS 抑制剂和醛固酮受体拮抗剂时，应注意防治高钾血症，尤其是对肾功能受损患者。血钾水平＞5.5 mmol/L 时，不宜使用醛固酮受体拮抗剂；使用醛固酮受体拮抗剂过程中，血钾水平＞5.5 mmol/L 则停药。

第九章 糖 尿 病

第一节 糖尿病的介绍

一、疾病介绍

糖尿病(diabetes)是以慢性高血糖为特征的一组异质性代谢性疾病,为慢性或终身疾病。其由胰岛素分泌缺陷和(或)胰岛素作用缺陷所引起,以慢性高血糖伴碳水化合物、脂肪和蛋白质的代谢障碍为特征。糖尿病是心血管疾病的重要危险因素,是冠心病的高危症,控制糖尿病患者的血糖至最佳水平可以减少糖尿病并发症的发生风险。中华医学会糖尿病学分会慢性并发症调查组报告:住院2型糖尿病并发症患病率分别为脑血管病12.6%,心血管病17.1%,下肢血管病5.2%。

二、血糖概述

血糖系指血液中葡萄糖的含量。正常情况下,一定范围内血糖是一个波动的变量,清晨4~5时后受升血糖激素的影响,血糖逐渐升高。糖尿病患者通常在清晨5~9时血糖、尿糖水平升高,上午11时达峰值。正常血糖系指正常人的空腹血糖,一般为3.9~6.1 mmol/L;餐后血糖迅速升高,0.5~1 h达高峰,小于8.9 mmol/L;2 h后基本恢复到餐前水平,小于7.8 mmol/L。

糖尿病治疗的目的在于减轻症状并将长期并发症的发生风险降到最低,故糖尿病必须严格控制血糖指标,可用糖化血红蛋白(HbA1c)作为2~3个月内血糖控制的指标。

三、糖尿病的分型

(一)1型糖尿病

由于自身免疫反应引起胰岛炎,胰岛β细胞损伤和破坏,引起绝对的胰岛素缺乏或分泌不足,或血液中可测到自身抗体。

(二)2型糖尿病

2型糖尿病是在胰岛素抵抗的基础上由于胰岛素缺乏所导致的,约占糖尿病者总数的95%,分为肥胖和非肥胖两种类型,主要由以下6方面异常而致高血糖:胰岛素分泌不足;胰岛素释放延迟;周围组织胰岛素作用损害;肝糖产生增加;肥胖引起某种程度的胰岛素抵抗;

高热量饮食、精神紧张、缺少运动。

（三）其他特殊型糖尿病

包括某些基因变异引起胰岛细胞功能遗传性缺陷、胰岛素作用遗传缺陷，外分泌胰腺的病变（胰腺炎、胰腺创伤、胰腺手术、胰腺肿瘤、囊性纤维化病），内分泌的病变如一些激素（生长激素、肾上腺皮质激素、胰高血糖素、肾上腺素）可拮抗胰岛素的作用，营养不良造成人体的蛋白质摄入不足等各种继发性糖尿病，以及药物或化学品所致糖尿病（如治疗先天获得性免疫缺陷或器官移植后）。

（四）妊娠期糖尿病

妊娠期糖尿病（Gestational Diabetes Mellitus，GDM）是妊娠期间发现或发病的由不同程度糖耐量异常及糖尿病引起的不同程度的高血糖。根据其定义，该类糖尿病包括妊娠前即已存在但妊娠期间才诊断的和随着妊娠期而发生的两类。同时它既包括糖尿病，又包括糖耐量减低（Impaired Glucose Tolerance，IGT）和空腹血糖不良（Impaired Fasting Glucose，IFG）。部分患者在妊娠前即已诊断糖尿病或糖耐量减低，妊娠后持续存在或进行性加重。

第二节　糖尿病的临床诊断

一、临床表现

糖尿病临床表现各不相同，有明显症状者，也有很多人是在体格检查时偶然发现或因出现糖尿病并发症（视物模糊、末梢神经病变、麻木、疼痛等）才被确诊。糖尿病的典型症状如下：

1. 多饮、多尿

糖尿病血糖升高时，尿糖也升高、尿量增多。每昼夜排尿可达 20 次以上，尿量可达 2000～5000 mL/d 以上。由于大量排尿导致水分丢失，患者感觉口干、口渴，饮水量随之增加。此时尿液的性状也会发生变化，如泡沫多、尿渍呈白色、发黏、衣服上尿渍干后发硬。

2. 多食

糖尿病因多种因素的共同作用，使葡萄糖的利用率降低、刺激饥饿中枢产生饥饿感，促使进食量增加。同时由于糖尿病患者胰岛素水平升高，促进了葡萄糖利用，亦可造成多食，常表现为善饥多食。对食物的喜爱无法控制，且进食后也难有满足感，但饥饿时可能有恐惧感。

3. 消瘦与体重减轻

糖尿病在未得到控制时，多出现食欲亢进、多食，但由于胰岛素相对或绝对不足，严重影响糖、脂肪、蛋白质代谢；同时因多尿出现失水，可引起快速消瘦，体重下降可达几千克甚至几十千克。但需要指出的是，并非所有患者都消瘦。早期轻症的 2 型糖尿病者，不仅无消瘦，还可能表现为肥胖，直到胰岛功能逐渐减退，"三多"症状出现，才会出现体重减轻，而此时患者血糖已呈中、重度升高。

4. 其他症状

常感觉疲乏无力、性欲或性功能减退、月经失调。中老年者常有骨质疏松，表现为腰腿痛。有神经系统并发症者可出现肢体麻木，针刺样、烧灼样疼痛，皮肤蚁走感，瘙痒等。部分患者有阴茎勃起障碍、便秘、顽固性腹泻、心悸、出汗、直立性低血压等。女性患者可有外阴部瘙痒，中老年患者常有视力下降，部分患者免疫功能下降，易并发感染。

二、糖尿病的症状特点

（一）1 型糖尿病

（1）任何年龄均可发病，但 30 岁前较为常见。

（2）起病急，多有典型的"三多一少"症状。

（3）血糖显著升高，经常反复出现酮症。

（4）血中胰岛素和 C 肽（C-Peptide）水平很低，甚至检测不出。

（5）患者胰岛功能基本丧失，需要终生应用胰岛素替代治疗。

（6）此外，尚包括成人晚发自身免疫性糖尿病，发病年龄在 20～48 岁，患者消瘦，有"三多"症状，易出现大血管病变。

（二）2 型糖尿病

（1）一般有家族遗传病史。

（2）起病缓慢，病情发展相对平稳，往往估计不出发病时间，即使发病也无任何症状，无症状的时间可达数年至数十年。

（3）多数人肥胖、体重增加、食欲好、精神体力与正常人并无差别，偶有疲乏无力，个别患者可出现低血糖。

（4）患者多在检查身体中被发现。

（5）随着病程延长，血糖逐渐升高，可出现糖尿病慢性并发症。

三、诊断依据

（一）实验室诊断指标及其他检查

（1）尿糖测定。尿糖阳性是诊断糖尿病的重要线索。但尿糖阳性只是提示血糖值超过肾糖阈（大约为 10 mmol/L），因而尿糖阴性不能排除糖尿病可能。

（2）血糖测定和口服葡萄糖耐量试验。血糖升高是诊断糖尿病的主要依据，又是判断糖尿病病情和控制情况的主要指标。当血糖高于正常范围而又未达到诊断糖尿病标准时，须进行口服葡萄糖耐量试验（Oral Glucose Tolerance Test，OGTT）。

（3）糖化血红蛋白（HbAlc）和糖化血清蛋白测定。HbAlc 是葡萄糖与血红蛋白的氨基发生非酶催化反应的产物，其量与血糖浓度呈正相关。正常人 HbAlc 占血红蛋白总量的 3％～6％，血糖控制不良者 HbAlc 升高，并与血糖升高的程度和持续时间相关。由于红细胞在血循环中的寿命约为 120 天，因此 HbAlc 反映患者近 8～12 周平均血糖水平。血清蛋白质同样也可与葡萄糖发生非酶催化的糖化反应而形成果糖胺（fructosamine，FA），其形成的量也与血糖浓度和持续时间相关，反映患者近 2～3 周内平均血糖水平，为糖尿病患者近期病情监测的指标。

（4）胰岛素释放试验。正常人空腹基础血浆胰岛素为 35～145 pmol/L，口服 75 g 无水葡萄糖（或 100 g 标准面粉制作的馒头）后，血浆胰岛素在 30～60 min 上升至高峰，峰值为基础值的 5～10 倍，3～4 h 恢复到基础水平，本试验反映基础和葡萄糖介导的胰岛素释放功能。

（5）C 肽释放试验。方法同上，正常人空腹基础值不小于 400 pmol/L，高峰时间同上，峰值为基础值的 5～6 倍，也反映基础和葡萄糖介导的胰岛素释放功能。

（6）其他检测 β 细胞功能的方法。如静脉注射葡萄糖-胰岛素释放试验和高糖钳夹试验可了解胰岛素释放第一时相；胰高血糖素-C 肽刺激试验和精氨酸刺激试验可了解非糖介导的胰岛素分泌功能等。

（7）并发症检查。急性严重代谢紊乱时的酮体、电解质、酸碱平衡检查，心、肝、肾、脑、眼科、口腔以及神经系统的各项辅助检查等。

（二）临床诊断线索

（1）三多一少症状。

（2）以糖尿病各种急、慢性并发症或伴发病首诊的患者。

（3）高危人群：有糖调节受损史；年龄≥45 岁；超重或肥胖；2 型糖尿病患者的一级亲属；有巨大儿生产史或妊娠糖尿病史；有多囊卵巢综合征；长期接受抗抑郁症药物治疗等。

四、糖尿病的控制指标

表 9.1　糖尿病患者血糖测定的主要指标　　　　单位：mmoL/L(mg/dL)

测定指标	理想控制	较好控制	一般控制	未能控制
空腹血糖（FPG）	<6.1(110)	<7.2(130)	<8.3(150)	>8.3
餐后 2 h 血糖	<7.2(130)	<8.3(150)	<10.0(180)	>10.0
糖化血红蛋白（HbAlc）	<6%	6.5%～7.5%	<8%	>10%
血浆胆固醇（TC）	<5.16(200)	<5.93(230)	<6.45(250)	>6.45
血浆甘油三酯	<1.24(110)	<1.47(130)	<1.70(150)	>1.70
高密度脂蛋白（HDL-C）	>1.60	>0.90(25)	<0.90(25)	<1.0

第三节　糖尿病的治疗

一、治疗目标

（1）使患者的糖、脂肪、蛋白质、水、盐及酸碱代谢保持平衡，避免糖尿病的急性并发症的发生。具体来说，就是使糖尿病患者的血糖、血蛋白质、血脂值以及血液中的水、盐分和酸碱度都维持在基本正常的水平,不发生糖尿病酮症酸中毒、高渗性非酮症糖尿病昏迷等急性并发。

（2）避免糖尿病患者慢性并发症的发生,或者延缓慢性并发症的进展,尽量减轻这些并发症所造成的失明、尿毒症、肢体残废和过早死亡。

（3）使糖尿病儿童及青少年维持正常的生长发育和学习能力,所有糖尿病患者保持充沛的精力和体力,有从事正常工作和进行日常活动的能力,享受和非糖尿病者同样的高质量生活和基本相同的寿命。临床治疗研究发现,糖尿病的预期治疗目标以现在的医疗水平是完全可以做到的。

二、治疗原则

（1）糖尿病的教育与心理治疗。主要目的是让糖尿病患者真正了解糖尿病,知道如何对待和处理糖尿病。

（2）糖尿病的饮食治疗。糖尿病患者的饮食影响疾病的控制和治疗作用,糖尿病患者做到合理用餐,可以给糖尿病的其他治疗手段奠定基础。

（3）糖尿病的运动治疗。糖尿病患者做适量的运动,可以保持血糖水平的正常和身体的健美。适合糖尿病患者的运动是"有氧运动",即能增强体内氧气的吸入、运送及利用的耐久性运动,其特点是强度低、时间长、不中断、有节奏。与此相反的"无氧运动"则不适宜糖尿病患者,如高强度的剧烈运动。

（4）糖尿病的药物治疗。在单纯饮食及运动治疗不能让血糖维持基本正常水平时,需要适当选用口服降糖药及胰岛素,并根据临床需要,服用降脂、降压及其他药物,使患者维持全面正常的状态。

（5）糖尿病的病情检测。患者需要定期做血、尿各项指标,心电图以及眼底、神经传导速度等的检查,以判断病情的发展情况,指导治疗。

只要认真掌握好这五条原则,糖尿病患者病情可以得到良好的控制,可以有效避免急性或是慢性并发症的发生和发展。

三、治疗方法

（一）非药物治疗

1. 教育

教育糖尿病患者懂得糖尿病的基本知识,比如如何控制糖尿病,控制好糖尿病对健康的益处,树立战胜疾病的信心。

2. 自我监测血糖

随着小型快捷血糖测定仪的逐步普及,患者可以根据血糖水平随时调整降血糖药物的剂量。1型糖尿病进行强化治疗时每天至少监测4次血糖（三餐前和晚睡前）,血糖不稳定时要监测8次（三餐前后、晚睡前和凌晨3:00）。强化治疗时空腹血糖应控制在7.2 mmol/L以下,餐后2 h血糖小于10 mmol/L,HbA1c小于7%。2型糖尿病患者自我监测血糖的频度可适当减低。

3. 运动治疗

增加体力活动可改善机体对胰岛素的敏感性,降低体重,减少身体脂肪量,增强体力,提高工作能力和生活质量。运动的强度和时间长短应根据患者的总体健康状况来定,找到适合患者的运动量和患者感兴趣的项目。运动形式可多样,如散步、快步走、健美操、跳舞、打太极拳、跑步、游泳等。

4. 饮食治疗

饮食治疗是各种类型糖尿病治疗的基础,一部分轻型糖尿病患者单用饮食治疗就可控制病情。

(1)总热量。总热量的需要量要根据患者的年龄、性别、身高、体重、体力活动量、病情等综合因素来确定。首先要算出每个人的标准体重,可参照下述公式:标准体重(kg)=身高(cm)−105 或标准体重(kg)=(身高(cm)−100)×0.9;女性的标准体重应再减去 2 kg。也可根据年龄、性别、身高查表获得。算出标准体重后再依据每个人日常体力活动情况来估算出每千克标准体重热量需要量。

根据标准体重计算出每日所需要热卡量后,还要根据患者的其他情况作相应调整。儿童、青春期少年、哺乳期妇女、营养不良者、消瘦者以及有慢性消耗性疾病者应酌情增加总热量。肥胖者要严格限制总热量和脂肪含量,给予低热量饮食,每天总热量不超过 1500 kcal,一般以每月降低 0.5~1.0 kg 为宜,待接近标准体重时,再按前述方法计算每天总热量。另外,年龄大者较年龄小者需要热量少,成年女子比男子所需热量要少一些。

(2)碳水化合物。碳水化合物每克产热 4 kcal,是热量的主要来源,现认为碳水化合物应占饮食总热量的 55%~65%。根据我国人民生活习惯,可进主食(米或面)250~400 g,可作如下初步估计,休息者每天主食 200~250 g,轻度体力劳动者 250~300 g,中度体力劳动者 300~400 g,重体力劳动者 400 g 以上。

(3)蛋白质。蛋白质每克约产热量 4 kcal。占总热量的 12%~15%。蛋白质的需要量为成人每千克体重约 1 g。对于儿童、孕妇、哺乳期妇女、营养不良者、消瘦者、有消耗性疾病者,宜增加至每千克体重 1.5~2.0 g。糖尿病肾病者应减少蛋白质摄入量,每千克体重 0.8 g,若已有肾功能不全,应摄入高质量蛋白质,摄入量应进一步减至每千克体重 0.6 g。

(4)脂肪。脂肪的能量较高,每克产热量 9 kcal。约占总热量 25%,一般不超过 30%,每日每千克体重 0.8~1 g。动物脂肪主要含饱和脂肪酸,植物油中含不饱和脂肪酸多。糖尿病患者易患动脉粥样硬化,应以植物油为主,更有利于控制血总胆固醇及低密度脂蛋白胆固醇水平。

(二)药物治疗

在糖尿病患者的治疗中,单靠运动、饮食、日常护理可能不能很好地控制病情,需要结合药物治疗。以下为常用药物介绍。

1. 口服药物

(1)磺脲类。最早应用的口服降糖药之一,主要通过刺激胰岛素分泌而发挥作用,一般情况下餐前 30 min 服药。

禁忌证:① 严重肝肾功能不全;② 合并严重感染,创伤及大手术期间;③ 糖尿病酮症、酮症酸中毒期间;④ 妊娠期;⑤ 对磺脲类药物过敏或出现明显不良反应。

（2）双胍类。通过减少肝脏葡萄糖的输出和改善外周胰岛素抵抗而降低血糖。降糖作用肯定，低血糖发生风险低，具有降糖作用以外的心血管保护作用，如调脂、抗血小板凝集等。

禁忌证：① 严重肝、肾、心、肺疾病，消耗性疾病，营养不良，缺氧性疾病；② 糖尿病酮症，酮症酸中毒；③ 伴有严重感染、手术、创伤等应激状况；④ 妊娠期。

不良反应：最常见为恶心、呕吐、食欲下降、腹痛、腹泻，发生率可达20%。为避免这些不良反应，应在餐中或餐后服药。罕见的严重不良反应是在做造影检查使用碘化造影剂从而诱发乳酸性酸中毒，应暂时停用二甲双胍。对于有严重心、肝、肺、肾功能不良的患者，不推荐使用。

（3）葡萄糖苷酶抑制剂。通过抑制小肠黏膜上皮细胞表面的糖苷酶，延缓碳水化合物的吸收，从而降低餐后血糖，故适宜单纯餐后血糖升高的患者。餐前即服或与第一口饭同服，且膳食中必须含有一定的碳水化合物（如大米、面粉等）时才能发挥效果。

不良反应：α-糖苷酶抑制剂的常见不良反应为胃肠道反应。单独服用本类药物通常不会发生低血糖；合用α-糖苷酶抑制剂的患者如果出现低血糖，治疗时需使用葡萄糖、蜂蜜、蔗糖或淀粉类食物纠正低血糖的效果差。

（4）噻唑烷二酮。为胰岛素增敏剂，通过增加外周组织对胰岛素的敏感性、改善胰岛素抵抗而降低血糖，并能改善与胰岛素抵抗有关的多种心血管危险因素。

不良反应：单独使用时不导致低血糖，但与胰岛素或与胰岛素促泌剂联合使用时可增加发生低血糖的风险。体重增加和水肿是该类药物的常见副作用，这种副作用在与胰岛素联合使用时表现更加明显。该类药物应用过程中须密切注意肝功能。

（5）甲基甲胺苯甲酸衍生物。非磺脲类胰岛素促分泌剂，起效快、作用时间短，对餐后血糖有较好效果，故又称为餐时血糖调节剂。该类药物需进餐前服用。

不良反应：常见副作用是低血糖和体重增加，但低血糖的发生频率和程度较磺脲类药物轻。

表9.2　常用降糖药（不含胰岛素）

化学名	适用	禁忌	不良反应	注意事项
格列本脲	单用饮食控制疗效不满意的轻、中度2型糖尿病	1. 胃肠道不适、发热、皮肤过敏及低血糖症状，减量或停药 2. 肝功能不全者慎用 3. 严重代偿失调性酸中毒、糖尿病性昏迷、肾功能不全、糖尿病酮症以及青年、儿童患者和妊娠者不宜应用 4. 轻度利尿作用 5. 胰岛素依赖型糖尿病合并急性并发症、妊娠及肝肾功能不良者禁用	1. 偶见腹或胃部不适，发热，皮肤过敏，低血糖，应减量或停药 2. 有胃肠道不适、发热、皮肤过敏、血象改变等 3. 可引起血小板减少性紫癜，过敏性血管炎。有肝脏毒性，且与用药剂量相关 4. 少见的为无黄疸性或细胞溶解性肝炎、胆汁淤积型黄疸，其症状易于与病毒性肝炎混淆	剂量不当，会产生严重的低血糖反应，特别是服用过量时，有致死的危险

化学名	适用	禁忌	不良反应	注意事项
格列吡嗪	单用饮食控制治疗未能达到良好效果的轻、中度非胰岛素依赖型患者	1. 对该品过敏者禁用 2. 对大多数胰岛素依赖型糖尿病、有酮症倾向、合并严重感染及伴有肝肾功能不全者禁用	1. 少数患者可出现轻度恶心,头晕。个别病例有低血糖、恶心、呕吐、腹泻、腹痛、头痛等症状 2. 个别患者会发生暂时性皮疹,偶见低血糖症。 3. 若服药期间饮酒,可能发生潮红、心悸等反应	格列吡嗪有肝脏毒性,且与剂量相关
格列吡嗪控释片	2型糖尿病患者的高血糖及其相关症状;单独饮食治疗未能控制的高血糖	1. 已知对本品中任何成分过敏者 2. 1型糖尿病患者,伴或不伴昏迷的糖尿病酮症酸中度患者,这种情况应使用胰岛素治疗	1. 低血糖 2. 胃肠道:腹痛 3. 肝胆:罕有关于格列吡嗪的伴有黄疸的胆汁淤积性和肝细胞性肝损伤的报告,对于此类事件,应停用本品	1. 应告知患者本品须整片吞服,不能嚼碎、分开和碾碎。患者不必担心在粪便中偶然出现类似药片样的东西,本品包裹于不吸收的外壳内,这种设计的目的是使药物缓慢释放以使人体吸收。当这一过程结束后,药片的空壳就会排出体外 2. 应告知患者服用本品潜在危险性和益处以及其他可供选择的治疗方法。还应告知患者坚持饮食治疗、规律运动和定期检测尿糖和(或)血糖的重要性 3. 应向患者及家属解释低血糖的危险性、症状和治疗以及可能诱发低血糖的情况,还应告知患者药物的原发和继发失效 4. 妊娠期间,只有当潜在的益处超过对胚胎的潜在危险时,方可使用格列吡嗪。妊娠期间使用格列吡嗪,应在预产期前至少一个月停用

化学名	适用	禁忌	不良反应	注意事项
格列齐特	单用饮食控制疗效不满意的轻、中度非胰岛素依赖型糖尿病；成年后发病单用饮食控制无效的，且无酮症倾向的轻、中型糖尿病	1. 妊娠妇女禁用 2. 服用本药期间应经常检查血象 3. 肾功能不良者慎用 4. 幼年型糖尿病、伴有酮症糖尿病、糖尿病性昏迷等，均需要注射胰岛素，不能单独应用本品 5. 对磺酰脲类药过敏者禁用 6. 严重肝肾功能不全者禁用	1. 偶有轻度恶心、呕吐、上腹痛、便秘、腹泻、红斑、荨麻疹、血小板减少、粒细胞减少、贫血等，大多数于停药后消失 2. 2型糖尿病患者在发生感染、外伤、手术等应激情况下及酮症酸中毒和非酮症高渗性糖尿病昏迷时，应改用胰岛素治疗	1. 2型糖尿病患者在发生感染、外伤、手术等应激情况下及酮症酸中毒和非酮症高渗性糖尿病昏迷时，应改用胰岛素治疗 2. 不适用于1型糖尿病患者 3. 与非甾体类抗炎药（特别是水杨酸盐）、磺胺类抗菌药、双香豆素类抗凝药、单胺氧化酶抑制剂、受体阻滞剂、苯二氮、四环素、氯霉素、双环己乙哌啶、氯贝丁酯、乙醇等药合用时，剂量应减少，以免发生低血糖反应 4. 与抗凝血类药物合用时，应经常作有关凝血检查。本药剂量过大、进食过少或剧烈运动时，应注意防止低血糖反应
格列齐特缓释片	单用饮食疗法，运动治疗和减轻体重不足以控制血糖水平的成人非胰岛素依赖型糖尿病（2型）	1. 已知对格列齐特或其中某一种赋形剂、其他磺脲类、磺胺类药物过敏；Ⅰ型糖尿病；糖尿病昏迷前期，糖尿病酮症酸中毒；严重肾或肝功能不全；对这些病例建议应用胰岛素 2. 应用咪康唑治疗者 3. 哺乳期	1. 罕见的不良反应：皮肤和皮下反应：皮疹，瘙痒，荨麻疹，红斑，斑丘疹，起泡。其他磺脲类药物，极少数病例有过敏性结节性脉管炎 2. 血液疾病：极罕见，包括贫血，白细胞减少，血小板减少，粒细胞减少等。治疗停止时消失 3. 肝-胆障碍：肝酶水平增高，肝炎（罕见），如有胆汁瘀积性黄疸出现，中止治疗。这些症状于中断治疗后一般都会消失 4. 视力障碍：暂时性视力障碍，可能因为开始治疗时的血糖水平变化导致	低血糖可发生于应用磺脲类药物后，可能需要住院，并且葡萄糖滴注持续数天。必须小心选择患者及所用的剂量以及对患者解释低血糖的情况

化学名	适用	禁忌	不良反应	注意事项
格列喹酮	2型糖尿病伴肾功能不良者;60岁以上的老年糖尿病患者;用其他口服糖尿病药反复发生低血糖者;仅需用小量药物控制餐后的高血糖者;其他磺脲类降糖药疗效不佳者	1. 1型糖尿病 2. 糖尿病昏迷或昏迷前期 3. 糖尿病合并酸中毒或酮症 4. 对磺胺类药物过敏者 5. 妊娠、哺乳期及晚期尿毒症患者	1. 改用本品时如未按时进食或过量用药都可以引起低血糖 2. 若发生低血糖,一般只需进食糖、糖果或甜饮料即可纠正,如仍不见效,应立即就医。少数严重者可静脉给葡萄糖 3. 胃肠反应一般为暂时性的,随着治疗继续而消失,一旦有皮肤过敏反应,应停用本品,代之以其他降糖药或胰岛素 4. 孕妇及哺乳期妇女不宜使用	1. 糖尿病患者合并肾脏疾病,肾功能轻度异常时,尚可使用。但是当有严重肾功能不全时,则应改用胰岛素治疗为宜 2. 治疗中若有不适,如低血糖、发热、皮疹、恶心等应从速就医
格列美脲	控制饮食、运动疗法及减轻体重均不能充分控制血糖的2型糖尿病	1. 对格列美脲、其他磺脲类、其他磺胺类或本品中任何成分过敏者 2. 妊娠期妇女 3. 哺乳期妇女 4. 1型糖尿病、糖尿病昏迷,酮症酸中毒患者 5. 还未积累关于重度肝功能损伤患者和透析患者使用格列美脲分散片的经验,对于重度肝功能损伤患者应改用胰岛素,更重要的是达到最佳代谢控制	1. 在治疗的最初几周,低血糖的风险可能增加。易发生低血糖的因素包括:不愿或者无能力合作(多见于老年患者);营养不良,进食时间不规律或漏用餐,饮食改变;体力消耗和碳水化合物的摄入之间不平衡;使用酒精性饮料,尤其在不进餐的情况下;肾功能损害;严重肝功能损害 2. 暂时性的视觉损害; 3. 胃肠道紊乱:偶尔可能发生胃肠道症状,如恶心、呕吐和腹泻,上腹压迫感或饱胀感和腹痛	在应激情况下(例如,外伤、手术、热性感染)血糖调节可能不理想,为保持良好的代谢控制,可能有必要临时改用胰岛素
二甲双胍	单纯饮食控制及体育锻炼治疗无效的2型糖尿病,特别是肥胖的2型糖尿病;与胰岛素合用,可减少胰岛素用	对本品过敏者、糖尿病酮症酸中毒、肝及肾功能不全(血清肌酐超过1.5 mg/dL)、肺功能不全、心力衰竭、急性心肌梗死、严重感染和外伤、重大手术以及临床有低	1. 偶见恶心、呕吐、腹泻、腹痛、腹胀、消化不良、乏力等 2. 偶有疲倦、体重减轻、头痛、头晕、味觉异常、皮疹、寒战、流感样症状、心悸、潮红等现象	本品与磺酰脲类药物、胰岛素合用时,可引起低血糖。服用本品时应尽量避免饮酒。易导致低血糖或乳酸酸中毒。肝功能不良者慎用

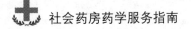

化学名	适用	禁忌	不良反应	注意事项
二甲双胍	量,防止低血糖发生	血压和缺氧情况、酗酒、维生素 B_{12}、叶酸缺乏者、合并严重糖尿病肾病、糖尿病眼底病变者、妊娠及哺乳期妇女禁用	3. 罕见乳酸性酸中毒,表现为呕吐、腹痛、过度换气、意识障碍。既往有乳酸酸中毒史者及老年患者慎用 4. 发热、昏迷、感染等应激状态,外科手术和使用含碘造影剂做检查时,应暂时停止服用本品,因可能导致急性肾功能恶化	
二甲双胍缓释片	适用于单用饮食和运动治疗不能获良好控制的 2 型糖尿病患者	1. 2 型糖尿病伴有酮症酸中毒、肝及肾功能不全(血清肌酐超过 1.5 mg/dL)、肺功能不全、心力衰竭、急性心肌梗死、严重感染和外伤、重大手术以及临床有低血压和缺氧情况 2. 糖尿病合并严重的慢性并发症(如糖尿病肾病、糖尿病眼底病变) 3. 进行放射性造影检查时	部分患者口服本品后有胃肠道不适,如恶心、呕吐、腹痛、腹泻、便秘、腹涨、消化不良、胃灼热,以及头晕、头痛、流感样症状、味觉异常、肌肉疼痛、低血压、心悸、潮红、寒战、胸部不适、皮疹、乏力、疲倦等	1. 本品禁止嚼碎口服,应整片吞服,并在进食时或餐后服用 2. 1 型糖尿病不应单独应用本品(可与胰岛素合用) 3. 用药期间须经常检查空腹血糖、尿糖及尿酮体,定期测血肌酐、血乳酸浓度 4. 本品与胰岛素合用会增强降血糖作用,故应调整剂量 5. 本品与磺酰脲类药物合用时,可引起低血糖,应监测患者血糖情况 6. 本品与乙醇同服时会增强盐酸二甲双胍对乳酸代谢的影响,易导致乳酸性酸中毒发生,因此,服用本品时应尽量避免饮酒
阿卡波糖	胰岛素依赖型或非胰岛素依赖型的糖尿病	1. 对本品过敏者禁用 2. 孕妇及哺乳期禁用 3. 患肠炎、肠梗阻、肌酐清除率低于 25 mL/min 者、18 岁以下患者、肝肾功能不全、腹部手术史的患者禁用,因产气增加可使病情恶化	1. 胃肠道功能紊乱 2. 因糖类在小肠内分解及吸收障碍,而在结肠内由细菌作用于未吸收的糖类而导致胃肠胀气,如腹胀、腹泻和腹痛 3. 有报道本品可引起肝细胞性肝损伤	1. 定期检查肝功能,并避免大剂量用药 2. 本品抑制二糖水解,饮糖水和进食效果差

化学名	适用	禁忌	不良反应	注意事项
阿卡波糖			4. 伴有黄疸和转氨酶升高,停药可缓解 5. 过敏反应、皮肤反应少见 6. 如出现低血糖反应,应使用葡萄糖	
伏格列波糖	改善糖尿病餐后高血糖	1. 严重酮体症、糖尿病昏迷或昏迷前的患者 2. 严重感染的患者、手术前后的患者或严重创伤的患者 3. 对本品的成分有过敏史的患者	与其他糖尿病药物并用时出现低血糖,腹部胀满、肠排气增加,偶尔出现急性重型(暴发性)肝炎、伴随 AST(GOT)、ALT(GPT)等上升的严重肝功能障碍或黄疸(均小于 0.1%)	1. 下述患者应慎重用药: (1) 正在服用其他糖尿病药物的患者 (2) 有腹部手术史或肠梗阻史的患者 (3) 伴有消化和吸收障碍的慢性肠道疾病的患者 (4) 勒姆里尔德(Roemheld)综合征、重度疝气、大肠狭窄和溃疡等患者 (5) 严重肝障碍的患者 (6) 严重肾障碍的患者 2. 本品只用于已明确诊断为糖尿病的患者,对只进行糖尿病基本治疗即饮食疗法、运动疗法的患者,仅限于餐后 2 小时血糖值在 200 mg/dL(11.1 mmol/L)以上 3. 药物交付时,铝塑泡罩包装的药物应从铝塑罩薄板中取出后服用
米格列醇	治疗成人 2 型糖尿病	1. 对本品过敏者 2. 糖尿病酮症酸中毒者 3. 消化或吸收不良的慢性肠道疾病患者 4. 炎性肠病或其他使肠道产气增加的疾病 5. 肠梗阻	1. 代谢/内分泌系统:本品可影响糖原代谢,可能抑制肝糖原分解,空腹用药过量可能发生低血糖。根据本品的作用机制,空腹或餐后单独使用时都不应引起低血糖,但与磺酰脲类药	1. 本品宜在每次正餐开始时服用 2. 发生低血糖时,宜口服葡萄糖,不宜服用蔗糖,因本品可延迟蔗糖吸收 3. 在创伤、发热、感染、手术等应激情况下,本

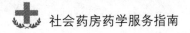

化学名	适用	禁忌	不良反应	注意事项
米格列醇		6. 本品不宜用于儿童	物或胰岛素联用,可能导致血糖浓度进一步降低,增加了发生低血糖症的可能 2. 消化系统:常见胃肠道反应,腹痛、腹泻、胃肠胀气的发生率可能与剂量正相关,继续治疗时,腹痛、腹泻多可缓解 3. 血液:有血清铁浓度降低、贫血的报道 4. 皮肤:皮疹多为一过性	品可能对降低血糖无效,必要时应使用胰岛素 4. 本品妊娠安全性分级为 B 级 5. 本品排泄至乳汁的浓度很低,对新生儿几乎没有影响的可能,但仍建议哺乳期妇女停止用药 6. 用药期间定期监测血糖,在开始治疗时,应监测餐后 1 h 血糖水平,定期监测 HbA1c 7. 慎用:血清肌酸酐浓度高于 2 mg/dL 患者慎用
瑞格列奈	饮食控制、降低体重与运动不能有效控制高血糖的 2 型糖尿病	对本品过敏者,1 型糖尿病,C 肽阴性糖尿病、伴随或不伴昏迷的糖尿病酮症酸中毒、严重肝功能或肾功能不全的患者,妊娠或哺乳妇女及 12 岁以下儿童禁用	可能发生低血糖,通常较轻微。腹痛、恶心罕见,腹泻、呕吐、便秘、视觉异常、肝脏异常非常罕见。发生皮肤过敏反应,如瘙痒、皮疹、荨麻疹。转氨酶指标升高,多数为轻度和暂时性	对衰弱和营养不良者应谨慎调整剂量,本品可影响服药者驾车和操作机器的能力
那格列奈	饮食、运动疗法和服用 α-葡萄糖苷酶抑制剂时不能控制的轻、中度非胰岛素依赖型(Ⅱ型)糖尿病的治疗	对本品过敏者、妊娠期妇女、重症感染、手术前后和严重外伤患者、糖尿病性昏迷和胰岛素依赖型糖尿病患者禁用	一般耐受性良好,偶见空腹感、冷汗、乏力、腹部胀满、腹痛、皮肤瘙痒等,个别病例出现乳酸、γ-GTP 和 GOT 升高等,程度大多轻微,疗程结束后即可消失	1. 严重肝肾功能不全者,应减量或慎用 2. 缺血性心脏病、脑下垂体和副肾上腺功能不全、腹泻、呕吐、营养不良患者慎用 3. 高龄患者和儿童慎用 4. 使用中定期检测血糖,在与其他降血糖药如胰岛素增敏剂、α-葡萄糖苷酶抑制剂等联合应用时注意调整使用剂量

化学名	适用	禁忌	不良反应	注意事项
米格列奈钙片	改善 2 型糖尿病患者餐后高血糖（仅限用于经饮食、运动疗法不能有效控制血糖的患者或在饮食、运动疗法的基础上加用 α-葡萄糖苷酶抑制剂后仍不能有效控制血糖的患者）	1. 严重酮症，糖尿病性昏迷或昏迷前期，1 型糖尿病患者（因必须输液及使用胰岛素迅速降低高血糖，所以不适于使用本品） 2. 严重感染，围手术期，重度外伤患者（因必须使用胰岛素迅速控制血糖，所以不适于使用本品） 3. 对本品成分有过敏史的患者 4. 妊娠妇女或有妊娠可能的妇女	1. 心肌梗死，出现异常时应立即终止使用，并作适当处理 2. 低血糖：可能发生低血糖症状（眩晕，饥饿感，颤抖，乏力，出冷汗，意识丧失等）。当出现低血糖症状时，可采取给予蔗糖，葡萄糖，或饮用富含葡萄糖的清凉饮料等适当处理措施。但是，在联合使用 α-葡萄糖苷酶抑制剂引起低血糖时，因 α-葡萄糖苷酶抑制剂会延迟二糖类的消化吸收，故不得给予蔗糖，而应采取给予葡萄糖等适当措施。此外，可考虑减量至每次 5 mg，并慎重给药 3. 肝功能不全，可能发生伴随 AST（GOT）、ALT（GPT）、γ-GTP 显著升高的肝功能不全，应密切观察，如出现异常应停止给药并采取适当处理措施	1. 本品可能导致低血糖症状，从事高空作业，汽车驾驶的患者使用时应注意 2. 本品给药过程中应定期检查血糖 3. 本品给药过程中存在需要停药或减量的情况，此外，还可能由于患者不重视或合并感染等因素导致效果不足或失效 4. 本品与胰岛素增敏剂（如盐酸吡格列酮）及双胍类制剂等合用的有效性及安全性尚未确立 5. 下列患者应慎用本品： （1）肝功能不全患者（有诱发低血糖的可能、有使肝功能不全患者的肝功能进一步恶化的可能） （2）肾功能不全患者（有诱发低血糖的可能） （3）以下患者或状态：缺血性心脏病患者（有报告发生心肌梗死）；脑垂体功能不全或肾上腺功能不全患者（有诱发低血糖的可能）；腹泻，呕吐等胃肠功能不全患者（有诱发低血糖的可能）；营养不良，饥饿，食物摄入量不足或身体虚弱（有诱发低血糖的可能）；剧烈运动（有诱发低血糖的可能）；过度饮酒者（有诱发低血糖的可能）；老年患者（老年患者通常生理机能低下）

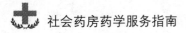

化学名	适用	禁忌	不良反应	注意事项
罗格列酮	其他降糖药无法达到血糖控制目标的 2 型糖尿病患者	1. 对本品过敏者 2. 有心衰病史或有心衰危险因素的患者 3. 有心脏病病史,尤其是缺血性心脏病病史的患者 4. 骨质疏松症或发生过非外伤性骨折病史的患者 5. 严重血脂紊乱的患者 6. 严重活动性肝病患者 7. 妊娠、哺乳期妇女以及 18 岁以下患者 8. 本品不宜用于 1 型糖尿病或糖尿病酮症酸中毒患者	肝功能异常、头晕、头痛、腹泻。本品可造成血浆容积增加和由前负荷增加引起的心脏肥大,诱发充血性心力衰竭。合并使用其他降糖药物时,有发生低血糖的风险。老年患者可能有轻中度水肿及轻度贫血	1. 心衰和心功能不全、水肿患者慎用,如用药应严密监测其心衰的症状和体征 2. 可使伴有胰岛素抵抗的绝经前期和无排卵型妇女恢复排卵,随着胰岛素敏感性的改善,女性患者有妊娠的可能 3. 老年患者可能有轻至中度水肿及轻度贫血。65 岁以上老年患者慎用
吡格列酮	单靠饮食和运动不能控制血糖的非胰岛素依赖型糖尿病(2 型)患者的治疗	对本品或制剂成分过敏的患者禁用	1. 血液:可出现贫血; 2. 心血管系统:可导致血容量增加,进而可因心脏前负荷增加而致心脏肥大 3. 单用本品时发生头痛 4. 代谢/内分泌系统:本品联用磺脲类抗糖尿病药治疗时,低血糖的发生率为 2% 5. 胃肠道:偶见腹部不适 6. 致肌痛	1. 本品只有在胰岛素存在的情况下才发挥抗高血糖的作用,因此,吡格列酮不适用于 1 型糖尿病患者或糖尿病酮症酸中毒的患者 2. 对有胰岛素抵抗的绝经前停止排卵的患者,用噻唑烷二酮类包括吡格列酮治疗,可导致重新排卵

2. 胰岛素治疗

胰岛素制剂有动物胰岛素、人胰岛素和胰岛素类似物。根据作用时间分为短效、中效和长效胰岛素,并已制成混合制剂。

(1) 1 型糖尿病。需要用胰岛素治疗,优先推荐使用胰岛素泵治疗。非强化治疗者每天注射 2～3 次,强化治疗者每天注射 4 次以上,但需经常调整剂量。

(2) 2 型糖尿病。口服降糖药失效者先采用联合治疗方式,方法为原用口服降糖药剂量不变,睡前 22:00 注射中效胰岛素或长效胰岛素类似物,一般每隔 3 天调整 1 次,目的为空腹血糖降到 4.9～8.0 mmol/L,无效者停用口服降糖药,改为胰岛素加口服药物的方式治疗。

胰岛素治疗的最常见不良反应为低血糖,这是由胰岛素过量所致,可出现饥饿感、出汗、心跳加快、焦虑、震颤等症状,严重者可引起昏迷、惊厥及休克,甚至死亡。一旦出现低血糖反应,轻者进食即可;重者需迅速静脉注入 50% 葡萄糖注射液 20~40 mL,继以静脉滴注 10% 葡萄糖注射液。低血糖在给予对症处理后,需要监测血糖,根据血糖监测结果再做进一步的处理。

胰岛素治疗也可能发生过敏情况,注射局部疼痛、硬结、皮疹为主,偶有全身性过敏反应如血清病、支气管痉挛、虚脱,严重者引起休克。过敏反应大多由制剂中杂质所致。

除此之外,胰岛素抵抗或胰岛素耐受性也是不良反应。糖尿病患者使用超过常用量的胰岛素而没有出现明显的低血糖反应,称为胰岛素抵抗。急性抵抗性是由并发感染、创伤、手术、情绪激动等应激状态所致。此时,需短时间内增加胰岛素附量达数百或数千单位。慢性抵抗性,产生的原因较为复杂,若体内产生了抗胰岛素抗体,可用免疫抑制剂控制症状,恢复患者对胰岛素的敏感性。若为胰岛素受体数量变化所致,如高胰岛素血症、老年、肥胖及尿毒症时,靶细胞膜上胰岛素受体数目减少抑或靶细胞膜上葡萄糖转运系统失常,此时换用其他动物胰岛素或改用高纯度胰岛素,并适当调整剂量常可有效。

第四节 糖尿病的并发症及其治疗

一、糖尿病的急性并发症

(一)糖尿病酮症酸中毒(DKA)

1. 概述

DKA(Diabetic ketoacidosis)是由于胰岛素严重缺乏和升糖激素不适当升高引起的糖、脂肪和蛋白代谢严重紊乱综合征,临床以高血糖、高血清酮体和代谢性酸中毒为主要表现。1 型糖尿病有发生 DKA 的倾向;2 型糖尿病亦可发生 DKA。DKA 的发生常有诱因,包括急性感染、胰岛素不适当减量或突然中断治疗、饮食不当、胃肠疾病、脑卒中、心肌梗死、创伤、手术、妊娠、分娩、精神刺激等。

2. 治疗

DKA 的治疗原则为尽快补液以恢复血容量、纠正失水状态,降低血糖,纠正电解质及酸碱平衡失调,同时积极寻找和消除诱因,防治并发症,降低病死率。对酮症者,需适当补充液体和胰岛素治疗,直到酮体消失。DKA 应按以下方法积极治疗。

(1)补液。能纠正失水,恢复血容量和肾灌注,有助于降低血糖和清除酮体。治疗中补液速度应先快后慢,第 1 小时输入生理盐水,速度为 15~20 mL/(kg/h)(一般成人 1.0~1.5 L)。补液速度取决于脱水程度、电解质水平、尿量等。要在第 1 个 24 h 内补足预估的液体丢失量。对有心、肾功能不全者,在补液过程中要监测血浆渗透压,并经常对患者心脏、肾脏、神经系统状况进行评估以防止补液过多。

(2)胰岛素。小剂量胰岛素连续静脉滴注方案已得到广泛认可,推荐采用连续胰岛素静脉输注 0.1 U/(kg・h),但对于重症患者,可采用首剂静脉注射胰岛素 0.1 U/kg,随后以 0.1 U/(kg・h)速度持续输注。若第 1 小时内血糖下降不足 10%,或有条件监测血清酮体时,血清酮体下降速度<0.5 mmoL/(L・h),且脱水已基本纠正,则增加胰岛素剂量 1 U/h。当 DKA 患者血糖降至 13.9 mmoL/L 时,应减少胰岛素输入量至 0.05~0.10 U/(kg・h),并开始给予 5%葡萄糖液,此后需要根据血糖来调整胰岛素给药速度和葡萄糖浓度,并需持续进行胰岛素输注直至 DKA 缓解。缓解标准参考如下:血糖<11.1 mmoL/L,血清酮体<0.3 mmoL/L,血清 HCO_3^- ≥15 mmoL/L,血 pH>7.3,阴离子间隙≤12 mmoL/L。不可完全依靠监测尿酮值来确定 DKA 的缓解,因尿酮在 DKA 缓解时仍可持续存在。

(3)纠正电解质紊乱。在开始胰岛素及补液治疗后,若患者的尿量正常,血钾低于 5.2 mmoL/L 即应静脉补钾,一般在每升输入溶液中加氯化钾 1.5~3.0 g,以保证血钾在正常水平。治疗前已有低钾血症,尿量≥40 mL/h 时,在补液和胰岛素治疗同时必须补钾。严重低钾血症可危及生命,若发现血钾<3.3 mmoL/L,应优先进行补钾治疗,当血钾升至 3.5 mmoL/L 时,再开始胰岛素治疗,以免发生心律失常、心脏骤停和呼吸肌麻痹。

(4)纠正酸中毒。DKA 患者在注射胰岛素治疗后会抑制脂肪分解,进而纠正酸中毒,一般认为无需额外补碱。但严重的代谢性酸中毒可能会引起心肌受损、脑血管扩张、严重的胃肠道并发症以及昏迷等严重并发症。指南推荐仅对 pH<7.0 的患者考虑适当补碱治疗。每 2 h 测定 1 次血 pH,直至其维持在 7.0 以上。治疗中加强复查,防止过量。

(5)去除诱因和治疗并发症。如休克、感染、心力衰竭和心律失常、脑水肿和肾衰竭等。

(二)高渗高血糖综合征(HHS)

1. 概述

HHS(Hyperosmolar Hyperglycemic Syndrome)是糖尿病的严重急性并发症之一,临床以严重高血糖而无明显酮症酸中毒、血浆渗透压显著升高、脱水和意识障碍为特征。

2. 治疗

主要包括积极补液,纠正脱水;小剂量胰岛素静脉输注控制血糖;纠正水、电解质和酸碱失衡以及去除诱因和治疗并发症。

(1)补液。24 h 总的补液量一般应为 100~200 mL/kg。推荐 0.9%氯化钠注射液作为首选。补液速度与 DKA 治疗相仿,第 1 小时给予 1.0~1.5 L,随后补液速度根据脱水程度、电解质水平、血渗透压、尿量等调整。治疗开始时应每小时检测或计算血有效渗透压[公式:2×([Na^+]+[K^+])(mmoL/L)+血糖(mmoL/L)],并据此调整输液速度以使其逐渐下降,速度为 3~8 mmoL/(kg・h)。当补足液体而血浆渗透压不再下降或血钠升高时,可考虑给予 0.45%氯化钠注射液。24 h 血钠下降速度应不超过 10 mmoL/L。HHS 患者补液本身即可使血糖下降,当血糖下降至 16.7 mmoL/L 时需补充 5%葡萄糖注射液,直到血糖得到控制。

(2)胰岛素。当单纯补液后血糖仍大于 16.7 mmoL/L 时,开始应用胰岛素治疗。使用原则与治疗 DKA 大致相同,以 0.1 U/(kg・h)持续静脉输注。当血糖降至 16.7 mmoL/L 时,应减慢胰岛素的滴注速度至 0.02~0.05 U/(kg・h),同时续以葡萄糖注射液静滴,并不断调整胰岛素用量和葡萄糖浓度,使血糖维持在 13.9~16.7 mmoL/L,直至 HHS 高血糖危象的表现消失。

(3)补钾。HHS 患者总体钾是缺失的,补钾原则与 DKA 相同。

(4) 抗凝治疗。HHS 患者发生静脉血栓的风险显著高于 DKA 患者,高钠血症及抗利尿激素分泌的增多可促进血栓形成。除非有禁忌证,建议患者住院期间接受低分子肝素的预防性抗凝治疗。

(5) 连续性肾脏替代治疗(Continuous Renal Replacement Therapy,CRRT)。早期给予 CRRT 治疗,能有效减少并发症的出现,减少住院时间,降低患者病死率,其机制为 CRRT 可以平稳有效地补充水分和降低血浆渗透压。另外,CRRT 可清除循环中的炎性介质、内毒素,减少多器官功能障碍综合征等严重并发症的发生。但 CRRT 治疗 HHS 仍是相对较新的治疗方案,还需要更多的研究以明确 CRRT 的治疗预后。

(6)其他治疗。包括去除诱因,纠正休克,防治低血糖和脑水肿。

二、糖尿病的慢性并发症

(一)糖尿病肾病

1. 概述

糖尿病肾病是指由糖尿病所致的 CKD。我国 20%～40% 的糖尿病患者合并糖尿病肾病,现已成为 CKD 和终末期肾病的主要原因。糖尿病肾病的危险因素包括年龄、病程、血压、肥胖(尤其是腹型肥胖)、血脂、尿酸、环境污染物等。

2. 治疗

(1) 改变不良生活方式。如合理控制体重、糖尿病饮食、戒烟及适当运动等。

(2) 营养。推荐蛋白摄入量约 $0.8\ g/(kg \cdot d)$,过高的蛋白摄入[如>$1.3\ g/(kg \cdot d)$]与蛋白尿升高、肾功能下降、心血管及死亡风险增加有关,低于 $0.8\ g/(kg \cdot d)$ 的蛋白摄入并不能延缓糖尿病肾病进展,对已开始透析患者,蛋白摄入量可适当增加。我国 2 型糖尿病伴白蛋白尿患者维生素 D 水平较低,补充维生素 D 或激活维生素 D 受体可降低尿白蛋白肌酐比值(Urive Albumin Creatiue Ratio,VACR),但能否延缓糖尿病肾病进展尚有争议。蛋白质来源应以优质动物蛋白为主,必要时可补充复方 α-酮酸制剂。

(3) 控制血糖。将血糖控制在正常范围内可延缓糖尿病肾病的发生和进展,推荐所有糖尿病肾病患者进行合理的降糖治疗。有研究显示,SGLT2 抑制剂有降糖之外的肾脏保护作用,GLP-1 受体激动剂亦可能延缓糖尿病肾病进展。部分口服降糖药物需要根据肾脏损害程度相应调整剂量。肾功能不全的患者可优选经肾脏排泄较少的降糖药,严重肾功能不全患者宜采用胰岛素治疗。

(4) 控制血压。合理的降压治疗可延缓糖尿病肾病的发生和进展,推荐大于 18 岁的非妊娠糖尿病患者血压控制在 140/90 mmHg 以下。对伴有白蛋白尿的患者,血压控制在 130/80 mmHg 以下可能获益更多。舒张压不宜低于 70 mmHg,老年患者舒张压不宜低于 60 mmHg。对糖尿病伴高血压且 UACR>300 mg/g 或 eGFR<60 mL/(min $\cdot$ 1.73 m^2)的患者,强烈推荐 ACEI 或 ARB 类药物治疗。对于这类患者,ACEI/ARB 类药物不仅减少心血管事件,而且延缓肾病进展,包括终末期肾病的发生。对伴高血压且 UACR30～300 mg/g 的糖尿病患者,推荐首选 ACEI 或 ARB 类药物治疗。对于这些患者,ACEI/ARB 类药物可延缓蛋白尿进展和减少心血管损伤,但减少终末期肾病发生的证据不足。对不伴高血压但 UACR≤30 mg/g 的糖尿病患者,使用 ACEI 或 ARB 类药物可延缓蛋白尿进展,但尚无证据

显示 ACEI/ARB 可带来肾脏终点事件(如终末期肾病)获益。有研究显示双倍剂量 ACEI/ARB 类药物,可能获益更多。治疗期间应定期随访 UACR、血清肌酐、血钾水平,调整治疗方案。用药两个月内血清肌酐升高幅度>30%常提示肾缺血,应停用 ACEI/ARB 类药物。临床研究显示对于血清肌酐≤265 μmol/L(3.0 mg/dL)的患者应用 ACEI/ARB 类药物是安全的。血清肌酐>265 μmol/L 时应用 ACEI/ARB 类药物是否有肾脏获益尚存争议。对不伴高血压、尿 UACR 和 eGFR 正常的糖尿病患者,ACEI/ARB 不能延缓肾病进展,且可能增加心血管风险,不推荐使用 ACEI 或 ARB 类药物进行糖尿病肾病预防。ACEI 和 ARB 对糖尿病肾病的作用类似,考虑到高钾血症和 eGFR 迅速下降风险,不推荐联合使用 ACEI 和 ARB 类药物。醛固酮受体拮抗剂可降低尿蛋白、延缓 eGFR 下降,但其存在升高血钾风险,且是否有肾脏终点事件获益尚需进一步验证。微循环扩张剂、抗纤维化类药物、中药提取物对糖尿病肾病的长期作用有待验证。

(5) 透析治疗和移植。当 eGFR<60 mL/(min·1.73 m²)时,应评估并治疗潜在的 CKD 并发症;当 eGFR<30 mL/(min·1.73 m²)时,应积极咨询肾脏专科,评估是否应当接受肾脏替代治疗。透析方式包括腹膜透析和血液透析,有条件的患者可行肾移植。

(二)糖尿病视网膜病变

1. 概述

糖尿病视网膜病变是糖尿病最常见的微血管并发症之一,也是处于工作年龄人群第一位的不可逆性致盲性疾病。糖尿病视网膜病变尤其是增殖期视网膜病变,是糖尿病特有的并发症,罕见于其他疾病。2 型糖尿病患者是其他眼部疾病早发的高危人群,这些眼病包括白内障、青光眼、视网膜血管阻塞及缺血性视神经病变等。存在微动脉瘤可作为鉴别糖尿病视网膜病变与糖尿病合并其他眼底病变的指标。糖尿病视网膜病变常与糖尿病、肾病同时伴发。糖尿病视网膜病变合并微量白蛋白尿可作为糖尿病、肾病的辅助诊断指标。糖尿病视网膜病变尿液特异性蛋白可能也有预测糖尿病肾病进展的作用。

2. 治疗

(1) 良好地控制血糖、血压和血脂可预防或延缓糖尿病视网膜病变的进展。

(2) 突发失明或视网膜脱离者需立即转诊眼科;伴有任何程度的黄斑水肿,重度非增殖性糖尿病视网膜病变及增殖性糖尿病视网膜病变的糖尿病患者,应转诊到对糖尿病视网膜病变诊治有丰富经验的眼科医师处。

(3) 激光光凝术适用于高危增殖性糖尿病视网膜病变患者及某些严重非增殖性视网膜病变。

(4) 体腔内注射抗血管内皮生长因子(Vascular Endothelial Growth Factor,VEGF)适用于威胁视力的糖尿病性黄斑水肿。

(5) 皮质激素局部应用也可用于威胁视力的糖尿病视网膜病变和黄斑水肿。

(6) 对于糖尿病性黄斑水肿,抗 VEGF 注射治疗比单纯激光治疗更具成本效益;但在增殖性糖尿病视网膜病变治疗中,抗 VEGF 治疗结果并不理想。

(7) 视网膜病变不是使用阿司匹林治疗的禁忌证,阿司匹林对视网膜病变没有疗效,但也不会增加视网膜出血的风险。

(8) 非诺贝特可减缓糖尿病视网膜病变进展,减少激光治疗需求。

(9) 轻中度的非增殖期糖尿病视网膜病变患者在控制代谢异常和干预危险因素的基础

上,可进行内科辅助治疗和随访。这些辅助治疗的循证医学证据尚不多。目前常用的辅助治疗包括抗氧化、改善微循环类药物,如羟苯磺酸钙。活血化瘀类中成药复方丹参、芪明颗粒和血栓通胶囊等也有糖尿病视网膜病变辅助治疗的相关报道。

(三)糖尿病神经病变

1. 概述

糖尿病神经病变是糖尿病最常见的慢性并发症之一,病变可累及中枢神经及周围神经,以后者多见。糖尿病神经病变的发生与糖尿病病程、血糖控制等因素相关,病程达 10 年以上者,易出现明显的神经病变临床表现。糖尿病中枢神经病变是指大脑、小脑、脑干、脊髓 1 级运动神经元及其神经纤维的损伤,另外还包括在脊髓内上行的感觉神经纤维的损伤。糖尿病周围神经病变(Diabetic Peripheral Neuropathy,DPN)是指周围神经功能障碍,包含脊神经、颅神经及植物神经病变,其中以远端对称性多发性神经病变(Distal Symmetric Polyneuropathy,DSPN)最具代表性。

2. 治疗

(1)针对病因治疗

血糖控制:积极严格地控制高血糖并保持血糖稳定是预防和治疗 DPN 的最重要措施。

神经修复:常用药物有甲钴胺、神经生长因子等。

其他:神经营养因子、肌醇、神经节苷脂和亚麻酸等。

(2)针对神经病变的发病机制治疗

抗氧化应激:通过抑制脂质过氧化,增加神经营养血管的血流量,增加神经 Na^+-K^+-ATP 酶活性,保护血管内皮功能。常用药物为硫辛酸。

改善微循环:周围神经血流减少是导致 DPN 发生的一个重要因素。通过扩张血管、改善血液高凝状态和微循环,提高神经细胞的血氧供应,可有效改善 DPN 的临床症状。常用药物为前列腺素 E1、贝前列素钠、西洛他唑、己酮可可碱、胰激肽原酶、钙拮抗剂和活血化瘀类中药等。

改善代谢紊乱:通过抑制醛糖还原酶、糖基化产物、蛋白激酶 C、氨基己糖通路、血管紧张素转化酶而发挥作用。常用药物为醛糖还原酶抑制剂,如依帕司他。

(3)疼痛管理

治疗痛性糖尿病神经病变的药物如下:① 抗惊厥药,包括普瑞巴林、加巴喷丁、丙戊酸钠和卡马西平等。普瑞巴林可以作为初始治疗药物,改善症状。② 抗抑郁药物,包括度洛西汀、阿米替林、丙米嗪和西酞普兰等。度洛西汀可以作为疼痛的初始治疗药物。③ 阿片类药物(曲马多和羟考酮)和辣椒素(capsaicn)等。由于具有成瘾性和发生其他并发症的风险较高,阿片类药物曲马多不推荐作为治疗 DSPN 疼痛的一、二线药物。

(4)自主神经病变的治疗

自主神经病变的治疗:① 考虑短期使用甲氧氯普胺等治疗糖尿病性胃轻瘫。② 勃起功能障碍的治疗。除了控制其他危险因素,如高血压和血脂异常外,主要治疗药物为磷酸二酯酶 5 型抑制剂。

3. 预防

良好的代谢控制,包括血糖、血压、血脂管理等是预防糖尿病神经病变发生的重要措施,

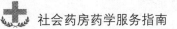

尤其是血糖控制至关重要。定期进行神经病变的筛查及评估,重视足部护理,降低足部溃疡的发生风险。

(四)糖尿病性下肢血管病变

1. 概述

下肢动脉病变是外周动脉疾病的一个组成成分,表现为下肢动脉的狭窄或闭塞。其主要病因是动脉粥样硬化,但动脉炎和栓塞等也可导致下肢动脉病变,因此糖尿病患者下肢动脉病变通常是指下肢动脉粥样硬化性病变(Lower Extremity Atherosclerotic Disease, LEAD)。LEAD 的患病率随年龄的增大而增加,糖尿病患者与非糖尿病患者相比,发生LEAD 的危险性增加 2 倍。

2. LEAD 的预防及治疗

(1) LEAD 的治疗目的。包括预防全身动脉粥样硬化疾病的进展,预防心血管事件,预防缺血导致的溃疡和肢端坏疽,预防截肢或降低截肢平面,改善间歇性跛行患者的功能状态。需要强调的是,由于多数有 LEAD 的糖尿病患者往往合并周围神经病变,这些患者常缺乏 LEAD 的临床症状,因此,医务人员对糖尿病患者常规进行 LEAD 筛查至关重要。

(2) 糖尿病性 LEAD 的预防。糖尿病患者教育可以预防 LEAD 发生。对于 LEAD 患者,可以改善患者的下肢运动功能,从而改善患者的身体状况。简要的心理干预可以改善患者的步行行为,增加无痛性行走距离,提高患者的生活质量。

糖尿病性 LEAD 的一级预防:筛查糖尿病性 LEAD 的高危因素,早期干预,即纠正不良生活方式,如戒烟,限酒,控制体重,严格控制血糖、血压、血脂,有助于防止或延缓 LEAD 的发生。年龄 50 岁以上的糖尿病患者,尤其是合并多种心血管危险因素者,都应该口服阿司匹林以预防心血管事件。对于阿司匹林过敏者或合并有溃疡者,可服用氯吡格雷。

糖尿病性 LEAD 的二级预防:对于有症状的 LEAD 患者,在一级预防的基础上,指导患者运动康复锻炼,时间至少持续 3～6 个月以及给予相应的抗血小板药物、他汀类调脂药、ACEI 及血管扩张药物治疗,可以改善患者的下肢运动功能。对于间歇性跛行患者尚需使用血管扩张药物。目前所用的血管扩张药主要有脂微球包裹前列地尔、贝前列素钠、西洛他唑、盐酸沙格雷酯、萘呋胺和己酮可可碱等。

糖尿病性 LEAD 的三级预防:主要针对慢性严重肢体缺血患者,即临床上表现为静息痛或缺血性溃疡,Fontaine's 分期在 3 期以上与 Rutherford's 分类在Ⅱ级 3 类以上者。由于严重肢体缺血,患者血管重建术后 3 年累积截肢或死亡率高达 48.8%,远高于间歇性跛行患者(12.9%),因此其治疗的最终目的是减轻缺血引起的疼痛,促进溃疡愈合,避免因肢体坏死而导致的截肢,提高生活质量。

(五)糖尿病足病

1. 概述

糖尿病足病是糖尿病最严重和治疗费用最高的慢性并发症之一,重者可以导致截肢和死亡。主要表现为足部溃疡、感染和(或)深部组织破坏。

2. 糖尿病足病的治疗

(1) 足溃疡感染的处理:糖尿病足感染必须通过临床诊断,以局部或全身的体征或炎症的症状为基础。在选择抗生素控制感染之前,应进行溃疡创面细菌培养和药敏试验,细菌培养方法可选择严格清创后的棉拭子及病理组织培养。在细菌培养和药敏试验结果未出来之前,可经验性地选择抗生素。抗生素的替换根据治疗后的临床效果判断,若临床效果明显,即使药敏试验结果对该抗生素耐药,也应该持续使用该抗生素,若临床效果不明显或无效,且药敏试验结果对该抗生素耐药,则根据药敏试验结果替换抗生素。对于未合并骨髓炎的足溃疡感染,抗生素治疗疗程 1～2 周,合并骨髓炎的感染,抗生素治疗疗程至少 4～6 周。如同时合并严重缺血,抗生素使用时间还需要适当延长 1～2 周。但是,如果及时手术去除感染的骨组织,抗生素使用可以减少到 2 周。

（2）足溃疡创面的处理:彻底的糖尿病足溃疡的清创,有利于溃疡愈合。目前研究证据表明,采用水凝胶清创较纱布敷料、外科清创或蛆虫清创更有利于溃疡愈合。当清创到一定程度后,可选择溃疡局部负压吸引治疗(Negative Pressure Wound Therapy,NPWT,包括真空辅助闭合及真空封闭引流),可促进肉芽生长和足溃疡的愈合。后来研究发现,改良负压吸引治疗(缓慢滴注的负压吸引治疗,NPWTi) 是更有希望的一种治疗慢性创面的辅助治疗手段,已有学者推荐其作为在糖尿病足溃疡标准治疗方法基础上的一种辅助治疗方法。当溃疡创面有新鲜肉芽组织出现,感染基本控制,可以选择生长因子和(或)自体富血小板凝胶治疗,可加速肉芽生长和足溃疡的愈合。当溃疡肉芽生长到一定程度且周边有上皮爬行时,可选择适当的敷料和(或)脱细胞真皮基质、皮肤替代物以及脱细胞生物羊膜治疗,促进溃疡愈合。

物理治疗:足溃疡创面高压氧治疗,有助于改善创面的炎症和微循环状况,促进创面愈合。

第十章 高 血 脂

第一节 高血脂的介绍

一、血脂异常的介绍

（一）血脂概述

血脂是血浆中甘油三酯、胆固醇和类脂的总称。正常的血脂范围是：① 血清总胆固醇 2.9～5.17 mmol/L；② 血清甘油三酯 0.56～1.7 mmol/L；③ 高密度脂蛋白胆固醇 0.94～2.0 mmol/L；④ 低密度脂蛋白胆固醇 2.07～3.12 mmol/L。

（二）血脂的代谢与血脂异常

脂质的摄入分为外源性和内源性两种。外源性是指通过摄入食物热量过多而引起的血脂代谢紊乱，通过饮食调节可以控制。内源性是指通过身体器官（肝脏、小肠脂肪组织）自身合成，完成内部的能量转换，自身形成的脂质，进而形成血脂代谢紊乱，通过饮食调节不能达到控制的目的。两种情况经常同时出现。血脂代谢发生紊乱，脂肪代谢（吸收、合成、排泄）或转运异常，血浆中一种或几种脂质浓度，包括血浆总胆固醇（Total Cholesterol，TC）、甘油三酯（triglyceride，TG）、低密度脂蛋白胆固醇（Low Density Lipoprotein Cholesterol，LDL-C）水平过高或血浆 LDL-C 水平过低。其与急性冠脉综合征（Acute Coronary Syndrome，ACS）和心脑血管疾病的发病率或病死率有极为密切的关系。

（三）血脂异常的分类

血脂异常通常指血清中胆固醇和（或）TG 水平升高，俗称高脂血症。实际上血脂异常也泛指包括低高密度脂蛋白胆固醇（High Density Lipoprotein Cholesterol，HDL-C）血症在内的各种血脂异常。血脂异常分类最简单的有病因分类和临床分类两种，最实用的是临床分类。

1. 血脂异常病因分类

（1）继发性高脂血症。继发性高脂血症是指由于其他疾病所引起的血脂异常。可引起血脂异常的疾病主要有：肥胖、糖尿病、肾病综合征、甲状腺功能减退症、肾功能衰竭、肝脏疾病、系统性红斑狼疮、糖原累积症、骨髓瘤、脂肪萎缩症、急性卟啉病、多囊卵巢综合征等。此外，某些药物如利尿剂、非心脏选择性 β 受体阻滞剂、糖皮质激素等也可能引起继发性血脂异常。

（2）原发性高脂血症。除了不良生活方式（如高能量、高脂和高糖饮食，过度饮酒等）与血脂异常有关，大部分原发性高脂血症是由于单一基因或多个基因突变所致。由于基因突变所致的高脂血症多具有家族聚集性，有明显的遗传倾向，特别是单一基因突变者，故临床上通常称为家族性高脂血症。

2. 血脂异常临床分类

从实用角度出发，血脂异常可进行简易的临床分类，详见表 10.1。

表 10.1 血脂异常的临床分类

分型	TC	TG	HDL-C	相当于 WHO 表型
高胆固醇血症	增高			Ⅱa
高甘油三酯血症		增高		Ⅳ、Ⅰ
高密度脂蛋白血症	增高			Ⅱa
混合型血脂异常	增高	增高		Ⅱb、Ⅲ、Ⅳ
低高密度脂蛋白血症			降低	Ⅴ

注：TC：总胆固醇；TG：甘油三酯；HDL-C：高密度脂蛋白胆固醇；WHO：世界卫生组织

二、高脂血症的定义

血浆中一种或几种脂质高于正常值时称为高脂血症。临床上可将高脂血症分为高胆固醇血症、高甘油三酯血症、混合型高脂血症和低高密度脂蛋白血症。

由于脂质不溶或微溶于水，在血浆中与蛋白质结合以水溶性脂蛋白形式存在，因此，高脂血症常为高脂蛋白血症的反映。与脂质结合的蛋白质称为载脂蛋白（Apoprotein，Apo），Apo 分为 A、B、C、D、E 五类。应用超速离心或电泳的方法可将血浆脂蛋白分为五大类：乳糜微粒（Chylomicron，CM）、极低密度脂蛋白（Very-low-density Lipoprotein，VLDL）、中间密度脂蛋白（Intermediate-density Lipoprotein，IDL）、低密度脂蛋白（Low-density Lipoprotein，LDL）和高密度脂蛋白（High-density Lipoprotein，HDL）。已有充分证据表明，LDL、IDL 增高有明显的致动脉粥样硬化作用，CM、VLDL 为富含 TG 的脂蛋白，某些富含 TG 的脂蛋白也可导致动脉粥样硬化。HDL 通过逆运转胆固醇机制，有抗动脉粥样硬化的作用。

第二节 高血脂的临床诊断

一、诊断项目

临床上血脂检测的基本项目为 TC、TG、LDL-C 和 HDL-C。其他血脂项目如 Apo A1、Apo B 和 Lp(a) 的临床应用价值也日益受到关注。

1. 总胆固醇

TC 是指血液中各种脂蛋白所含胆固醇之总和。影响 TC 水平的主要因素有：

（1）年龄与性别。TC 水平常随年龄而上升，但 70 岁后不再上升甚或有所下降，中青年女性低于男性，女性绝经后 TC 水平较同年龄男性高。

（2）饮食习惯。长期摄入高胆固醇、高饱和脂肪酸的食物可使 TC 升高。

（3）遗传因素。与脂蛋白代谢相关酶或受体基因发生突变，是引起 TC 显著升高的主要原因。

TC 对动脉粥样硬化性疾病的危险评估和预测价值比 LDL-C 精准。利用公式计算非-HDL-C 和 VLDL-C 时，必需检测 TC。

2. 甘油三酯

TG 水平受遗传和环境因素的双重影响，与种族、年龄、性别以及生活习惯（如饮食、运动等）有关。与 TC 不同，TG 水平个体内及个体间变异大，同一个体 TG 水平受饮食影响不同。

受时间等因素的影响，同一个体在多次测定时，TG 值可能有较大差异。人群中血清 TG 水平呈明显正偏态分布。

TG 轻至中度升高常反映 VLDL 及其残粒（颗粒更小的 VLDL）增多，这些残粒脂蛋白由于颗粒变小，可能具有直接致动脉粥样硬化作用。但多数研究提示，TG 升高很可能是通过影响 LDL 或 HDL 的结构而具有致动脉粥样硬化作用。调查资料表明，血清 TG 水平轻至中度升高者患冠心病的危险性增加。当 TG 重度升高时，常可伴发急性胰腺炎。

3. 低密度脂蛋白胆固醇

胆固醇占 LDL 比重的 50% 左右，故 LDL-C 浓度基本能反映血液 LDL 总量。影响 TC 的因素均可同样影响 LDL-C 水平。LDL-C 增高是动脉粥样硬化发生、发展的主要危险因素。LDL 通过血管内皮进入血管壁内，在内皮下层滞留的 LDL 被修饰成氧化型 LDL（Oxidized Low-density Lipoprotein，Ox-LDL），巨噬细胞吞噬 Ox-LDL 后形成泡沫细胞，后者不断增多、融合，构成动脉粥样硬化斑块的脂质核心。动脉粥样硬化病理虽表现为慢性炎症性反应特征，但 LDL 很可能是这种慢性炎症始动和维持的基本要素。一般情况下，LDL-C 与 TC 相平行，但 TC 水平也受 HDL-C 水平影响，故最好采用 LDL-C 作为动脉粥样硬化性心血管疾病（Atherosclerotic Cardiovascular Disease，ASCVD）危险性的评估指标。

4. 高密度脂蛋白胆固醇

HDL 能将外周组织如血管壁内胆固醇转运至肝脏进行分解代谢，即胆固醇逆转运，可减少胆固醇在血管壁的沉积，起到抗动脉粥样硬化作用。因为 HDL 中胆固醇含量比较稳定，故目前多通过检测其所含胆固醇的量，间接了解血中 HDL 水平。

HDL-C 高低也明显受遗传因素影响。严重营养不良者，伴随血清 TC 明显降低，HDL-C 也低下。肥胖者 HDL-C 大多偏低；吸烟可使 HDL-C 下降；糖尿病、肝炎和肝硬化等疾病状态可伴有低 HDL-C；高 TG 血症患者往往伴有低 HDL-C。而运动和少量饮酒会使 HDL-C 升高。大量的流行病学资料表明，血清 HDL-C 水平与 ASCVD 发病危险呈负相关。

5. 载脂蛋白 A1

正常人群血清 Apo A1 水平多在 1.2～1.6 g/L 范围内，女性略高于男性。HDL 颗粒的蛋白质成分，即载脂蛋白约占 50%，蛋白质中 Apo A1 占 65%～75%，而其他脂蛋白中 Apo A1 极少，所以血清 Apo A1 可以反映 HDL 水平，与 HDL-C 水平呈明显正相关，其临床意义也大体相似。

6. 载脂蛋白 B

正常人群中血清 Apo B 多在 0.8~1.1 g/L 范围内。正常情况下,每一个 LDL、IDL、VLDL 和 Lp(a)颗粒中均含有 1 分子 Apo B,因 LDL 颗粒占绝大多数,大约 90% 的 Apo B 分布在 LDL 中。Apo B 有 Apo B48 和 Apo B100 两种,前者主要存在于 CM 中,后者主要存在于 LDL 中。除特殊说明外,临床常规测定的 Apo B 通常指的是 Apo B100。

血清 Apo B 主要反映 LDL 水平,与血清 LDL-C 水平呈明显正相关,两者的临床意义相似。在少数情况下,可出现高 Apo B 血症而 LDL-C 浓度正常的情况,提示血液中存在较多小而密的 LDL(small Dense Low-density Lipoprotein, sLDL)。当高 TG 血症时(VLDL 高),sLDL(B 型 LDL)增高。与大而轻 LDL(A 型 LDL)相比,sLDL 颗粒中 Apo B 含量较多而胆固醇较少,故可出现 LDL-C 虽然不高,但血清 Apo B 增高的所谓"高 Apo B 血症",它反映 B 型 LDL 增多。所以,Apo B 与 LDL-C 同时测定有利于临床判断。

7. 脂蛋白(a)

血清 Lp(a)浓度主要与遗传有关,基本不受性别、年龄、体重和大多数降胆固醇药物的影响。正常人群中 Lp(a)水平呈明显偏态分布,虽然个别人可高达 1000 mg/L 以上,但 80% 的正常人在 200 mg/L 以下。通常以 300 mg/L 为切点,高于此水平者患冠心病的危险性明显增高,提示 Lp(a)可能具有致动脉粥样硬化作用。此外,Lp(a)增高还可见于各种急性时相反应、肾病综合征、糖尿病肾病、妊娠和服用生长激素等。在排除各种应激性升高的情况下,Lp(a)被认为是 ASCVD 的独立危险因素。

二、诊断依据

(1) 血清总胆固醇(TC)>5.72 mmol/L(220 mg/dL)。
(2) 血清甘油三酯(TC)>1.70 mmol/L(150 mg/dL)。
(3) 血清高密度脂蛋白胆固醇(HDL-C)<0.91 mmol/L(35 mg/dL)。
(4) 血清低密度脂蛋白胆固醇(LDL-C)>3.64 mmol/L(140 mg/dL)。
具备以上任何一项即可诊断高血脂。

第三节 高血脂的治疗

一、治疗原则

血脂异常治疗的宗旨是防控动脉硬化性心血管疾病(Arteriosclerotic Cardiovascular Disease, ASCVD),降低心肌梗死、缺血性卒中或冠心病死亡等心血管病的发生危险。

由于遗传背景和生活环境不同,个体罹患 ASCVD 危险程度显著不同,调脂治疗能使 ASCVD 患者或高危人群获益。临床应根据个体 ASCVD 危险程度,决定是否启动药物调脂治疗。表 10.2 为危险分层的参考。

表 10.2 危险分层

符合下列任意条件者,可直接列为高危或极高危人群:

极高危:ASCVD 患者

高危:① LDL-C≥4.9 mmol/L 或 TC≥7.2 mmol/L

② 糖尿病患者 1.8 mmol/L≤LDL-C<4.9 mmol/L(或)3.1 mmol/L≤TC<7.2 mmol/L 且年龄≥40 岁

↓ 不符合者,评估 10 年 ASCVD 发病危险

危险因素个数		血清胆固醇水平分层(mmol/L)		
		3.1≤TC<4.1(或) 1.8≤LDL−C<2.6	4.1≤TC<5.2(或) 2.6≤LDL−C<3.4	5.2≤TC<7.2(或) 3.4≤LDL−C<4.9
无高血压	0~1 个	低危(<5%)	低危(<5%)	低危(<5%)
	2 个	低危(<5%)	低危(<5%)	中危(5%~9%)
	3 个	低危(<5%)	中危(5%~9%)	中危(5%~9%)
有高血压	0 个	低危(<5%)	低危(<5%)	低危(<5%)
	1 个	低危(<5%)	中危(5%~9%)	中危(5%~9%)
	2 个	中危(5%~9%)	高危(≥10%)	高危(≥10%)
	3 个	高危(≥10%)	高危(≥10%)	高危(≥10%)

↓ ASCVD10 年发病危险为中危且年龄小于 55 岁者,评估余生危险

具有以下任意 2 项及以上危险因素者,定义为高危:

收缩压≥160 mmHg 或舒张压≥100 mmHg;非-HDL-C≥5.2 mmol/L(200 mg/dL);

HDL-C<1.0 mmol/L(10 mL/dL);BMI≥27 kg/m² ;吸烟

注:包括吸烟、低 HDL-C 及男性≥45 岁或女性≥55 岁。慢性肾病患者的危险评估及治疗请参见特殊人群血脂异常的治疗。ASCVD:动脉粥样硬化性心血管疾病;TC:总胆固醇;LDL-C:低密度脂蛋白胆固醇;HDL-C:高密度脂蛋白胆固醇;非-HDL-V:非高密度脂蛋白胆固醇;BMI:体重指数。1 mmHg=0.133 kPa

1. 调脂治疗靶点

血脂异常尤其是 LDL-C 升高是导致 ASCVD 发生、发展的关键因素。只要能使血清 LDL-C 水平下降,就可稳定、延缓或消退动脉粥样硬化病变,并能显著减少 ASCVD 的发生率、致残率和死亡率。LDL-C 在 ASCVD 发病中起着核心作用,降低血清 LDL-C 水平可防控 ASCVD 危险。所以,推荐以 LDL-C 为首要干预靶点,而非-HDL-C 可作为次要干预靶点。将非-HDL-C 作为次要干预靶点,是考虑到高 TG 血症患者体内有残粒脂蛋白胆固醇升高,后者很可能具有致动脉粥样硬化作用。

2. 调脂目标值设定

调脂治疗设定目标值已为临床医生所熟知并应用习惯。不设定调脂目标值则会严重影响患者服用调脂药的依从性。从调脂治疗获益的角度来说,长期坚持治疗最为重要。只有在设定调脂目标值后,医生才能更加准确地评价治疗方法的有效性,并能与患者有效交流,

提高患者服用调脂药的依从性。

3. 调脂达标值

应根据 ASCVD 的不同危险程度,确定调脂治疗需要达到的胆固醇基本目标值。推荐将 LDL-C 降至某一切点(目标值)主要是基于危险-获益程度来考虑:未来发生心血管事件危险度越高者,获益越大;尽管将 LDL-C 降至更低,心血管临床获益会更多些,但药物相关不良反应会明显增多。凡临床上诊断为 ASCVD 的患者均属极高危人群,包括:急性冠状动脉综合征(Acute Coronary Syndrome, ACS)、稳定性冠心病、血运重建术后、缺血性心肌病、缺血性卒中、短暂性脑缺血发作、外周动脉粥样硬化病等。而在非 ASCVD 人群中,则需根据胆固醇水平和危险因素的严重程度及其数目多少,进行危险评估,将其分为高危、中危或低危,由个体心血管病发病危险程度决定需要降低 LDL-C 的目标值。不同危险人群需要达到的 LDL-C/非-HDL-C 目标值有很大不同。

若 LDL-C 基线值较高,现有调脂药物标准治疗 3 个月后,难以使 LDL-C 降至基本目标值,则可考虑将 LDL-C 至少降低 50% 作为替代目标。临床上也有部分极高危患者 LDL-C 基线值已在基本目标值以内,这时可将其 LDL-C 从基线值降低 30% 左右。

非-HDL-C 目标值比 LDL-C 目标值约高 0.8 mmol/L(30 mg/dL)。不同危险人群非-HDL-C 治疗目标值见表 10.3。

表 10.3 不同 ASCVD 危险人群降 LDL-C/非-HDL-C 治疗达标值

危险等级	LDL-C	非-HDL-C
低危、中危	<3.4 mmol/L(130 mg/dL)	<4.1 mmol/L(160 mg/dL)
高危	<2.6 mmol/L(100 mg/dL)	<3.4 mmol/L(130 mg/dL)
极高危	<1.8 mmol/L(70 mg/dL)	<2.6 mmol/L(100 mg/dL)

4. 调脂达标策略

他汀类药物在 ASCVD 一级和二级预防中均能显著降低心血管事件(包括心肌梗死、冠心病死亡和缺血性卒中等)危险。他汀类已成为防治这类疾病最为重要的药物。所以,为了调脂达标,临床上应首选他汀类调脂药物。

然而,对于如何合理有效使用他汀类药物学界存有争议。在中国人群中,最大允许使用剂量他汀的获益递增及安全性尚未能确定,安全性是使用高强度他汀需要关注的问题。越来越多的研究表明,高强度他汀治疗会伴随着更高的肌病以及肝酶上升风险,而这在中国人群中更为突出。他汀类药物调脂疗效的特点是每种他汀的起始剂量均有良好调脂疗效;而当剂量增倍时,LDL-C 进一步降低幅度仅约 6%(他汀疗效 6% 效应)。他汀剂量增倍,药费成比例增加,而降低 LDL-C 疗效的增加相对较小。因此,建议临床上起始应用中等强度他汀,再根据个体调脂疗效和耐受情况,适当调整剂量,若胆固醇水平不达标,与其他调脂药物联合应用,可获得安全有效的调脂效果。

5. 其他血脂异常的干预

除积极干预胆固醇外,其他血脂异常是否也需要进行处理,尚缺乏相关临床试验获益的证据。血清 TG 的合适水平为 <1.7 mmol/L(150 mg/dL)。当血清 TG≥1.7 mmol/L(150 mg/dL)时,首先应用非药物干预措施,包括治疗性饮食、减轻体重、减少饮酒、戒烈性酒等。

若 TG 水平仅轻、中度升高[2.3～5.6 mmol/L(200～500 mg/dL)]，为了防控 ASCVD 危险，虽然以降低 LDL-C 水平为主要目标，但同时应强调非-HDL-C 需达到基本目标值。经他汀治疗后，如非-HDL-C 仍不能达到目标值，可在他汀类基础上加用贝特类、高纯度鱼油制剂。

对于严重高 TG 血症患者，即空腹 TG≥5.7 mmol/L(500 mg/dL)，应首先考虑使用主要降低 TG 和 VLDL-C 的药物(如贝特类、高纯度鱼油制剂或烟酸)。对于 HDL-C<1.0 mmol/L(40 mg/dL)者，主张控制饮食和改善生活方式。

6. 生活方式干预

血脂异常明显受饮食及生活方式的影响，饮食治疗和生活方式改善是治疗血脂异常的基础措施。无论是否进行药物调脂治疗，都必须坚持控制饮食和改善生活方式。良好的生活方式包括坚持健康饮食、规律运动、远离烟草和保持理想体重。生活方式干预是一种最佳成本/效益比和风险/获益比的治疗措施。

7. 治疗过程的监测饮食

对于非药物治疗者，开始 3～6 个月应复查血脂水平，如血脂控制达到建议目标，则继续非药物治疗，但仍须每 6～12 个月复查，长期达标者可每年复查一次。服用调脂药物者，需要进行更严密的血脂监测。首次服用调脂药者，应在用药 6 周内复查血脂及转氨酶和肌酸激酶。如血脂能达到目标值，且无药物不良反应，则逐步改为每 6～12 个月复查一次；如血脂未达标且无药物不良反应者，每 3 个月监测一次。如治疗 3～6 个月后，血脂仍未达到目标值，则需调整调脂药剂量或种类，或联合应用不同作用机制的调脂药进行治疗。每当调整调脂药种类或剂量时，都应在治疗 6 周内复查。治疗性生活方式改变(Therapeutic Lifestyle Change，TLC)和调脂药物治疗必须长期坚持，才能获得良好的临床效果。

二、治疗方法

(一) 非药物治疗

血脂异常与饮食和生活方式有密切关系，无论是否选择药物调脂治疗，都必须坚持控制饮食和改善生活方式(表 10.4)。在满足每日必需营养和总能量需要的基础上，当摄入饱和脂肪酸和反式脂肪酸的总量超过规定上限时，应该用不饱和脂肪酸来替代。建议每日摄入的胆固醇小于 300 mg，尤其是 ASCVD 等高危患者，摄入脂肪不应超过总能量的 20%～30%。一般人群摄入饱和脂肪酸应小于总能量的 10%；而高胆固醇血症者饱和脂肪酸摄入量应小于总能量的 7%，反式脂肪酸摄入量应小于总能量的 1%。高 TG 血症者更应尽可能减少每日摄入的脂肪总量，每日烹调油应少于 30 g。脂肪摄入应优先选择富含 n-3 多不饱和脂肪酸的食物(如深海鱼、鱼油、植物油)。

表 10.4 生活方式改变基本要素

要素	建议
限制 LDL-C 升高的膳食成分	
饱和脂肪酸	<总能量的 7%
膳食胆固醇	<300 mg/d

续表

要素	建议
增加 LDL-C 的膳食成分	
植物固醇	2~3 g/d
水溶性膳食纤维	10~25 g/d
总能量	调节到理想体重或减轻体重
身体活动	保持中等强度锻炼,每天至少消耗 200 kcal 热量

注:LDL-C(低密度脂蛋白胆固醇)

建议每日摄入的碳水化合物占总能量的 50%~65%。选择使用富含膳食纤维和低升糖指数的碳水化合物替代饱和脂肪酸,每日饮食应包含 25~40 g 膳食纤维(其中 7~13 g 为水溶性膳食纤维)。碳水化合物摄入以谷类、薯类和全谷物为主,其中添加糖摄入不应超过总能量的 10%(对于肥胖和高 TG 血症者要求比例更低)。食物添加剂如植物固醇/烷醇(2~3 g/d)、水溶性/黏性膳食纤维(10~25 g/d)有利于血脂控制,但应长期监测其安全性。

1. 控制体重

肥胖是血脂代谢异常的重要危险因素。血脂代谢紊乱的超重或肥胖者的能量摄入应低于身体能量消耗,以控制体重增长,并争取逐渐减少体重至理想状态。减少每日食物总能量(每日减少 300~500 kcal),改善饮食结构,增加身体活动,可使超重和肥胖者体重减少 10%以上。维持健康体重(BMI:20.0~23.9 kg/m²),有利于血脂控制。

2. 身体活动

建议每周 5~7 次、每次 30 min 中等强度代谢运动。对于 ASCVD 患者应先进行运动负荷试验,充分评估其安全性后,再进行身体活动。

3. 戒烟

完全戒烟和有效避免吸入二手烟,有利于预防 ASCVD,并升高 HDL-C 水平。可以选择戒烟门诊、戒烟热线咨询以及药物来协助戒烟。

4. 限制饮酒

中等量饮酒(男性每天 20~30 g 乙醇,女性每天 10~20 g 乙醇)能升高 HDL-C 水平。但即使少量饮酒也可使高的 TG 血症患者的 TG 水平进一步升高。饮酒对于心血管事件的影响尚无确切证据,提倡限制饮酒。

（二）药物治疗

人体血脂代谢途径复杂,有诸多酶、受体和转运蛋白参与。临床上可供选用的调脂药物有许多种类,大体上可分为两大类:一是主要降低胆固醇的药物,二是主要降低 TG 的药物。其中部分调脂药物既能降低胆固醇,又能降低 TG。对于严重的高脂血症,常需多种调脂药联合应用,才能获得良好疗效。

1. 主要降低胆固醇的药物

这类药物的主要作用机制是抑制肝细胞内胆固醇的合成,加速 LDL 分解代谢或减少肠道内胆固醇的吸收,包括他汀类、胆固醇吸收抑制剂、普罗布考、胆酸螯合剂及其他调脂药

（脂必泰、多廿烷醇）等。

（1）他汀类

他汀类亦称 3-羟基-3-甲基戊二酰辅酶 A（3-hydroxy-3-methylglutaryl-coenzyme A，HMG-CoA)还原酶抑制剂。

他汀类药物适用于高胆固醇血症、混合性高脂血症和 ASCVD 患者。目前国内临床上常用有洛伐他汀、辛伐他汀、普伐他汀、氟伐他汀、阿托伐他汀、瑞舒伐他汀和匹伐他汀。不同种类与剂量的他汀降胆固醇幅度有较大差别，但任何一种他汀剂量倍增时，LDL-C 进一步降低幅度仅约 6％，即所谓"他汀疗效 6％效应"。他汀类可使 TG 水平降低 7％～30％，HDL-C 水平升高 5％～15％。常用的他汀类药物详见表 10.5，以药品说明书内容为准。

表 10.5　常用的他汀类药物

常用名	剂量
洛伐他汀	10～20 mg(0.5～1 片)/次，1 次/d
辛伐他汀	10 mg(1/2 片)/次，1 次/d
氟伐他汀	20～40 mg/次，1 次/d
阿托伐他汀	10 mg/次，1 次/d
瑞舒伐他汀	5 mg/次，1 次/d
匹伐他汀	1～2 mg/次，1 次/d

部分他汀必须晚上服用，少量他汀可每天任意时间服药。但在晚上服用时 LDL-C 降低幅度可稍有增多。他汀应用取得预期疗效后应继续长期应用，如能耐受应避免停用。有研究提示，停用他汀有可能增加心血管事件的发生。如果应用他汀类后发生不良反应，可采用换用另一种他汀、减少剂量、隔日服用或换用非他汀类调脂药等方法处理。

胆固醇治疗研究者协作组(CTT)分析结果表明，在心血管危险分层不同的人群中，他汀治疗后，LDL-C 每降低 1 mmol/L,主要心血管事件相对危险减少 20％,全因死亡率降低 10％,而非心血管原因引起的死亡未见增加。不同种类与剂量的他汀降低 LDL-C 幅度见表 10.6。

表 10.6　他汀类药物降胆固醇强度

高强度 （每日剂量可降低 LDL-C≥50％）	中等强度 （每日剂量可降低 LDL-C 25％～50％）
阿托伐他汀 40～80 mg＊ 瑞舒伐他汀 20 mg	阿托伐他汀 10～20 mg 瑞舒伐他汀 5～10 mg 氟伐他汀 80 mg 洛伐他汀 40 mg 匹伐他汀 2～4 mg 普伐他汀 40 mg 辛伐他汀 20～40 mg 血脂康 1.2 g

注：＊阿托伐他汀 80 mg 国人经验不足，须谨慎使用；LDL-C:低密度脂蛋白胆固醇

血脂康胶囊虽被归入调脂中药，但其调脂机制与他汀类似，系通过现代 GMP 标准工艺，

由特制红曲加入稻米生物发酵精制而成,主要成分为13种天然复合他汀,系无晶型结构的洛伐他汀及其同类物。常用剂量为每次0.3g,2次/d。中国冠心病二级预防研究(CCSPS)及其他临床研究证实,血脂康胶囊能够降低胆固醇,并显著降低冠心病患者总死亡率、冠心病死亡率以及心血管事件发生率,不良反应少。

绝大多数人对他汀类调脂药的耐受性良好,其不良反应多见于接受大剂量他汀治疗者,常见表现如下。

肝功能异常主要表现为转氨酶升高,发生率为0.5%～3.0%,呈剂量依赖性。血清丙氨酸氨基转移酶(Alanine Aminotransferase,ALT)和(或)天(门)冬氨酸氨基转移酶(Aspartate Aminotransferase,AST)升高达正常值上限3倍以上及合并总胆红素升高患者,应减量或停药。对于转氨酶升高在正常值上限3倍以内者,可在原剂量或减量的基础上进行观察,部分患者经此处理后转氨酶可恢复正常。失代偿性肝硬化及急性肝功能衰竭是他汀类药物应用禁忌证。

他汀类药物相关肌肉不良反应包括肌痛、肌炎和横纹肌溶解。患者有肌肉不适和(或)无力,且连续检测肌酸激酶呈进行性升高时,应减少他汀类剂量或停药。

长期服用他汀类调脂药有增加新发糖尿病的危险,属他汀类效应。他汀类对心血管疾病的总体益处远大于新增糖尿病危险,无论是糖尿病高危人群还是糖尿病患者,有他汀类治疗适应证者都应坚持服用此类药物。

他汀治疗可引起认知功能异常,但多为一过性,发生概率不高。荟萃分析结果显示他汀对肾功能无不良影响。他汀类药物的其他不良反应还包括头痛、失眠、抑郁,以及消化不良、腹泻、腹痛、恶心等消化道症状。

① 洛伐他汀

【适应证】治疗高胆固醇血症和混合型高脂血症。

【禁忌证】对洛伐他汀过敏的患者禁用。

对其他HMG-CoA还原酶抑制剂过敏者慎用。

有活动性肝病或不明原因血氨基转移酶持续升高的患者禁用。

【不良反应】本品最常见的不良反应为胃肠道不适、腹泻、胀气,其他不宜头痛、皮疹、头晕、视觉模糊和味觉障碍。

偶可引起血氨基转移酶可逆性升高。因此需监测肝功能。

少见的不良反应有阳痿、失眠。

罕见的不良反应有肌炎、肌痛、横纹肌溶解,表现为肌肉疼痛、乏力、发烧,并伴有血肌酸磷激酶升高、肌红蛋白尿等,横纹肌溶解可导致肾功能衰竭,但较罕见。本品与免疫抑制剂、叶酸衍生物、烟酸、吉非贝齐、红霉素等合用可增加肌病发生的危险。

有发生过肝炎、胰腺炎及过敏反应如血管神经性水肿。

【注意事项】用药期间应定期检查血胆固醇和血肌酸磷酸激酶。应用本品时血氨基移酶可能增高,有肝病史者服用本品还应定期监测肝功能试验。

在本品治疗过程中如发生血氨基转移酶增高达正常高限的3倍,或血肌酸磷酸激酶显著增高或有肌炎、胰腺炎表现时,应停用本品。

应用本品时如有低血压、严重急性感染、创伤、代谢紊乱等情况,须注意可能出现的继发于肌溶解后的肾功能衰竭。

肾功能不全时,本品剂量应减少。

本品宜与饮食共进，以利吸收。

在服用药物期间，应坚持饮食疗法，以及加上锻炼和减轻体重等方式。

② 辛伐他汀

【适应证】对于原发性高胆固醇血症、杂合子家族性高胆固醇血症或混合性高胆固醇血症的患者，当饮食控制及其他非药物治疗不理想时，辛伐他汀可用于降低升高的总胆固醇、低密度脂蛋白胆固醇、载脂蛋白 B 和甘油三酯。且辛伐他汀通过升高高密度脂蛋白胆固醇，从而降低低密度脂蛋白/高密度脂蛋白和总胆固醇/高密度脂蛋白的比率。

对于纯合子家族性高胆固醇血症患者，当饮食控制及非饮食疗法不理想时，辛伐他汀可用于降低升高的总胆固醇、低密度脂蛋白胆固醇和载脂蛋白 B。

【禁忌证】对任何成分过敏者。

活动性肝炎或无法解释的持续血清氨基转移酶升高者。

与四氢萘酚类钙通道阻滞剂米贝地尔合用。

【不良反应】辛伐他汀一般耐受性良好，大部分不良反应轻微且为一过性。在临床对照试验中只有少于 2% 的患者因辛伐他汀的不良反应而中途停药。在已有对照组的临床试验中，不良反应（分为可能、可疑或肯定）与药物有关的发生率大于或等于 1% 的有腹痛、便秘、胃肠胀气。发生率在 0.5%～0.9% 的不良反应有疲乏、无力、头痛。发现肌病的报告很罕见。下列不良反应的报导曾出现在无对照组临床试验或上市后的应用中，如恶心、腹泻、皮疹、消化不良、瘙痒、脱发、晕眩、肌肉痉挛、肌痛、胰腺炎、感觉异常、外周神经病变、呕吐和贫血、横纹肌溶解和肝炎/黄疸罕有发生。包括下列一项或多项特征的明显的过敏反应综合征罕有报导，如血管神经性水肿、狼疮样综合征、风湿性多发性肌痛、脉管炎、血小板减少症、嗜酸性粒细胞增多、血沉（ESR）增高、关节炎、关节痛、荨麻疹、光敏感性、发热、潮红、呼吸困难以及不适。实验室检查发现：血清氨基转移酶显著和持续性升高的情况罕有报导。肝功能检查异常为轻微或一过性。来源于骨骼肌部分的血清磷酸肌酸激酶（Creatine Kinase, CK）升高的情况也有报告。

【注意事项】患者接受辛伐他汀治疗以前应接受标准胆固醇饮食并在治疗过程中继续使用。

肝脏反应。本药应慎用于大量饮酒和/或有肝病历史的患者。有活动性肝病或无法解释的氨基转移酶升高者应禁用辛伐他汀。在临床实验中，有少数服用辛伐他汀的患者有显著的血清氨基转移酶持续升高（超过正常值 3 倍以上）的现象。但停药后，氨基转移酶可回复至治疗前水平，但无黄疸或其他有关的临床症状或体征，亦无过敏现象。

肌肉反应。应用辛伐他汀治疗的患者存在有 CK 轻微的一过性升高，但这些并无任何临床意义。对于有弥漫性的肌痛、肌软弱或/和显著的 CK 升高（大于正常值 10 倍以上）的情况应考虑为肌病，因此应要求患者若发现有不可解释的上述肌病征象应立即告诉医生。若发现 CK 显著上升或诊断或怀疑肌痛，应立即停止辛伐他汀的治疗。对于有急性或严重的条件暗示的肌病及有因横纹肌溶解而导致二次急性肾衰竭倾向的患者应停止 A（HMG-CoA）还原酶抑制剂的治疗。

对酒精饮用量过大和/或有既往肝脏病史的患者，应谨慎使用本品。

③ 阿托伐他汀

【适应证】主要用于高血脂、高胆固醇血症、原发性高胆固醇血症患者，包括家族性高胆固醇血症（杂合子型）或混合性高脂血症，如果饮食治疗和其他非药物治疗疗效不满意，应用本品可治疗其总胆固醇升高、低密度脂蛋白胆固醇升高、载脂蛋白 B 升高和甘油三酯升高。

对于纯合子家族性高胆固醇血症患者,阿托伐他汀钙可与其他降脂疗法(如 LDL 血浆透析法)合用或单独使用(当无其他治疗手段时),以降低总胆固醇和低密度脂蛋白胆固醇。

【禁忌证】对阿托伐他汀过敏的患者禁用,对其他 HMG-CoA 还原酶抑制剂过敏者慎用。有活动性肝病或不明原因血氨基转移酶持续升高的患者禁用。

【不良反应】本品最常见的不良反应为胃肠道不适,其他还有头痛、皮疹、头晕、视觉模糊和味觉障碍。

偶可引起血氨基转移酶可逆性升高,因此需监测肝功能。

少见的不良反应有阳痿、失眠。

罕见的不良反应有肌炎、肌痛、横纹肌溶解,表现为肌肉疼痛、乏力、发烧,并伴有血肌酸磷酸激酶升高、肌红蛋白尿等,横纹肌溶解可导致肾功能衰竭,但较罕见。

本品与免疫抑制剂、叶酸衍生物、烟酸、吉非贝齐、红霉素等合用可增加肌病发生的危险。

有报道一些患者服用本品后发生过肝炎、胰腺炎及过敏反应如血管神经性水肿。

【注意事项】用药期间应定期检查血胆固醇和血肌酸磷酸激酶。应用本品时血氨基转移酶可能增高,有肝病史者服用本品还应定期监测肝功能试验。

在本品治疗过程中如发生血氨基转移酶增高达正常高限的 3 倍,或血肌酸磷酸激酶显著增高或有肌炎、胰腺炎表现时,应停用本品。

应用本品时如有低血压、严重急性感染、创伤、代谢紊乱等情况,须注意可能出现的继发于肌溶解后的肾功能衰竭。

肾功能不全时应减少本品剂量。

本品宜与饮食共进,以利吸收。

饮食疗法始终是治疗高血脂的首要方法,加强锻炼和减轻体重等方式,都将优于任何形式的药物治疗。

由于在动物实验中本品是否可导致胎儿发育不良及在母乳中是否有排泌尚不清楚,故不推荐孕妇及乳母使用。

④ 瑞舒伐他汀

【适应证】本品适用于经饮食控制和其他非药物治疗(如运动治疗,减轻体重)仍不能适当控制血脂异常的原发性高胆固醇血症或混合型血脂异常症。

本品也适用于纯合子家族性高胆固醇血症的患者,作为饮食控制和其他降脂措施(如 LDL 去除疗法)的辅助治疗,或在这些方法不适用时使用。

【禁忌证】对瑞舒伐他汀或本品中任何成分过敏者。

活动性肝病患者,包括原因不明的血清转氨酶持续升高和任何血清转氨酶升高超过 3 倍的正常值上限(ULN)的患者。

严重的肾功能损害的患者(肌酐清除率<30 mL/min)。

肌病患者。

同时使用环孢素的患者。

妊娠期间、哺乳期间以及有可能怀孕而未采用适当避孕措施的妇女。

【不良反应】本品所见的不良反应通常是轻度的和短暂性的。

免疫系统异常罕见:过敏反应,包括血管神经性水肿。神经系统异常常见:头痛、头晕。

胃肠道异常常见:便秘、恶心、腹痛。皮肤和皮下组织异常少见:瘙痒、皮疹和荨麻疹。骨骼肌、关节和骨骼异常常见:肌痛;罕见:肌病和横纹肌溶解。全身异常常见:无力。同其他HMG-CoA还原酶抑制剂一样,本品的不良反应发生率有随剂量增加而增加的趋势。

对肾脏的影响:在接受本品的患者中观察到蛋白尿(试纸法检测),蛋白大多数来源于肾小管。约1%的患者在10 mg和20 mg治疗期间的某些时段,蛋白尿从无或微量升高至++或更多,在接受40 mg治疗的患者中,这个比例约为3%。在20 mg剂量治疗中,观察到蛋白尿从无或微量升高至+的轻度升高。在大多数病例中,继续治疗后蛋白尿会自动减少或消失。

对骨骼肌的影响:在接受本品各种剂量治疗的患者中均有对骨骼肌产生影响的报道,如肌痛、肌病,以及罕见的横纹肌溶解,特别是在使用剂量大于20 mg的患者中。

在服用本品的患者中观察到肌酸激酶(CK)水平的升高呈剂量相关性;大多数病例是轻度的、无症状的和短暂的。若CK水平升高(>5×ULN),应中止治疗。

对肝脏的影响:同其他HMG-CoA还原酶抑制剂一样,在少数服用本品的患者中观察到剂量相关的转氨酶升高;大多数病例是轻度的、无症状的和短暂的。

【注意事项】对肾脏的作用在高剂量特别是40 mg治疗的患者中,观察到蛋白尿(试纸法检测),蛋白大多数来源于肾小管,在大多数病例中,蛋白尿是短暂的或断断续续的。

对骨骼肌的作用在接受本品各种剂量治疗的患者中均有对骨骼肌产生影响的报道,如肌痛、肌病,以及罕见的横纹肌溶解,特别是在使用剂量大于20 mg的患者中。肌酸激酶检测不应在剧烈运动后或存在引起CK升高的似是而非的因素时检测CK,这样会混淆对结果的解释。若CK基础值明显升高(>5×ULN),应在5～7天内再进行检测确认。若重复检测确认患者CK基础值>5×ULN,则不可以开始治疗。

治疗前和其他HMG-CoA还原酶抑制剂一样,有肌病/横纹肌溶解症易患因素的患者使用本品时应慎重。这些因素包括肾功能损害;甲状腺机能减退;本人或家族史中有遗传性肌肉疾病;既往有其他HMG-CoA还原酶抑制剂或贝特类的肌肉毒性史;酒精滥用;年龄>70岁;均可能发生血药浓度升高的情况。

同时使用贝特类对这些患者,应考虑治疗的可能利益与潜在危险的关系,建议给予临床监测。若患者CK基础值明显升高(>5×ULN),则不应开始治疗。治疗中应要求患者立即报告原因不明的肌肉疼痛、无力或痉挛,特别是在伴有不适和发热时。应检测这些患者的CK水平,若CK值明显升高(>5×ULN)或肌肉症状严重并引起整天的不适(即使CK≤5×ULN),应中止治疗。若症状消除且CK水平恢复正常,可考虑重新给予本品或换用其他HMG-CoA还原酶抑制剂的最低剂量,并密切观察。对无症状的患者定期检测CK水平是不需要的。在临床研究中,没有证据表明在少数同时使用本品和其他治疗的患者中药物对骨骼肌的影响增加。但是已经发现,在其他HMG-CoA还原酶抑制剂与贝酸类衍生物(包括吉非贝齐)、环孢素、烟酸、吡咯类抗真菌药、蛋白酶抑制剂或大环内酯类抗生素合并使用的患者中,肌炎和肌病的发生率增高。吉非贝齐与一些HMG-CoA还原酶抑制剂同时使用,可增加肌病发生的危险,因此,不建议本品与吉非贝齐合用。应慎重权衡本品与贝特类或烟酸合用以进一步改善脂质水平的益处与这种合用的潜在危险。

对任何伴有提示为肌病的急性重症或易于发生继发于横纹肌溶解的肾衰(如败血症,低血压,大手术,外伤,严重的代谢、内分泌和电解质异常,或未经控制的癫痫)的患者,不可使用本品。

对肝脏的影响同其他 HMG-CoA 还原酶抑制剂一样,过量饮酒和/或有肝病史者应慎用本品。建议在开始治疗前及开始后第 3 个月进行肝功能检测。若血清转氨酶升高超过正常值上限 3 倍,应停用本品或降低剂量。对继发于甲状腺机能低下或肾病综合征的高胆固醇血症,应在开始本品治疗前治疗原发疾病。

⑤ 匹伐他汀

【适应证】用于治疗高胆固醇症、家族性高胆固醇症。注意:

使用本品之前应进行充分检查,确诊是高胆固醇症或家族性高胆固醇症后,才能使用。

对于家族性高胆固醇症中的同型结合子患者缺少治疗经验,临床上判定治疗无效后,方可将本品作为低密度脂蛋白非药物疗法的一个辅助用药。

【禁忌证】对本品所含成分有过敏史者。

严重的肝功能障碍或胆管闭塞患者(这些患者服用本品,血药浓度会上升,出现不良反应的概率会较大,而且可能还会加重肝脏病变)。

正在服用环孢霉素的患者(这些患者服用本品,血药浓度会上升,出现不良反应的概率会较大,而且可能会有横纹肌溶解症)。

妊娠或准备妊娠或哺乳期妇女。

下列患者原则上禁止使用,但在必要时可以慎用:临床检查肾功能异常患者同时服用本品和苯氧乙酸类药物,只在不得已时才可使用。

【不良反应】腹痛、药疹、倦怠感、麻木、瘙痒等症状。与临床检查值相关的异常主要有 γ-GTP 上升、CK(CPK)上升、血清 ALT(GPT)上升、血清 AST(GOT)上升等。

重大的不良反应:横纹肌溶解症(出现频率不明)易引起肌肉痛、乏力,检查发现 CK(CPK)上升,血和尿中的肌红蛋白上升等为特征的横纹肌溶解症,并伴随有急性肾功能损害,因此,在出现上述症状时,应立即停止给药。

肌病(出现频率不明):由于会引起肌病,因此,当出现全身的肌肉痛、肌肉压痛以及显著的 CK(CPK)上升时,停止给药。

肝功能损害(出现频率不明)、黄疸(出现频率不明):由于会引起伴有 AST(GOT)、ALT(GPT)显著上升的肝功能损害、黄疸,因此需进行定期的肝功能检查,发现异常时立即停止给药。

【注意事项】慎重给药(以下患者应该慎重使用本品,否则可能引起横纹肌溶解等不良反应):肝障碍患者或者有过肝障碍的患者,酒精中毒者(因为本药大部分是向肝脏分布);肾障碍患者或者有过肾障碍的患者;正在服用苯氧乙酸类药物或烟酸的患者;甲状腺功能低下的患者、遗传性肌肉障碍或者有过此病史的患者;老年人。

特别需要注意的是:对于高胆固醇患者仍然应该首先采取饮食疗法,并注意运动疗法。用药开始到 12 周之间,至少做一次肝功检查,12 周后,可以半年做一次定期检查。用药期间,应该定期检查血脂值,如果在规定疗程中无效果,应该终止给药。

(2)胆固醇吸收抑制剂

依折麦布能有效抑制肠道内胆固醇的吸收。ACS 患者在辛伐他汀基础上加用依折麦布能够进一步降低心血管事件。依折麦布和辛伐他汀联合治疗对改善慢性肾脏疾病(Chronic Kidney Disease,CKD)患者的心血管疾病预后具有良好作用。依折麦布推荐剂量为 10 mg/d。依折麦布的安全性和耐受性良好,其不良反应轻微且多为一过性,主要表现为头疼和消化道症状,与他汀联用也可发生转氨酶增高和肌痛等副作用,禁用于妊娠期和哺乳期。

（3）普罗布考

普罗布考通过掺入 LDL 颗粒核心中，影响脂蛋白代谢，使 LDL 易通过非受体途径被清除。普罗布考常用剂量为每次 0.5 g，2 次/d；主要适用于高胆固醇血症，尤其是 HoFH 及黄色瘤患者，有减轻皮肤黄色瘤的作用。常见不良反应为胃肠道反应；也可引起头晕、头痛、失眠、皮疹等；极为少见的严重不良反应为 QT 间期延长。室性心律失常、QT 间期延长、血钾过低者禁用。

（4）胆酸螯合剂

胆酸螯合剂为碱性阴离子交换树脂，可阻断肠道内胆汁酸中胆固醇的重吸收。临床用法：考来烯胺每次 5 g，3 次/d；考来替泊每次 5 g，3 次/d；考来维仑每次 1.875 g，2 次/d。与他汀类联用，可明显提高调脂疗效。常见不良反应有胃肠道不适、便秘和影响某些药物的吸收，包括地高辛、华法林、甲状腺素、噻嗪类利尿药、β 受体阻断药和其他一些阴离子药物，故这些药物需在服用树脂剂前 1 小时或后 4 小时服用。此类药物的绝对禁忌证为异常 β 脂蛋白血症和血清 TG>4.5 mmol/L（400 mg/dL）。

① 考来烯胺

【适应证】本品可用于Ⅱa 型高脂血症，高胆固醇血症。本品可降低血浆总胆固醇和低密度脂蛋白浓度，而对血清甘油三酯浓度无影响或使之轻度升高，因此，对单纯甘油三酯升高者无效。本品还可用于胆管不完全阻塞所致的瘙痒。

【禁忌证】对考来烯胺过敏的患者禁用。胆道完全闭塞的患者禁用。

【不良反应】多发生于服用大剂量及超过 60 岁的患者。有报道，长期服用本品偶尔可致骨质疏松。

较常见的有便秘，通常程度较轻，短暂性，但也可能很严重，可引起肠梗阻；胃灼热；消化不良；恶心、呕吐；胃痛。

较少见的有胆石症；胰腺炎；胃肠出血或胃溃疡；脂肪泻或吸收不良综合征；嗳气；肿胀；眩晕；头痛。

【注意事项】便秘患者慎用。

合并甲状腺功能减退症、糖尿病、肾病、血蛋白异常或阻塞性肝病患者，服用本品同时应对上述疾病进行治疗。

长期服用应注意出血倾向；年轻患者用较大剂量易产生高氯性酸中毒。

长期服用本品同时应补充脂溶性维生素（以肠道外给药途径为佳）。

本品增加大鼠在服用强致癌物质时的小肠肿瘤发生率。

对孕妇的影响还缺乏人体研究。本品口服后几乎不被吸收，但可能影响孕妇对维生素及其他营养物质的吸收，对胎儿产生不良作用。

对哺乳婴儿的影响尚缺乏人体研究。本品口服后几乎不被吸收，但可能影响乳母对维生素及其他营养物质的吸收，对乳儿产生不利影响。

（5）其他调脂药

脂必泰是一种红曲与中药（山楂、泽泻、白术）的复合制剂。常用剂量为每次 0.24～0.48 g，2 次/d，具有轻中度降低胆固醇作用。该药的不良反应少见。多甘烷醇是从甘蔗蜡中提纯的一种含有 8 种高级脂肪伯醇的混合物，常用剂量为 10～20 mg/d，调脂作用起效慢，不良反应少见。

2. 主要降低 TG 的药物

有三种主要降低 TG 的药物：贝特类、烟酸类和高纯度鱼油制剂。

（1）贝特类

贝特类通过激活过氧化物酶体增殖物激活受体 α（Peroxisome Proliferator Activated Receptor-α，PPARα）和脂蛋白脂酶（Lipoprotein Lipase，LPL），进而降低血清 TG 水平和升高 HDL-C 水平。适应证为高三酯甘油血症、以三酯甘油升高为主的混合性高脂血症。常用的贝特类药物有非诺贝特片每次 0.1 g，3 次/d；微粒化非诺贝特每次 0.2 g/次，1 次/d；吉非贝齐每次 0.6 g，2 次/d；苯扎贝特每次 0.2 g，3 次/d。常见不良反应与他汀类药物类似，包括肝脏、肌肉和肾毒性等，血清肌酸激酶和 ALT 水平升高的发生率均<1%，偶见短暂转氨酶升高，禁用于肝肾功能不良者。临床试验结果荟萃分析提示贝特类药物能使高 TG 伴低 HDL-C 人群心血管事件危险降低 10% 左右，以降低非致死性心肌梗死和冠状动脉血运重建术为主，对心血管死亡、致死性心肌梗死或卒中无明显影响。

① 非诺贝特

【适应证】成人饮食控制疗法效果不理想的高脂血症，其降甘油三酯及混合型高脂血症作用较胆固醇作用明显。

【禁忌证】非诺贝特过敏者禁用。

有胆囊疾病史、患胆石症的患者禁用，本品可增加胆固醇向胆汁的排泌，从而引起胆结石。

严重肾功能不全、肝功能不全、原发性胆汁性肝硬化或不明原因的，肝功能持续异常的患者禁用。

【不良反应】胃肠道反应包括腹部不适、腹泻、便秘等，其中便秘最常见；皮疹；神经系统不良反应包括乏力、头痛、性欲丧失、阳痿、眩晕、失眠。

本品属氯贝丁酸衍生物，有可能引起肌炎、肌病和横纹肌溶解综合征，导致血肌酸磷酸激酶升高。发生横纹肌溶解，主要表现为肌痛合并血肌酸磷酸激酶升高、肌红蛋白尿，并可导致肾衰，但较罕见。在患有肾病综合征及其他肾损害而导致血白蛋白减少的患者或甲状腺功能亢进患者，发生肌病的危险性增加。

有使胆石增加的趋向，可引起胆囊疾病，乃至需要手术。

在治疗初期可引起轻度至中度的血液学改变，如血红蛋白、血细胞比积和白细胞降低等。

偶有血氨基转移酶增高，包括丙氨酸及门冬氨酸氨基转移酶。

【注意事项】本品对诊断有干扰。服用本品时血小板计数、血尿素氮、氨基转移酶、血钙可能增高；血碱性磷酸酶、γ 谷氨酰转肽酶及胆红素可能降低。用药期间应定期检查：全血象及血小板计数，肝功能试验，血胆固醇、甘油三酯或低密度脂蛋白，血肌酸磷酸激酶。如果临床有可疑的肌病的症状（如肌痛、触痛、乏力等）或血肌酸磷酸激酶显著升高，则应停药。

在治疗高血脂的同时，还需关注和治疗可引起高血脂的各种原发病，如甲状腺机能减退、糖尿病等。

某些药物也可引起高血脂，如雌激素、噻嗪类利尿药和 β 受体阻滞剂等，停药后，则不再需要相应的抗高血脂治疗。

饮食疗法始终是治疗高血脂的首要方法，锻炼和减轻体重等方式，都将优于任何形式的药物治疗。

② 吉非贝齐

【适应证】本品用于高脂血症。适用于严重Ⅳ型或Ⅴ型高脂蛋白血症、冠心病危险性大而控制饮食、减轻体重等治疗无效者。也适用于Ⅱb型高脂蛋白血症、冠心病危险性大而控制饮食、减轻体重、其他血脂调节药物治疗无效者。鉴于本品对人类有潜在致癌的危险性，使用时应严格限制在指定的适应证范围内，且疗效不明显时应及时停药。

【禁忌证】对吉非贝齐过敏者禁用。

患胆囊疾病、胆石症者禁用，本品有可能使胆囊疾患症状加剧。肝功能不全或原发性胆汁性肝硬化的患者禁用，本品可促进胆固醇排泄增多，使原已较高的胆固醇水平增加。

严重肾功能不全患者禁用，因为肾功能不全的患者服用本品有可能导致横纹肌溶解和严重高血钾；由肾病综合征引起血清蛋白减少的患者禁用，因其发生肌病的危险性会增加。

【不良反应】最常见的不良反应为胃肠道不适，如消化不良、厌食、恶心、呕吐、饱胀感、胃部不适等，其他较少见的不良反应还有头痛、头晕、乏力、皮疹、瘙痒、阳痿等。

偶有胆石症或肌炎（肌痛、乏力）。本品属氯贝丁酸衍生物，有可能引起肌炎、肌病和横纹肌溶解综合征，导致肌酸激酶升高。发生横纹肌溶解，主要表现为肌痛合并肌酸激酶升高、肌红蛋白尿，并可导致肾衰，但较罕见。在患有肾病综合征及其他肾损害而导致血白蛋白减少的患者或甲状腺功能亢进的患者，发生肌病的危险性增加。

偶有肝功能试验（血氨基转移酶、乳酸脱氢酶、胆红素、碱性磷酸酶增高）异常，但停药后可恢复正常。

偶有轻度贫血及白细胞计数减少，但长期应用又可稳定，个别有严重贫血、白细胞减少、血小板减少和骨髓抑制。

【注意事项】本品对诊断有干扰。服用本品时血红蛋白、血细胞压积、白细胞计数可能减低；肌酸激酶、碱性磷酸酶、氨基转移酶、乳酸脱氢酶可能增高。

用药期间应定期检查：全血象及血小板计数；肝功能试验；血脂；肌酸激酶。

治疗3个月后如无效即应停药。如用药后临床上出现胆石症、肝功能显著异常、可疑的肌病的症状（如肌痛、触痛、乏力等）或肌酸激酶显著升高，也应停药。

本品停用后血胆固醇和甘油三酯可能反跳超过原来水平，故宜给低脂饮食并监测血脂至正常。

在治疗高血脂的同时，还需关注和治疗可引起高血脂的各种原发病，如甲状腺机能减退、糖尿病等。某些药物也可引起高血脂，如雌激素、噻嗪类利尿药和β受体阻滞剂等，停药后，则不再需要相应的抗高血脂治疗。

在服用药物期间，应坚持饮食疗法，以及锻炼和减轻体重等方式。

③ 苯扎贝特

【适应证】治疗高甘油三酯血症、高胆固醇血症、混合型高脂血症。

【禁忌证】对苯扎贝特过敏者禁用。

患胆囊疾病、胆石症者禁用，本品有可能使胆囊疾患症状加剧。

肝功能不全或原发性胆汁性肝硬化的患者禁用。

严重肾功能不全患者禁用，因为肾功能不全的患者服用本品有可能导致横纹肌溶解和严重高血钾；由肾病综合征引起血白蛋白减少的患者禁用，因其发生肌病的危险性会增加。

【不良反应】最常见的不良反应为胃肠道不适，如消化不良、厌食、恶心、呕吐、饱胀感、胃部不适等，其他较少见的不良反应还有头痛、头晕、乏力、皮疹、瘙痒、阳痿、贫血及白细胞计数减少等。

偶有胆石症或肌炎(肌痛、乏力)。本品属氯贝丁酸衍生物,有可能引起肌炎、肌病和横纹肌溶解综合征,导致血肌酸磷酸激酶升高。发生横纹肌溶解,主要表现为肌痛合并血肌酸磷酸激酶升高、肌红蛋白尿,并可导致肾衰,但较罕见。在患有肾病综合征及其他肾损害而导致血白蛋白减少的患者或甲状腺功能亢进的患者,发生肌病的危险性增加。

偶有血氨基转移酶增高。

【注意事项】本品对诊断有干扰:血红蛋白、白细胞计数可能减低;血氨基转移酶可能增高,血肌酐升高。

用药期间应定期检查:全血象及血小板计数;肝肾功能试验;血脂;血肌酸磷酸激酶。

如用药后临床上出现胆石症、肝功能显著异常、可疑的肌病的症状(如肌痛、触痛、乏力等)或血肌酸磷酸激酶显著升高,则应停药。

在治疗高血脂的同时,还需关注和治疗可引起高血脂的各种原发病,如甲状腺机能减退、糖尿病等。某些药物也可引起高血脂,如雌激素、噻嗪类利尿药和 β 受体阻滞剂等,停药后,则不再需要相应的抗高血脂治疗。

饮食疗法始终是治疗高血脂的首要方法,锻炼和减轻体重等方式,都将优于任何形式的药物治疗。

(2)烟酸类

烟酸也称作维生素 B_3,属人体必需维生素,大剂量时具有降低 TC、LDL-C 和 TG 以及升高 HDL-C 的作用。调脂作用与抑制脂肪组织中激素敏感脂酶活性、减少游离脂肪酸进入肝脏和降低 VLDL 分泌有关。烟酸有普通和缓释两种剂型,以缓释剂型更为常用。缓释片常用量为每次 1~2 g,1 次/d。建议从小剂量(0.375~0.5 g/d)开始,睡前服用;4 周后逐渐加量至最大常用剂量。最常见的不良反应是颜面潮红,其他有肝脏损害、高尿酸血症、高血糖、棘皮症和消化道不适等,慢性活动性肝病、活动性消化性溃疡和严重痛风者禁用。早期临床试验结果荟萃分析发现,烟酸无论是单用还是与其他调脂药物合用均可改善心血管预后,心血管事件减少 34%,冠状动脉事件减少 25%。由于临床研究提示在他汀基础上联合烟酸与单用他汀相比无心血管保护作用,欧美多国已将烟酸类药物淡出调脂药物市场。

(3)高纯度鱼油制剂

鱼油主要成分为 n-3 脂肪酸即 ω-3 脂肪酸。常用剂量为每次 0.5~1.0 g,3 次/d,主要用于治疗高 TG 血症。不良反应少见,发生率为 2%~3%,包括消化道症状,少数病例出现转氨酶或肌酸激酶轻度升高,偶见出血倾向。早期有临床研究显示高纯度鱼油制剂可降低心血管事件,但未被随后的临床试验证实。

3. 调脂药物的联合应用

调脂药物联合应用可能是血脂异常干预措施的趋势,优势在于提高血脂控制达标率,同时降低不良反应发生率。由于他汀类药物作用肯定、不良反应少、可降低总死亡率,故联合调脂方案多由他汀类与另一种作用机制不同的调脂药组成。针对调脂药物的不同作用机制,有不同的药物联合应用方案。

(1)他汀与依折麦布联合应用

两种药物分别影响胆固醇的合成和吸收,可产生良好协同作用。联合治疗可使血清LDL-C 在他汀治疗的基础上再下降 18%左右,且不增加他汀类的不良反应。多项临床试验观察到依折麦布与不同种类他汀联用有良好的调脂效果。ASCVD 极高危患者及 CKD 患者采用他汀与依折麦布联用可降低心血管事件。对于中等强度他汀治疗胆固醇水平不达标或不耐受者,可考虑中/低强度他汀与依折麦布联合治疗。

（2）他汀与贝特联合应用

两者联用能更有效降低 LDL-C 和 TG 水平及升高 HDL-C 水平,降低 sLDL-C。贝特类药物包括非诺贝特、吉非贝齐、苯扎贝特等,以非诺贝特研究最多,证据最充分。既往研究提示,他汀与非诺贝特联用可使高 TG 伴低 HDL-C 水平患者心血管获益。非诺贝特适用于严重高 TG 血症伴或不伴低 HDL-C 水平的混合型高脂血症患者,尤其是糖尿病和代谢综合征时伴有的血脂异常,高危心血管疾病患者他汀类治疗后仍存在 TG 或 HDL-C 水平控制不佳者。由于他汀类和贝特类药物代谢途径相似,均有潜在损伤肝功能的可能,并有发生肌炎和肌病的危险,合用时发生不良反应的机会增多,因此,他汀类和贝特类药物联合用药的安全性应高度重视。吉非贝齐与他汀类药物合用发生肌病的危险性相对较大,开始合用时宜用小剂量,采取晨服贝特类药物、晚服他汀类药物的方式,避免血药浓度的显著升高,并密切监测肌酶和肝酶,如无不良反应,可逐步增加他汀剂量。

（3）他汀与 PCSK9 抑制剂联合应用

他汀与 PCSK9 抑制剂联合应用已成为欧美国家治疗严重血脂异常尤其是 FH 患者的联合方式,可较任何单一的药物治疗带来更大程度的 LDL-C 水平下降,提高达标率。FH 尤其是 HoFH 患者,经生活方式加最大剂量调脂药物（如他汀＋依折麦布）治疗,LDL-C 水平仍 > 2.6 mmol/L 的 ASCVD 患者,加用 PCSK9 抑制剂,组成不同作用机制调脂药物的三联合用。

（4）他汀与 n-3 脂肪酸联合应用

他汀与鱼油制剂 n-3 脂肪酸联合应用可用于治疗混合型高脂血症,且不增加各自的不良反应。由于服用较大剂量 n-3 多不饱和脂肪酸有增加出血的危险,并增加糖尿病和肥胖患者热卡摄入,不宜长期应用。此种联合是否能够减少心血管事件尚在探索中。

（三）血脂异常治疗的其他措施

1. 脂蛋白血浆置换

脂蛋白血浆置换是 FH,尤其是 HoFH 患者的重要辅助治疗措施,可使 LDL-C 水平降低 55%～70%,长期治疗可使皮肤黄色瘤消退。其最佳的治疗频率是每周一次,但现多采用每 2 周进行一次。怀孕期间脂蛋白血浆置换可以持续进行。该治疗措施价格昂贵、耗费时间,还存在感染风险,副作用包括低血压、腹痛、恶心、低钙血症、缺铁性贫血和过敏性反应,但随着科技与材料的发展,相关副作用发生率已降低。

2. 肝移植和其他手术治疗

肝移植可使 LDL-C 水平明显改善。单纯肝移植或与心脏移植联合,虽然是一种成功的治疗策略,但有多种弊端,包括移植术后并发症多,死亡率高,供体缺乏,需终身服用免疫抑制剂等,因此,临床上极少应用。虽然部分回肠旁路手术和门腔静脉分流术并不推荐,但极严重纯合子 FH 患者在缺乏更有效的治疗时,可考虑采用。

第四节　特殊人群血脂异常的管理

一、糖尿病

糖尿病合并血脂异常主要表现为 TG 升高,HDL-C 降低,LDL-C 升高或正常。调脂治疗可以显著降低糖尿病患者发生心血管事件的危险。应根据心血管疾病危险程度确定LDL-C 目标水平。40 岁及以上糖尿病患者血清 LDL-C 水平应控制在 2.6 mmol/L(100 mg/dL)以下,保持 HDL-C 目标值在 1.0 mmol/L(40 mg/dL)以上。糖尿病患者血脂异常的处理原则按照 ASCVD 危险评估流程表(表 10.2)进行危险分层干预管理。根据血脂异常特点,首选他汀类药物治疗,如合并高 TG 伴或不伴低 HDL-C 者,可采用他汀类与贝特类药物联合应用。

二、高血压

高血压合并血脂异常者,调脂治疗应根据不同危险程度确定调脂目标值(表 10.2)。调脂治疗能够使多数高血压患者获得很好的效益,特别是在减少冠心病事件方面可能更为突出。因此,高血压指南建议,中等危险的高血压患者均应启动他汀治疗。有研究表明,对于中等危险者,他汀类治疗显著降低总体人群的心血管事件;对于收缩压>143.5 mmHg 的亚组人群,他汀与降压药联合应用,可使心血管危险下降更为显著。

三、代谢综合征

代谢综合征是一组以肥胖、高血糖(糖调节受损或糖尿病)、高血压以及血脂异常高 TG血症和(或)低 HDL-C 血症集结发病的临床征候群,特点是机体代谢上相互关联的危险因素在同一个体的组合。这些因素直接促进了 ASCVD 的发生,也增加了 2 型糖尿病的发病危险。有证据表明代谢综合征患者是发生心血管疾病的高危人群。与非代谢综合征人群相比,其罹患心血管病和 2 型糖尿病的危险均显著增加。

目前,国际上有关代谢综合征组分中的高血糖、高血压及血脂异常的判断切点已基本达成共识。但是,作为代谢综合征的核心指标——肥胖,尤其是中心型肥胖的诊断标准各不相同。基于我国人群的研究证据所制定的代谢综合征诊断标准为具备以下五项或更多项:① 中心型肥胖和(或)腹型肥胖:腰围男性≥90 cm,女性≥85 cm;② 高血糖:空腹血糖≥6.10 mmol/L(110 mg/dL)或糖负荷后 2 h 血糖≥7.80 mmol/L(140 mg/dL)及(或)已确诊为糖尿病并治疗者;③ 高血压:血压≥130/85 mmHg 及(或)已确诊为高血压并治疗者;④ 空腹TG≥1.7 mmol/L(150 mg/dL);⑤ 空腹 HDL-C<1.0 mmol/L(40 mg/dL)。

代谢综合征的主要防治目标是预防 ASCVD 以及 2 型糖尿病,对已有 ASCVD 者要预防心血管事件再发。积极持久的生活方式干预是达到治疗目标的重要措施。原则上应先启动生活方式治疗,如果不能达到目标,则应针对各个组分采取相应药物治疗。代谢综合征血脂代谢紊乱方面的治疗目标是 LDL-C<2.6 mmol/L(100 mg/dL)、TG<1.7 mmol/L(150 mg/dL)、HDL-C≥1.0 mmol/L(40 mg/dL)。

四、慢性肾脏疾病

慢性肾脏疾病(Chronic Kidaey disease,CKD)常伴随血脂代谢异常并促进 ASCVD 的发生。在可耐受的前提下,推荐 CKD 患者应接受他汀类治疗。治疗目标:轻、中度 CKD 者 LDL-C<2.6 mmol/L,非-HDL-C<3.4 mmol/L;重度 CKD、CKD 合并高血压或糖尿病者 LDL-C<1.8 mmol/L,非-HDL-C<2.6 mmol/L。推荐中等强度他汀类治疗,必要时可联合胆固醇吸收抑制剂。终末期肾病(End Stage Renal Disease,ESRD)和血透患者,需仔细评估降胆固醇治疗的风险和获益,建议药物选择和 LDL-C 目标个体化。

CKD 患者是他汀类引起肌病的高危人群,尤其是在肾功能进行性减退或肾小球滤过率(GFR)<30 mL/(min·1.73 m^2)时,并且发病风险与他汀剂量密切相关,故应避免大剂量应用。中等强度他汀治疗 LDL-C 不能达标时,推荐联合应用依折麦布。贝特类可升高肌酐水平,中重度 CKD 患者与他汀联用时,可能增加肌病风险。

五、家族性高胆固醇血症

家族性高胆固醇血症(Familial Hypercholesterolermia,FH)属常染色体显性遗传性胆固醇代谢障碍,发生机制主要系 LDL 受体的功能性遗传突变,少数是由于 Apo B 或 PCSK9 的功能突变产生,新近发现 LDL 受体调整蛋白基因突变也是其发生的原因之一。其突出的临床特征是血清 LDL-C 水平明显升高和早发冠心病(心肌梗死或心绞痛)。根据显性遗传特点,FH 的临床表型分为纯合子型(HoFH)和杂合子型(HeFH),按胆固醇水平甄别,HeFH 的血清 TC 水平常>8.5mmol/L(328 mg/dL),而 HoFH 的血清 TC 水平常>13.5 mmol/L(521 mg/dL)。如果未经治疗,HeFH 患者常常在年过 40 岁(男)或 50 岁(女)罹患心血管疾病,而 HoFH 则多于幼童时期就发生严重心血管疾病,其青年时期心血管疾病死亡率较非 FH 患者增高 100 倍以上。

FH 治疗的最终目的是降低 ASCVD 危险,减少致死性和致残性心血管疾病发生。治疗要点首先是所有 FH 患者包括 HoFH 和 HeFH 患者均须采取全面的治疗性生活方式改变:饮食(减少脂肪和胆固醇摄入,全面均衡膳食)、运动和行为习惯(戒烟,减轻体重)。同时强调防治其他危险因素,如高血压和糖尿病。其次,FH 患者从青少年起即应开始长期坚持他汀类治疗,可显著降低 ASCVD 危险。调脂治疗的目标水平与心血管疾病高危者相同。LDL 受体低下的患者接受他汀类治疗后 LDL-C 降低 25%,而无 LDL 受体的患者仅降低 15%。事实上,FH 患者常需要两种或更多种调脂药物的联合治疗。心血管疾病极高危患者,经联合调脂药物治疗,胆固醇水平仍未达到目标水平,尤其是疾病处于进展中的患者,可考虑接受脂蛋白血浆置换作为辅助治疗。

六、卒中

对于非心源性缺血性卒中或短暂性脑缺血发作(Transient Ischemic Attack, TIA)患者,无论是否伴有其他动脉粥样硬化证据,均推荐给予他汀类药物长期治疗,以减少卒中和心血管事件危险。若患者基线 LDL-C≥2.6 mmol/L(100 mg/dL),他汀类药物治疗效果证据明确;而基线 LDL-C<2.6 mmol/L(100 mg/dL)时,目前尚缺乏临床证据。颅内大动脉粥样硬化性狭窄(狭窄率70%～99%)导致的缺血性卒中或 TIA 患者,推荐目标值为 LDL-C<

1.8 mmol/L(70 mg/dL)。长期使用他汀类药物治疗总体上是安全的。有脑出血病史的非心源性缺血性卒中或 TIA 患者应权衡风险和获益,合理使用他汀类药物。

七、高龄老年人

80 岁以上(包括 80 岁)高龄老年人常患有多种慢性疾病,需服用多种药物,要注意药物间的相互作用和不良反应;高龄患者大多有不同程度的肝肾功能减退,调脂药物剂量的选择需要个体化,起始剂量不宜太大,应根据治疗效果调整调脂药物剂量并严密监测肝肾功能和肌酸激酶。因尚无高龄老年患者他汀类药物治疗靶目标的随机对照研究,对高龄老年人他汀类药物治疗的靶目标不做特别推荐。现有研究表明,高龄老年高胆固醇血症合并心血管疾病或糖尿病患者可从调脂治疗中获益。

第十一章　常见感染性疾病的药物治疗

第一节　抗感染药物的介绍

抗感染药物是一类能杀灭或抑制病原微生物的药物,广泛应用于治疗或预防感染性疾病。根据来源、性质及应用的不同,抗感染药物可分为抗生素、合成抗菌药、抗结核病药、抗麻风药、抗真菌药、抗病毒药等。门店常见抗菌药物及其注意事项和禁忌见表 11.1。

表 11.1　门店常见抗菌药物及其注意事项和禁忌

抗菌药物	常见药物	注意事项和禁忌
青霉素类	青霉素 V 钾,苯唑西林、阿莫西林、阿莫西林/克拉维酸	1. 对青霉素 G 或青霉素类抗菌药物过敏者禁用本品 2. 无论采用何种给药途径,用青霉素类抗菌药物前必须详细询问患者有无青霉素类过敏史,必须先做青霉素皮肤试验 3. 青霉素钾盐不可快速静脉注射 4. 青霉素可安全地应用于孕妇;哺乳期妇女应用青霉素时应停止哺乳 5. 老年人肾功能呈轻度减退,本品主要经肾脏排出,故治疗老年患者感染时宜适当减量应用
头孢菌素类	头孢拉定、头孢氨苄、头孢羟氨苄、头孢呋辛酯、头孢克肟、头孢地尼、头孢克洛、头孢丙烯	1. 禁用于对任何一种头孢菌素类抗菌药物有过敏史及有青霉素过敏性休克史的患者 2. 用药前必须详细询问患者既往有无对头孢菌素类、青霉素类或其他药物的过敏史。有青霉素类、其他 β-内酰胺类及其他药物过敏史的患者,有明确应用指征时应谨慎使用本类药物。在用药过程中一旦发生过敏反应,须立即停药。如发生过敏性休克,须立即就地抢救并予以肾上腺素等相关治疗 3. 本类药物多数主要经肾脏排泄,中度以上肾功能不全患者应根据肾功能适当调整剂量
氨基糖苷类	庆大霉素、妥布霉素	1. 对氨基糖苷类过敏的患者禁用 2. 氨基糖苷类的任何品种均具肾毒性、耳毒性(耳蜗、前庭)和神经肌肉阻滞作用,因此用药期间应监测肾功能(尿常规、血尿素氮、血肌酐),严密观察患者听力及前庭功能,注意观察神经肌肉阻滞症状。一旦出现上述不良反应先兆,须及时停药。需注意局部用药时亦有可能发生上述不良反应 3. 氨基糖苷类抗菌药物对社区获得性上、下呼吸道感染的主要病原菌

抗菌药物	常见药物	注意事项和禁忌
氨基糖苷类		(肺炎链球菌、A 组溶血性链球菌)抗菌作用差,又有明显的耳、肾毒性,因此对门急诊中常见的上、下呼吸道细菌性感染不宜选用本类药物治疗。由于其耳、肾毒性反应,本类药物也不宜用于单纯性上、下尿路感染初发病例的治疗 4. 肾功能减退患者应用本类药物时,需根据其肾功能减退程度减量给药,并应进行血药浓度监测,调整给药方案,实现个体化给药 5. 新生儿应尽量避免使用本类药物。确有应用指征时,应进行血药浓度监测,根据监测结果调整给药方案。婴幼儿、老年患者应慎用该类药物,如确有应用指征,有条件的亦应进行血药浓度监测 6. 妊娠期患者应避免使用。哺乳期患者应避免使用或用药期间停止哺乳 7. 本类药物不宜与其他肾毒性药物、耳毒性药物、神经肌肉阻滞剂或强利尿剂同用。与注射用第一代头孢菌素类合用时可能增加肾毒性 8. 本类药物不可用于眼内或结膜下给药,可能会引起黄斑坏死
大环内酯类	红霉素、罗红霉素、阿奇霉素、克拉霉素	1. 禁用于对红霉素及其他大环内酯类过敏的患者 2. 红霉素及克拉霉素禁止与特非那定或阿司咪唑等合用,以免引起心脏毒性 3. 肝功能损害患者如有指征应用时,需适当减量并定期复查肝功能 4. 肝病患者和妊娠期患者不宜应用红霉素酯化物 5. 妊娠期患者有明确指征用克拉霉素时,应充分权衡利弊,决定是否采用。哺乳期患者用药期间应暂停哺乳
喹诺酮类	诺氟沙星、氧氟沙星、环丙沙星、左氧氟沙星、莫西沙星	1. 对喹诺酮类药物过敏的患者禁用 2. 18 岁以下未成年患者避免使用本类药物 3. 制酸剂和含钙、铝、镁等金属离子的药物可减少本类药物的吸收,应避免同用 4. 妊娠期及哺乳期患者避免应用本类药物 5. 本类药物偶可引起抽搐、癫痫、意识改变、视力损害等严重中枢神经系统不良反应,在肾功能减退或有中枢神经系统基础疾病的患者中易发生,因此本类药物不宜用于有癫痫或其他中枢神经系统基础疾病的患者。肾功能减退患者应用本类药物时,需根据肾功能减退程度减量用药,以防发生由于药物在体内蓄积而引起的抽搐等中枢神经系统严重不良反应 6. 本类药物可能引起皮肤过敏反应、关节病变、肌腱炎、肌腱断裂(包括各种给药途径,有的病例可发生在停药后)等,并偶可引起心电图 QT 间期延长等,加替沙星可引起血糖波动,用药期间应注意密切观察
抗真菌药	酮康唑、咪康唑、氟康唑、伊曲康唑、克霉唑、特比萘芬	1. 禁用于对本类药物及其赋形剂过敏的患者 2. 本类药物禁止与西沙必利、阿司咪唑、特非那定和三唑仑合用,因可导致严重心律失常 3. 本类药物可致肝毒性,以酮康唑较为多见。表现为一过性肝酶升高,偶可出现严重肝毒性,包括肝衰竭和死亡。因此在治疗过程中应严密

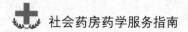

续表

抗菌药物	常见药物	注意事项和禁忌
抗真菌药		观察临床症状及监测肝功能,一旦出现临床症状或肝功能持续异常,须立即停止治疗。肝病患者有明确应用指征时,应权衡利弊后决定是否用药
		4. 伊曲康唑不可用于充血性心力衰竭以及有充血性心力衰竭病史的患者
		5. 特比萘芬为妊娠期用药 B 类,氟康唑、酮康唑和伊曲康唑为妊娠期用药 C 类,孕妇患者确有应用指征时,应充分权衡利弊后决定是否应用;伏立康唑为妊娠期用药 D 类,孕妇应避免应用,但在确有应用指征且患者受益大于可能的风险时可在严密观察下慎用
		6. 酮康唑不宜用于 2 岁以下儿童;氟康唑不推荐用于 6 个月以下婴儿;伊曲康唑不推荐用于儿童患者;特比萘芬不推荐用于 2 岁以下儿童患者。儿童患者确有应用指征时,须充分权衡利弊后决定是否应用
		7. 肾功能受损的患者服用特比萘芬剂量应减半

第二节　呼吸系统感染

一、急性上呼吸道感染

(一) 概述

急性上呼吸道感染(Upper Respiratory Tract Infection,URTI,简称上感)是由各种病毒和/或细菌引起的主要侵犯鼻、咽或喉部的急性炎症的总称。以病毒多见,占 70%～80%,细菌感染占 20%～30%。

(二) 分类及临床表现

1. 普通感冒

普通感冒又称急性鼻炎或上呼吸道卡他,以鼻咽部卡他症状为主要临床表现。起病较急,发病同时或数小时后可有喷嚏、鼻塞、流清水样鼻涕等症状。2～3 天后鼻涕变稠,常伴咽痛、流泪、味觉减退、呼吸不畅、声嘶等。一般无发热及全身症状,或仅有低热、不适、轻度畏寒、头痛。体检可见鼻腔黏膜充血、水肿、有分泌物,咽部轻度充血,一般 5～7 天可痊愈。

2. 急性病毒性咽炎

急性病毒性咽炎的临床特征为咽部发痒或灼热感,咳嗽少见,一般咽痛不明显。当吞咽疼痛时,常提示有链球菌感染。体检可见咽部明显充血水肿,颌下淋巴结肿大且有触痛。

3. 急性病毒性喉炎

急性病毒性喉炎的临床特征为声嘶、发声困难,常有发热、咽痛或咳嗽。体检可见喉部水肿、充血,局部淋巴结轻度肿大和触痛,可闻及喉部的喘鸣音。

4. 急性疱疹性咽峡炎

急性疱疹性咽峡炎多于夏季发作,儿童多见,偶见于成年人。表现为明显咽痛、发热,体检可见咽充血,软腭、悬雍垂、咽及扁桃体表面有灰白色疱疹及浅表溃疡,周围有红晕,以后形成疱疹,病程约1周。

5. 咽结膜热

咽结膜热是一种表现为急性滤泡性结膜炎,并伴有上呼吸道感染和发热的病毒性结膜炎,常发生于夏季,儿童多见,游泳者易于传播。临床主要表现为发热、咽炎、结膜炎三大症状,病程4~6天。

6. 细菌性咽炎及扁桃体炎

细菌性咽炎及扁桃体炎起病急,临床表现为咽痛、畏寒、发热(体温可达39℃以上)。体检可见咽部明显充血,扁桃体肿大、充血,表面可有黄色脓性分泌物,可伴有颌下淋巴结肿大、压痛,肺部无异常体征。

(三)辅助检查

外周血常规:病毒性感染时外周血白细胞计数正常或偏低,淋巴细胞比例升高;细菌性感染时,外周白细胞总数和中性粒细胞比例增多,中性粒细胞核有左移现象。

(四)诊断

根据鼻咽部的症状和体征,结合周围血象可作出临床诊断,一般无需病因诊断。

(五)病因治疗

(1) 抗病毒药物治疗:一般无需进行积极抗病毒治疗。

(2) 抗菌药物治疗:单纯病毒感染无需使用抗菌药物,有外周血白细胞计数升高、咽部脓苔、咳黄痰等细菌感染证据时,可酌情使用青霉素、第一代头孢菌素、大环内酯类或喹诺酮类抗菌药物。极少需要根据病原菌选用敏感的抗菌药物。

二、流行性感冒

(一)概述

流行性感冒(以下简称流感)是由流感病毒引起的一种急性呼吸道传染病,在世界范围内引起暴发和流行。流感起病急,大多为自限性,早期使用抗流感病毒药物治疗可以缓解流感症状、缩短病程,降低并发症发生率、缩短排毒时间并且可能降低病死率。但部分因出现肺炎等并发症可发展至重症流感,此时需要住院治疗。重症流感主要发生在老年人、年幼儿童、孕产妇或有慢性基础疾病者等高危人群中,亦可发生在一般人群中。

(二)临床表现

(1) 潜伏期一般为1~7天,多为2~4天。

(2) 主要表现为发热、头痛、肌痛和全身不适起病,体温可达39~40℃,可有畏寒、寒战,多伴全身肌肉关节酸痛、乏力、食欲减退等全身症状,常有咽喉痛、干咳,可有鼻塞、流涕、胸骨后不适等。颜面潮红,眼结膜充血。

（3）部分以呕吐、腹痛、腹泻为特点,常见于感染乙型流感的儿童。

（4）无并发症者病程呈自限性,多于发病 3～4 天后体温逐渐消退,全身症状好转,但咳嗽、体力恢复常需 1～2 周。

（三）辅助检查

1. 外周血常规

白细胞总数一般不高或降低,重症病例淋巴细胞计数明显降低。

2. 血生化

部分病例出现低钾血症,少数病例肌酸激酶、天门冬氨酸氨基转移酶、丙氨酸氨基转移酶、乳酸脱氢酶、肌酐等升高。

3. 病原学相关检查

（1）病毒核酸检测:以 RT-PCR(最好采用 real-time RT-PCR)法检测呼吸道标本(咽拭子、鼻拭子、鼻咽或气管抽取物、痰)中的流感病毒核酸。病毒核酸检测的特异性和敏感性最好,且能区分病毒类型和亚型。

（2）病毒抗原检测(快速诊断试剂检测):快速抗原检测方法可采用胶体金和免疫荧光法。由于快速抗原检测的敏感性低于核酸检测,因此对快速抗原检测结果的解释应结合患者流行病史和临床症状综合考虑。

（3）血清学检测:检测流感病毒特异性 IgM 和 IgG 抗体水平。动态检测的 IgG 抗体水平恢复期比急性期有 4 倍或以上升高,有回顾性诊断意义。

（4）病毒分离培养:从呼吸道标本中分离出流感病毒。在流感流行季节,流感样病例快速抗原诊断和免疫荧光法检测阴性的患者建议也做病毒分离。

（四）诊断及诊断鉴别

1. 诊断

有上述流感临床表现,具有以下一种或一种以上病原学检测结果为阳性:

（1）流感病毒核酸检测阳性(可采用 real-time RT-PCR 和 RT-PCR 方法)。

（2）流感病毒分离培养阳性。

（3）急性期和恢复期双份血清的流感病毒特异性 IgG 抗体水平呈 4 倍或 4 倍以上升高。

2. 诊断鉴别

流感的全身症状比普通感冒重;追踪流行病学史有助于鉴别;普通感冒的流感病原学检测阴性,或可找到相应的感染病原证据。表 11.2 列出了两者的鉴别要点。

表 11.2　流感和普通感冒的主要区别与特点

	流感	普通感冒
致病原	流感病毒	鼻病毒、冠状病毒等
流感病原学检测	阳性	阴性
传染性	强	弱

	流感	普通感冒
发病的季节性	有明显季节性(我国北方为 11 月至次年 3 月多发)	季节性不明显
发热程度	多高热(39～40 ℃),可伴寒战	不发热或轻、中度热,无寒战
发热持续时间	3～5 天	1～2 天
全身症状	重头痛、全身肌肉酸痛、乏力	轻或无
病程	5～10 天	5～7 天
并发症	可合并中耳炎、肺炎、心肌炎、脑膜炎或脑炎	少见

(五)病因治疗

(1)奥司他韦能有效治疗和预防甲、乙型流感病毒,使用详见表 11.3。

表 11.3　流行性感冒抗病毒药物使用

药物种类名称	用法用量	注意事项	主要不良反应
奥司他韦 (胶囊/颗粒)	成人:每次 75 mg,2 次/d,疗程 5 日 1 岁及以上年龄的儿童:体重＜15 kg 者,30 mg;体重 23～40 kg 者,60 mg;体重＞40 kg 者,75 mg;2 次/d	1. 已知对本品任何成分过敏者禁用 2. 肾功能不全者要根据肾功能调整剂量 3. 36 小时内开始治疗	恶心、呕吐、头痛

(2)离子通道 M_2 阻滞剂金刚烷胺和金刚乙胺仅对甲型流感病毒有效,但目前监测资料显示甲型流感病毒对其耐药,不建议使用。

三、肺炎

(一)概述

肺炎(Pneumonia)是指终末气道、肺泡和肺间质的炎症,可由病原微生物、理化因素、免疫损伤、过敏反应及药物损伤所致。细菌性肺炎时最常见的肺炎,也是最常见的感染性疾病之一。

(二)分类及临床表现

1. 社区获得性肺炎

社区获得性肺炎(Community Acquired Pneumonia,CAP)指在医院外罹患的感染性肺炎,包括具有明确潜伏期的病原体感染在入院后于潜伏期内发病的肺炎。临床表现为:① 咳嗽,可伴有或不伴有咳痰;② 发热,可伴有寒战或畏寒;③ 肺实变体征和(或)可闻及湿性啰音;④ 外周血白细胞计数＞$10×10^9$/L 或＜$4×10^9$/L,伴或不伴细胞核左移。

2. 医院获得性肺炎

医院获得性肺炎(Hospital Acquired Pneumonia,HAP)指患者入院 48 小时后在医院内发生的肺炎。临床表现为：① 发热超过 38 ℃；② 白细胞增多或减少；③ 脓性气道分泌物。

（三）辅助检查

（1）血常规：细菌感染患者常表现为外周血白细胞计数和成中性粒细胞比例增加，部分患者白细胞减少。细菌感染时出现显著的外周血白细胞计数减少是病情危重、预后不良的征象。支原体和衣原体所导致的肺炎白细胞计数很少升高。

（2）CRP：是细菌性感染较敏感的指标。病毒性肺炎 CRP 通常较低。持续高水平或继续升高则提示抗菌治疗失败或出现并发症（如脓胸、脓毒血症）。

（四）诊断

有上述临床表现之一加上胸部 X 线检查显示片状、斑片状浸润性阴影或间质性改变即可作出诊断。

（五）病因治疗

细菌性肺炎的治疗包括经验性治疗和针对病原体治疗。在未明确病原体及药物敏感性结果之前应先及时进行经验性用药。常用抗菌药物及其不良反应见表 11.4。

1. 社区获得性肺炎

（1）青壮年和无基础疾病的 CAP 患者，常用青霉素类、第一代头孢菌素。由于我国肺炎链球菌对大环内酯类抗菌药物耐药率高，故不可单独应用该类药物治疗。对于耐药性肺炎链球菌可用对呼吸道感染有特效的氟喹诺酮类（莫西沙星、吉米沙星和左氧氟沙星）。

（2）老年人、有基础疾病或需要住院的 CAP 患者，常用第二、三代头孢菌素，β-内酰胺类/β-内酰胺酶抑制剂；可联合应用大环内酯类，或者氟喹诺酮类。

2. 医院获得性肺炎

一方面可根据本地区、本机构的肺炎病原体流行病学资料，选择可能覆盖病原体的抗菌药物；另一方面可根据患者的年龄、有无基础疾病、是否有误吸、住普通病房还是重症监护病房、住院时间长短和肺炎的严重程度等，选择抗菌药物和给药途径。

常用第二、三代头孢菌素，β-内酰胺类/β-内酰胺酶抑制剂，氟喹诺酮类。在明确所感染的病原体后，则应根据呼吸道或肺组织标本的培养和药物敏感试验结果调整抗菌药物，尽量使用抗菌谱较窄且疗效确切的抗菌药物。

表 11.4　肺炎常用抗菌药物使用

药物种类名称	用法用量	注意事项	主要不良反应
青霉素类			
阿莫西林（胶囊）	成人：每次 0.5 g；6～8 h/次 小儿：按体重每次 20～40 mg/kg，8 h/次 3 个月以下婴儿：按体重每次 30 mg/kg，12 h/次	1. 青霉素过敏及青霉素皮试阳性患者禁用 2. 肾功能严重损害患者需调整剂量	胃肠道反应；过敏反应

药物种类名称	用法用量	注意事项	主要不良反应
氨苄西林 （胶囊）	成人：每次 0.25～0.75 g； 4 次/d 小儿：按体重每次 25 mg/kg,2～4 次/d	1. 应用本品前需详细询问药物过敏史并进行青霉素皮肤试验 2. 对青霉素类、头孢菌素类药物过敏者或青霉素皮肤试验阳性患者禁用 3. 尿酸性肾结石、痛风急性发作患者禁用 4. 活动性消化道溃疡患者禁用	过敏反应；胃肠道反应
青霉素 V 钾 （颗粒/片）	成人：每次 0.125～0.5 g；6～8 h/次 小儿：按体重每次 2.3～8.7 mg/kg,4 h/次；或按体重每次 3.5～13.2 mg/kg,6 h/次；或按体重每次 4.7～17.7 mg/kg,8 h/次	1. 应用本品前需详细询问药物过敏史并进行青霉素皮肤试验 2. 对青霉素类、头孢菌素类药物过敏者或青霉素皮肤试验阳性患者禁用 3. 传染性单核细胞增多症者禁用	过敏反应；胃肠道反应
β-内酰胺类/β-内酰胺酶抑制剂			
阿莫西林/ 克拉维酸 （片）	成人及 12 岁以上儿童：每次 1～2 片（含阿莫西林 400 mg）；2 次/d 7～12 岁儿童：每次 3/4 片（含阿莫西林 400 mg）；2 次/d 2～7 岁儿童：每次半片（含阿莫西林 400 mg）；2 次/d 9 个月～2 岁儿童：每次 1/4 片（含阿莫西林 400 mg）；2 次/d	1. 对青霉素类药物过敏者或肝功能不全患者禁用 2. 肾功能严重损害患者需调整剂量	过敏反应
第一代头孢菌素			
头孢羟氨苄 （胶囊/片）	成人：每次 0.5～1.0 g；2 次/d 儿童：按体重每次 15～20 mg/kg,2 次/d	1. 对头孢菌素类药物过敏史者和有青霉素过敏性休克史者或即刻反应史者禁用	胃肠道反应
头孢氨苄 （颗粒/胶囊 /片）	成人：每次 0.25～0.5 g；6 h/次 儿童：按体重每次 6.25～12.5 mg/kg,6 h/次	1. 对头孢菌素过敏者及有青霉素过敏性休克或即刻反应史者禁用 2. 肾功能减退的患者,应根据肾功能减退的程度减量用药	胃肠道反应；过敏反应；罕见溶血性贫血
头孢拉定 （颗粒/胶囊 /片）	成人：每次 0.25～0.5 g；6 h/次 儿童：按体重每次 6.25～12.5 mg/kg,6 h/次	1. 对头孢菌素过敏者及有青霉素过敏性休克或即刻反应史者禁用	胃肠道反应

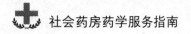

续表

药物种类名称	用法用量	注意事项	主要不良反应
第二代头孢菌素			
头孢克洛 （颗粒/胶囊 /片）	成人：每次 0.25 g；8 h/次 儿童：按体重每次 20 mg/kg； 8 h/次	1. 对头孢克洛及其他头孢菌素过 敏者禁用	胃肠道反应；过 敏反应
头孢呋辛酯 （颗粒/胶囊 /片）	成人：每次 0.25 g；12 h/次 儿童：每次 0.125 g；12 h/次	1. 对头孢菌素过敏者禁用	胃肠道反应
第三代头孢菌素			
头孢地尼 （颗粒/胶囊 /片）	成人：每次 0.1 g；3 次/d	1. 对本品有休克史者禁用 2. 对青霉素或头孢菌素有过敏史 者慎用	胃肠道反应
大环内酯类			
阿奇霉素 （胶囊/片）	成人：第一天 0.5 g 顿服，第 2～5 天，一天 0.25 g 顿服 小儿：第一天按体重 10 mg/kg，第 2～5 天，5 mg/kg，顿服	1. 对阿奇霉素、红霉素或其他任 何一种大环内酯类药物过敏者 禁用 2. 进食可能影响阿奇霉素的吸 收，故需在饭前 1 小时或饭后 2 小 时口服	胃肠道反应；厌 食；味觉异常； 潜在致死性心 律失常风险
克拉霉素 （颗粒/胶囊 /片）	成人：每次 0.5 g，2 次/d，疗程 6～ 14 天 儿童：6 个月以上儿童：按体重每 次 7.5 mg/kg，2 次/d，疗程 5～ 10 天	1. 对大环内酯类抗生素过敏者 禁用 2. 孕妇及哺乳期妇女禁用 3. 克拉霉素禁止与下列药物合 用：阿司咪唑、西沙必利和特非 那丁	胃肠道反应；味 觉改变
红霉素 （颗粒/胶囊 /片）	成人：1.6 g/d，分 2～4 次服用（2 ～4 次/d，一次 4～8 片） 小儿：按体重一次 7.5～12.5 mg/ kg，4 次/d；或一次 15～25 mg/ kg，2 次/d	1. 对本品或其他红霉素制剂过敏 者、慢性肝病患者、肝功能损害者 及孕妇禁用	胃肠道反应
罗红霉素 （胶囊/片）	成人：每次 0.15 g，2 次/d；也可每 次 0.3 g，1 次/d 儿童：一次按体重 2.5～5 mg/kg， 2 次/d	1. 对本品、红霉素或其他大环内 酯类药物过敏者禁用	胃肠道反应
喹诺酮类			
环丙沙星 （片）	成人：1～1.5 g/d，分 2～3 次，疗 程 7～14 天 18 岁以下不宜使用	1. 对本品及喹诺酮类药过敏的患 者禁用 2. 宜空腹食用	胃肠道反应；中 枢神经系统反 应；过敏反应

药物种类名称	用法用量	注意事项	主要不良反应
左氧氟沙星 （片）	成人:每次 0.2 g,2 次/d;或每次 0.1 g,3 次/d,疗程 7～14 天 18 岁以下患者不宜使用	1. 对本品及喹诺酮类药过敏的患者禁用 2. 老年人、肝功能不全、肾功能损害者减量 3. 用药期间多饮水	胃肠道反应;中枢神经系统反应;过敏反应
莫西沙星 （片）	成人:每次 0.4 g,1 次/d,疗程 7～14 天 18 岁以下患者禁用	1. 已知对本品及其他喹诺酮类药物或任何辅料过敏者禁用 2. 妊娠和哺乳期妇女禁用 3. 由于临床数据有限,患有肝功能损伤（Child Pugh C 级）的患者和转氨酶升高大于 5 倍正常值上限的患者应禁止使用盐酸莫西沙星 4. 喹诺酮类药物治疗相关肌腱疾病/病症病史的患者禁用 5. 先天性或证明有获得性 QT 间期延长患者、电解质紊乱,尤其是未纠正的低钾血症患者、有临床意义的心动过缓患者、有临床意义的心力衰竭并伴有左心室射血分数降低患者、既往发生过有症状的心律失常患者禁用 6. 盐酸莫西沙星不应与其他能延长 QT 间期的药物同时使用	肌腱炎和肌腱断裂;QT 间期延长;过敏反应
诺氟沙星 （胶囊/片）	成人:每次 0.4 g,2 次/d,疗程 3 天 18 岁以下患者禁用	1. 对本品及喹诺酮类药过敏的患者禁用 2. 老年人、肝功能减退者减量 3. 妊娠和哺乳期妇女不宜用	胃肠道反应;中枢神经系统反应;过敏反应;诱发癫痫;肝功能损害

四、急性气管-支气管炎

（一）概述

急性气管-支气管炎（Acute Tracheobronchitis）是由感染、物理、化学刺激或过敏因素引起的气管-支气管黏膜的急性炎症。临床主要症状为咳嗽和咳痰。常发生于寒冷季节或气温突然变冷时。

（二）临床表现

（1）症状:起病较急,常先有上呼吸道感染症状,继之出现干咳或伴少量黏痰,痰量逐渐增多,咳嗽症状加剧,偶可痰中带血。咳嗽持续时间通常小于 30 天,全身症状较轻,可有轻到中度发热,高热少见。

(2)体征:两肺呼吸音多粗糙,部分可闻及干、湿性啰音。

(三)辅助检查

外周血常规:多数病例的外周血白细胞计数和分类无明显改变,细菌感染时白细胞总数和中性粒细胞可增多。

(四)诊断

急性起病,主要症状为咳嗽,有至少一种其他呼吸道症状如咳痰、气喘、胸痛,并且对于上述症状无其他疾病原因解释,可对本病作出临床诊断。

(五)病因治疗

(1)以对症治疗为主,不应使用常规抗菌药物。

(2)少数病例可由肺炎支原体、肺炎衣原体、百日咳博德特菌引起,可采用大环内酯类、四环素类或喹诺酮类,详见表 11.5。

表 11.5　少数急性气管-支气管炎病例的抗菌药物使用

药物种类名称	用法用量	注意事项	主要不良反应
大环内酯类			
阿奇霉素 (胶囊/片)	成人:第一天 0.5 g 顿服,第 2～5 天,一天 0.25 g 顿服 小儿:第一天按体重 10 mg/kg,第 2～5 天,5 mg/kg,顿服	1. 对阿奇霉素、红霉素或其他任何一种大环内酯类药物过敏者禁用 2. 进食可能影响阿奇霉素的吸收,故需在饭前 1 小时或饭后 2 小时口服	胃肠道反应;厌食;味觉异常;潜在致死性心律失常风险
克拉霉素 (颗粒/胶囊/片)	成人:每次 0.5 g,2 次/d,疗程 5～14 天 6 个月以上儿童:按体重每次 7.5 mg/kg,2 次/d,疗程 5～10 天	1. 对大环内酯类抗生素过敏者禁用 2. 孕妇及哺乳期妇女禁用 3. 克拉霉素禁止与下列药物合用:阿司咪唑、西沙必利和特非那丁	胃肠道反应;味觉改变
红霉素 (颗粒/胶囊/片)	成人:一天 1.6 g,分 2～4 次服用 儿童:按体重一次 7.5～12.5 mg/kg,4 次/d;或一次 15～25 mg/kg,2 次/d	1. 对本品或其他红霉素制剂过敏者、慢性肝病患者、肝功能损害者及孕妇禁用	胃肠道反应
罗红霉素 (胶囊/片)	成人:每次 0.15 g,2 次/d;也可每次 0.3 g,1 次/d 儿童:一次按体重 2.5～5 mg/kg,一天 2 次	1. 对本品、红霉素或其他大环内酯类药物过敏者禁用 2. 空腹口服	胃肠道反应

续表

药物种类名称	用法用量	注意事项	主要不良反应
四环素类			
多西环素 （胶囊/片）	成人：每次 0.1 g，2 次/d 小儿：第一天按体重 2 mg/kg，2 次/d；后按体重 2 mg/kg，1 次/d	1. 有四环素类药物过敏史者禁用 2. 肝功能不全者慎用	消化道反应；可致良性颅内压升高
米诺环素 （胶囊/片）	成人：首剂 0.2 g，以后每 12 h 服用本品 0.1 g，或每 6 h 服用 50 mg 18 岁以下患者不宜使用	1. 有四环素类药物过敏史者禁用 2. 肝功能不全者慎用	消化道反应；影响牙、骨骼发育；眩晕、耳鸣等；可致良性颅内压升高
喹诺酮类			
环丙沙星 （片）	成人：一天 1～1.5 g，分 2～3 次，疗程 7～14 天 18 岁以下不宜使用	1. 对本品及喹诺酮类药过敏的患者禁用 2. 宜空腹食用	胃肠道反应；中枢神经系统反应；过敏反应
左氧氟沙星 （片）	成人：每次 0.2 g，2 次/d；或每次 0.1 g，3 次/d，疗程 7～14 天 18 岁以下患者不宜使用	1. 对本品及喹诺酮类药过敏的患者禁用 2. 老年人、肝功能不全、肾功能损害者减量 3. 用药期间多饮水	胃肠道反应；中枢神经系统反应；过敏反应
莫西沙星 （片）	成人：每次 0.4 g，1 次/d，疗程 7～14 天 18 岁以下患者禁用	1. 已知对本品及其他喹诺酮类药物或任何辅料过敏者禁用 2. 妊娠和哺乳期妇女禁用 3. 由于临床数据有限，患有肝功能损伤（Child Pugh C 级）的患者和转氨酶升高大于 5 倍正常值上限的患者应禁止使用盐酸莫西沙星 4. 喹诺酮类药物治疗相关肌腱疾病/病症病史的患者禁用 5. 先天性或证明有获得性 QT 间期延长患者、电解质紊乱，尤其是未纠正的低钾血症患者、有临床意义的心动过缓患者、有临床意义的心力衰竭并伴有左心室射血分数降低患者、既往发生过有症状的心律失常患者禁用 6. 盐酸莫西沙星不应与其他能延长 QT 间期的药物同时使用	肌腱炎和肌腱断裂；QT 间期延长；过敏反应

续表

药物种类名称	用法用量	注意事项	主要不良反应
诺氟沙星（胶囊/片）	成人：每次 0.4 g，2 次/d，疗程 3 天 18 岁以下患者禁用	1. 对本品及喹诺酮类药过敏的患者禁用 2. 老年人、肝功能减退者减量 3. 妊娠和哺乳期妇女不宜用	胃肠道反应；中枢神经系统反应；过敏反应；诱发癫痫；肝功能损害

（3）发热患者、心力衰竭患者、胰岛素依赖性糖尿病患者、严重神经系统疾病患者可用青霉素类、头孢菌素、大环内酯类或喹诺酮类口服，详见表 11.6。

表 11.6　特殊急性气管-支气管炎病例的抗菌药物使用

药物种类名称	用法用量	注意事项	主要不良反应
青霉素类			
阿莫西林（胶囊）	成人：每次 0.5 g；6～8 h/次 小儿：按体重每次 20～40 mg/kg，8 h/次 3 个月以下婴儿：按体重每次 30 mg/kg，12 h/次	1. 青霉素过敏及青霉素皮试阳性患者禁用 2. 肾功能严重损害患者需调整剂量	胃肠道反应；过敏反应
氨苄西林（胶囊）	成人：每次 0.25～0.75 g；4 次/d 小儿：按体重每次 25 mg/kg，2～4 次/d	1. 应用本品前需详细询问药物过敏史并进行青霉素皮肤试验 2. 对青霉素类、头孢菌素类药物过敏者或青霉素皮肤试验阳性患者禁用 3. 尿酸性肾结石、痛风急性发作患者禁用 4. 活动性消化道溃疡患者禁用	过敏反应；胃肠道反应
青霉素 V 钾（颗粒/片）	成人：每次 0.125～0.5 g；6～8 h/次 小儿：按体重每次 2.3～8.7 mg/kg，4h/次；或按体重每次 3.5～13.2 mg/kg，6 h/次；或按体重每次 4.7～17.7 mg/kg，8 h/次	1. 应用本品前需详细询问药物过敏史并进行青霉素皮肤试验 2. 对青霉素类、头孢菌素类药物过敏者或青霉素皮肤试验阳性患者禁用 3. 传染性单核细胞增多症者禁用	过敏反应；胃肠道反应
β-内酰胺类/β-内酰胺酶抑制剂			
阿莫西林/克拉维酸（片）	成人及 12 岁以上儿童：每次 1～2 片（含阿莫西林 400 mg）；2 次/d 7～12 岁儿童：每次 3/4 片（含阿莫西林 400 mg）；2 次/d 2～7 岁儿童：每次半片（含阿莫西林 400 mg）；2 次/d 9 个月～2 岁儿童：每次 1/4 片（每片含阿莫西林 400 mg）；2 次/d	1. 对青霉素类药物过敏者或肝功能不全患者禁用 2. 肾功能严重损害患者需调整剂量	过敏反应

药物种类名称	用法用量	注意事项	主要不良反应
第一代头孢菌素			
头孢羟氨苄 （胶囊/片）	成人：每次 0.5～1.0 g；2 次/d 儿童：按体重每次 15～20 mg/kg， 2 次/d	1. 对有头孢菌素类药物过敏史者和有青霉素过敏性休克史者或即刻反应史者禁用	胃肠道反应
头孢氨苄 （颗粒/胶囊 /片）	成人：每次 0.25～0.5 g；6 h/次。 儿童：按体重每次 6.25～12.5 mg/kg；6 h/次	1. 对头孢菌素过敏者及有青霉素过敏性休克或即刻反应史者禁用 2. 肾功能减退的患者，应根据肾功能减退的程度，减量用药	胃肠道反应；过敏反应；罕见溶血性贫血
头孢拉定 （颗粒/胶囊 /片）	成人：每次 0.25～0.5 g；6 h/次 儿童：按体重每次 6.25～12.5 mg/kg；6 h/次	1. 对头孢菌素过敏者及有青霉素过敏性休克或即刻反应史者禁用	胃肠道反应
第二代头孢菌素			
头孢克洛 （颗粒/胶囊 /片）	成人：每次 0.25 g；8 h/次 儿童：按体重每次 20 mg/kg； 8 h/次	1. 对头孢克洛及其他头孢菌素过敏者禁用	胃肠道反应；过敏反应
头孢呋辛酯 （颗粒/胶囊 /片）	成人：每次 0.25 g；12 h/次 儿童：每次 0.125 g；12 h/次	1. 对头孢菌素过敏者禁用	胃肠道反应
第三代头孢菌素			
头孢地尼 （颗粒/胶囊 /片）	成人：每次 0.1 g；3 次/d	1. 对本品有休克史者禁用 2. 对青霉素或头孢菌素有过敏史者慎用	胃肠道反应
大环内酯类（见上表）			
喹诺酮类（见上表）			

第三节　消化系统感染

一、慢性胃炎

（一）概述

慢性胃炎系指不同病因引起的胃黏膜的慢性炎症性病变。本病的病因和发病机制尚不完全清楚，可能是多种因素综合作用的结果。已知幽门螺杆菌（Helicobacter pylori，Hp）感染与慢性胃炎关系密切，其他如酗酒、吸烟、十二指肠液反流、自身免疫、药物及饮食因素等也可引起慢性胃炎。慢性胃炎分类方法很多,我国目前一般分为非萎缩性胃炎和萎缩性胃炎两大类。伴有中重度肠上皮化生及不典型增生者称为癌前病变,与胃癌发生有明显的关系。

(二)临床表现

(1)症状:慢性胃炎缺乏特异性的临床表现,多数表现为上胃肠道的消化不良症状,如上腹部饱胀、无规律的隐痛、嗳气、胃灼热感、食欲减退、进食后上腹部不适加重等,少数患者可伴有乏力及体重减轻等全身症状。伴有胃黏膜糜烂时,大便潜血可呈阳性,呕血和黑便较为少见。部分患者可无症状。

(2)体征:大多无明显体征,有时可有上腹部轻度压痛或按之不适感。少数患者伴有消瘦、贫血。

(三)辅助检查

慢性胃炎的确诊主要依赖内镜检查和胃黏膜活检,尤其是后者的诊断价值更大。

1. 内镜检查

(1)慢性非萎缩性胃炎内镜下可见黏膜红斑,黏膜出血点或斑块,黏膜粗糙伴或不伴水肿及充血渗出等基本表现。其中糜烂性胃炎有两种类型,即平坦型和隆起型。前者表现为胃黏膜有单个或多个糜烂灶,其大小从针尖样到最大径数厘米不等;后者可见单个或多个疣状、膨大皱襞状或丘疹样隆起,最大半径 5~10 mm,顶端可见黏膜缺损或脐样凹陷,中央有糜烂。

(2)慢性萎缩性胃炎内镜下可见黏膜红白相间,白相为主,皱襞变平甚至消失,部分黏膜血管显露,可伴有黏膜颗粒或结节状等表现。

(3)放大内镜结合染色对内镜下胃炎病理分类有一定帮助。内镜电子染色技术结合放大内镜对慢性胃炎诊断及鉴别诊断有一定价值。共聚焦激光显微内镜可以实时观察胃黏膜的细微结构,对于慢性胃炎以及肠化和上皮内瘤变与活组织检查诊断一致率高。

2. 胃黏膜活检

为准确判断并达到高度的可重复性,胃黏膜活检标本的基本要求为:活检取材块数和部位由内镜医师根据需要决定;活检组织取出后要尽快用中性缓冲福尔马林固定,包埋应注意方向性。慢性胃炎观察内容包括 5 项组织学变化和 4 个分级。5 项组织学变化包括 Hp 感染,慢性炎性反应(单个核细胞浸润),活动性(中性粒细胞浸润),萎缩(固有腺体减少),肠化(肠上皮化生);4 个分级包括 0 提示无,+提示轻度,+ +提示中度,+ + +提示重度。

3. Hp 检测

Hp 检测方法分为侵入性和非侵入性检测方法两类。侵入性方法主要指必须通过胃镜取活检标本检查的方法,包括快速尿素酶试验、病理学的组织切片检查、细菌培养及基因检测等。非侵入性检测方法不依赖胃镜检查包括 Hp 抗体测定、Hp 抗原测定及同位素示踪法(^{13}C 或^{14}C-尿素呼气试验)。符合下述三项之一者可诊断 Hp 现症感染:① 胃黏膜组织 RUT、组织切片染色或细菌培养三项中任一项阳性;② ^{13}C 或^{14}C-UBT 阳性;③ 粪便 Hp 抗原检测(经临床验证的单克隆抗体法)阳性;④ 血清 Hp 抗体检测(经临床验证、准确性高的试剂)阳性提示曾经感染,从未治疗者可视为现症感染。

(四)治疗

祛除各种可能致病的因素,如避免进食对胃黏膜有强刺激的饮食及药品,戒烟忌酒。积极治疗口、鼻、咽部的慢性疾患。纠正不良饮食习惯,细嚼慢咽,减少对胃黏膜的刺激和损害。

对于由幽门螺杆菌感染引起的慢性胃炎,下列情况应予根除治疗:有明显异常(指胃黏膜糜烂、萎缩、肠化或伴上皮内瘤变)的慢性胃炎;有胃癌家族史者;伴有糜烂性十二指肠炎者;症状明显,常规治疗疗效差者。根除 Hp 方案甚多,目前主要推荐铋剂+PPI+2 种抗菌药物组成的四联疗法,疗程为 10 天或 14 天。

1. Hp 根除治疗方案

(1)可选择下列 5 种根除方案作为首次根除方案:① 铋剂+PPI+阿莫西林+克拉霉素;② 铋剂+PPI+阿莫西林+甲硝唑;③ 铋剂+PPI+阿莫西林+呋喃唑酮;④ 铋剂+PPI+四环素+甲硝唑;⑤ 铋剂+PPI+四环素+呋喃唑酮。

(2)首次根除失败后的补救性根除方案:铋剂+PPI+阿莫西林+左氧氟沙星。

(3)再次根除治疗失败后的方案:含克拉霉素、甲硝唑或左氧氟沙星方案不能重复应用。可选择铋剂+PPI+阿莫西林+四环素,或铋剂+PPI+四环素+呋喃唑酮,或根据 Hp 培养和药敏试验结果调整治疗方案。

(4)PPI 的剂量和用法:艾司奥美拉唑 20 mg、雷贝拉唑 10 mg 或 20 mg、艾普拉唑 10 mg、奥美拉唑 20 mg、兰索拉唑 30 mg、泮托拉唑 40 mg,2 次/d,饭前半小时口服。

(5)铋剂的剂量和用法:枸橼酸铋钾 220 mg、胶体果胶铋 200 mg,2 次/d,饭前半小时口服。

(6)抗菌药物的使用及注意事项见表 11.7。

表 11.7 慢性胃炎抗菌药物的使用

药物种类名称	用法用量	注意事项	主要不良反应
阿莫西林（胶囊）	1 g,2 次/d,饭后即服	1. 青霉素过敏及青霉素皮试阳性患者禁用 2. 肾功能严重损害患者需调整剂量	胃肠道反应;过敏反应
克拉霉素（颗粒/胶囊/片）	0.5 g,2 次/d,饭后即服	1. 对大环内酯类抗生素过敏者禁用 2. 克拉霉素禁止与下列药物合用:阿司咪唑、西沙必利和特非那丁	胃肠道反应;味觉改变
四环素（片）	0.25～0.5 g,4 次/d,饭后即服	1. 对四环素类药物过敏者禁用	胃肠道反应;肝毒性;过敏反应
呋喃唑酮（片）	0.1 g,2 次/d,饭后即服	1. 对本品过敏者禁用 2. 孕妇及哺乳期妇女禁用	胃肠道反应;过敏反应
左氧氟沙星（片）	0.5 g,1 次/d,饭后顿服	1. 对本品及喹诺酮类药过敏的患者禁用 2. 老年人、肝功能不全、肾功能损害者减量 3. 用药期间多饮水	胃肠道反应;中枢神经系统反应;过敏反应
甲硝唑（片）	0.4 g,3 次/d,饭后即服	1. 有活动性中枢神经系统疾患和血液病者禁用	消化道反应;中枢神经系统反应

5. Hp 根除治疗的注意事项

（1）强调个体化治疗：方案、疗程和药物的选择需考虑既往抗菌药物应用史、吸烟、药物过敏史和潜在不良反应、根除适应证、伴随疾病（影响药物代谢、排泄，增加不良反应）和年龄（高龄患者药物不良反应发生率增加，而某些根除适应证的获益降低）等。

（2）失败后再次治疗时，须评估根除治疗的风险-获益比。胃 MALT 淋巴瘤、有并发症史的消化性溃疡、有胃癌危险的胃炎（严重全胃炎、胃体为主胃炎或严重萎缩性胃炎等）或有胃癌家族史者，根除 Hp 获益较大。在分析可能失败原因的基础上精心设计，如有条件，可进行药敏试验，但作用可能有限。

（3）根除治疗前停服 PPI 不少于 2 周，停服抗菌药物、铋剂等不少于 4 周。如为补救治疗，建议间隔 2～3 个月。

（4）告知根除方案潜在的不良反应和服药依从性的重要性。

（5）抑酸剂在根除方案中起重要作用：PPI 的抑酸作用受药物作用强度、宿主参与 PPI 代谢的 CYP2C19 基因多态性等因素影响。宜选择药品质量可靠、受 CYP2C19 基因多态性影响较小的 PPI，如艾司奥美拉唑、雷贝拉唑，以期提高根除率。

二、急性感染性腹泻

（一）概述

感染性腹泻呈高流行性和高发病率，引起感染性腹泻的病原体包括细菌、病毒、寄生虫和真菌等。急性感染性腹泻诊疗专家共识中的定义为：每天排便 3 次或 3 次以上，总量超过 250 g，持续时间不超过 2 周的腹泻。

（二）临床表现

（1）潜伏期：急性感染性腹泻病的潜伏期不一。细菌感染所致腹泻，从感染到腹泻症状出现，数小时至数天不等；而细菌毒素所致腹泻潜伏期较短，如金黄色葡萄球菌毒素致泻时间可短至 1～2 小时；病毒性胃肠炎的潜伏期 12 小时至 3 天不等。先于腹泻的前驱症状有发热、不适和恶心等。

（2）腹泻特征：腹泻为主要症状，不同微生物感染所致腹泻的表现各异。病毒性腹泻一开始表现为黏液便，继之为水样便，一般无脓血，次数较多，量较大。细菌性痢疾多表现为黏液脓血便。如果细菌侵犯直肠，可出现里急后重的症状。某些急性细菌性腹泻病可有特征性的腹泻症状，如副溶血性弧菌感染表现为洗肉水样便，霍乱可以先出现米泔水样便，后为水样便。细菌毒素所致腹泻病多为水样便，一般无脓血，次数较多。极少数肠出血性大肠埃希菌感染患者表现为血便而无腹泻的表现。

（3）其他胃肠道症状和体征：腹痛是仅次于腹泻的另一症状，根据感染肠道部位和病原体的不同，腹痛的部位和轻重有所不同。病毒性腹泻者，病毒多侵犯小肠，故多有中上腹痛或脐周痛，严重者表现为剧烈的绞痛，局部可有压痛，但无反跳痛；侵犯结直肠者，多有左下腹痛和里急后重；侵犯至结肠浆膜层者，可有局部肌紧张和反跳痛；并发肠穿孔者，表现为急腹症。腹胀、恶心和食欲减退可见于大多数感染性腹泻患者。呕吐的表现多见于细菌性食物中毒，系细菌毒素所致。

（4）全身症状：病毒血症和细菌毒素可干扰体温调节中枢，因此腹泻伴发热很常见；中毒性菌痢患者可能仅有高热而无腹泻。乏力、倦怠等表现可以与发热同时出现,也可以与发热无关,系全身中毒症状的一部分。

(5)脱水、电解质紊乱和酸碱失衡:成人急性感染性腹泻病一般无严重的脱水症状。一旦出现严重脱水表现,多提示病情严重,或有基础疾病,或未及时就诊、未及时有效补液。较长时间高热又未得到液体的及时补充,也可导致或加重水电解质紊乱。感染性腹泻从肠道失去的液体多为等渗液体;如果伴有剧烈呕吐,则可出现低氯、低钾性碱中毒;严重脱水、休克未得到及时纠正可引起代谢性酸中毒。

（三）辅助检查

粪便常规检测:肉眼观腹泻物性状,如是否为水样便、有无脓血和黏液便等,即可大致判断腹泻的病因;光学显微镜高倍视野下见多个 RBC 和大量脓细胞,或 WBC≥15/高倍视野者,有助于确定急性细菌性腹泻。粪便光学显微镜检查可发现虫卵、滋养体、包囊和卵囊,是确诊肠阿米巴病、贾第虫感染和隐孢子虫病的重要方法。

（四）病因治疗

抗感染药物应用原则:急性水样泻患者,排除霍乱后,多为病毒性或产肠毒素性细菌感染,不应使用常规抗菌药物;轻、中度腹泻患者一般不用抗菌药物。

以下情况考虑使用抗感染药物:① 发热伴有黏液脓血便的急性腹泻;② 持续的志贺菌、沙门菌、弯曲菌感染或原虫感染;③ 感染发生在老年人、免疫功能低下者、败血症或有假体患者;④ 中、重度的旅行腹泻患者。可先根据患者病情及当地药物敏感情况经验性地选用抗感染药物。

1. 抗菌药物的使用

关于抗菌药物的使用情况详见表 11.8。

表 11.8　细菌性腹泻药物治疗

药物种类名称	用法用量	注意事项	主要不良反应
左氧氟沙星（片）	成人:每次 0.5 g,1 次/d,疗程 3～5 天 18 岁以下患者不宜使用	1. 对本品及喹诺酮类药过敏的患者禁用 2. 老年人、肝功能不全、肾功能损害者减量 3. 用药期间多饮水	胃肠道反应;中枢神经系统反应;过敏反应
诺氟沙星（胶囊/片）	成人:每次 0.4 g,2 次/d,疗程 3～5 天 18 岁以下患者禁用	1. 对本品及喹诺酮类药过敏的患者禁用 2. 老年人、肝功能减退者减量 3. 妊娠和哺乳期妇女不宜用	胃肠道反应;中枢神经系统反应;过敏反应;诱发癫痫;肝功能损害

2. 病毒性腹泻的病原学治疗

病毒性腹泻为自限性疾病,一般不用抗病毒药物和抗菌药物。硝唑尼特对病毒性腹泻有一定治疗作用,硝唑尼特 500 mg,2 次/d。

第四节 皮肤及软组织感染

一、单纯疱疹

（一）概述

单纯疱疹(herpes simplex)是人类单纯疱疹病毒感染所致,以簇集性小水疱为特征的皮肤病。单纯疱疹病毒分为 1 型及 2 型。1 型主要引起生殖器损害以外,特别是头面部皮肤黏膜处损害。2 型主要引起生殖器部位感染。

（二）临床表现

(1) 发疹前常有过度劳累、发热、胃肠功能失调、月经、情绪波动等。

(2) 发病前或发病时一般无全身症状,局部常伴有微痒、灼热或微刺痛。重者可伴发热及淋巴结肿大。

(3) 典型皮损为红斑基础上粟粒至绿豆大小水疱,疱液清,疱壁易破,常集簇分布。

(4) 好发于皮肤黏膜交界处,如唇缘、口角、鼻孔周围等处。少数发生于黏膜,但也可发生于身体其他部位的皮肤。

(5) 病程 1～2 周,可自愈,但易在原部位或其他部位复发。

(6) 免疫功能明显低下的个体,可发生播散性单纯疱疹,甚至可引起疱疹性脑炎而出现相应的临床表现。

（三）治疗

(1) 局部治疗,具体见表 11.9。

表 11.9 单纯疱疹局部用药

药物种类名称	用法用量	注意事项	主要不良反应
1%喷昔洛韦乳膏	取适量涂于患处,每天 4～5 次	1. 不推荐用于黏膜,因刺激作用,勿用于眼内及眼周 2. 严重免疫功能缺陷患者(如艾滋病或骨髓移植患者)应在医生指导下应用	未见全身不良反应,偶见用药局部灼热感、疼痛、瘙痒等
1%～5%阿昔洛韦软膏	取适量涂于患处,成人与小儿均为白天每 2 小时 1 次,4～6 次/d,共 7 天	1. 对本品过敏者禁用,孕妇、哺乳妇禁用或慎用	偶见胃肠道反应、皮疹、头痛、轻度肝、肾功能异常等

(2) 如继发细菌感染可选用抗生素软膏,详见表 11.10。

表 11.10 单纯疱疹继发细菌感染用药

药物种类名称	用法用量	注意事项	主要不良反应
红霉素软膏	取适量涂于患处,2 次/d	1. 对本品过敏者禁用,过敏体质者慎用 2. 避免接触眼睛和其他黏膜(如口、鼻等)	偶见刺激症状和过敏反应
莫匹罗星软膏	取适量涂于患处,必要时,患处可用敷料包扎或敷盖,3 次/d,5 天一疗程,必要时可重复一疗程	1. 对莫匹罗星或其他含聚乙二醇软膏过敏者禁用	局部烧灼感

(3)抗病毒治疗,详见表 11.11。

表 11.11 单纯疱疹抗病毒用药

药物种类名称	用法用量	注意事项	主要不良反应
阿昔洛韦	口服,每次 0.2 g,5 次/d,共 10 天;或每次 0.4 g,3 次/d,共 5 天	1. 对本品过敏者禁用 2. 脱水或已有肝肾功能不全者需慎用	偶有头晕、头痛、关节痛、恶心、呕吐、腹泻、胃部不适、食欲减退、口渴等
泛昔洛韦	口服,成人每次 0.25 g,3 次/d,连用 7 天	1. 对本品过敏者禁用	常见头痛和恶心

(4)如并发疱疹性角膜结膜炎、口炎,注意局部用药,如用 0.1%阿昔洛韦滴眼液等。

二、带状疱疹

(一)概述

带状疱疹(Herpes zoster)是由水痘带状疱疹病毒感染所致,以沿单侧周围神经分布的簇集性水疱为特征,常伴有明显的神经痛。

(二)临床表现

(1)典型症状发生之前常有低热、全身不适、食欲缺乏等前驱症状。也有无前驱症状者。

(2)局部神经痛是临床表现特征之一,可出现在发疹前 1～4 天,或伴随皮疹出现,部分患者疼痛可持续到皮疹消退后 2～3 个月或更久。疼痛的程度可从轻度到重度,甚至剧烈难忍不等。

(3)损害常为一个神经节段,好发于单侧胸部肋间神经或头面部三叉神经分布区,其次为上肢臂丛神经及下肢坐骨神经支配区。

(4)皮疹表现为红斑基础上簇集性水疱,粟粒至绿豆大小。疱液常澄清。个别可形成大疱或血性疱。水疱可融合也可坏死形成溃疡。皮疹一般单侧分布,疱疹群之间的皮肤正常,整个病变呈带状分布倾向,一般不超过躯干中线。局部淋巴结常肿大,有压痛。

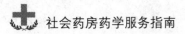

（5）头面部带状疱疹可引起角膜结膜炎，也可引起面瘫、耳痛、外耳道疱疹三联征。

（6）少数免疫功能明显低下的个体，可发生泛发性带状疱疹，一般表现为一个神经节段部位的皮肤有典型带状疱疹的皮损，同时全身皮肤有散在的水痘样皮疹，常伴有高热、肺炎、脑炎等而出现相应的临床症状。

（7）病程有自限性，2～3周，愈后很少复发。

（三）治疗

（1）局部治疗，详见表 11.12。

表 11.12　带状疱疹局部用药

药物种类名称	用法用量	注意事项	主要不良反应
1%喷昔洛韦乳膏	取适量涂于患处，4～5 次/d	1. 不推荐用于黏膜，因刺激作用，勿用于眼内及眼周 2. 严重免疫功能缺陷患者（如艾滋病或骨髓移植患者）应在医生指导下应用	未见全身不良反应，偶见用药局部灼热感、疼痛、瘙痒等
1%～5%阿昔洛韦软膏	取适量涂于患处，成人与小儿均为白天每 2 小时 1 次，4～6 次/d，共 7 天	1. 对本品过敏者禁用，孕妇、哺乳妇禁用或慎用	偶见胃肠道反应、皮疹、头痛、轻度肝、肾功能异常等

（2）如继发细菌感染可选用抗生素软膏，详见表 11.13。

表 11.13　带状疱疹继发细菌感染用药

药物种类名称	用法用量	注意事项	主要不良反应
红霉素软膏	取适量涂于患处，2 次/d	1. 对本品过敏者禁用，过敏体质者慎用 2. 避免接触眼睛和其他黏膜（如口、鼻等）	偶见刺激症状和过敏反应
莫匹罗星软膏	取适量涂于患处，必要时，患处可用敷料包扎或敷盖，3 次/d，5 天一疗程，必要时可重复一疗程	1. 对莫匹罗星或其他含聚乙二醇软膏过敏者禁用	局部烧灼感

（3）抗病毒治疗，详见表 11.14。

表 11.14　带状疱疹抗病毒用药

药物种类名称	用法用量	注意事项	主要不良反应
阿昔洛韦	口服，每次 0.5 g，5 次/d，疗程 7～10 天	1. 对本品过敏者禁用 2. 脱水或已有肝肾功能不全者需慎用	偶有头晕、头痛、关节痛、恶心、呕吐、腹泻、胃部不适、食欲减退、口渴等

药物种类名称	用法用量	注意事项	主要不良反应
泛昔洛韦	口服,每次 0.5 g,3 次/d,连用 7 天	1. 对本品过敏者禁用	常见头痛和恶心
伐昔洛韦	口服,每次 0.3～1 g,3 次/d,连用 7 天	1. 对本品过敏者禁用 2. 脱水或已有肝肾功能不全者需慎用	偶有头晕、头痛、关节痛、恶心、呕吐、腹泻等
溴夫定	口服,每次 0.125 g,1 次/d,连用 7 天	1. 对溴夫定或本品其他成分过敏者禁用 2. 癌症化疗患者禁忌使用溴夫定	常见恶心,罕见肝炎

三、脓疱疮

(一) 概述

脓疱疮(Impetigo)又名脓痂疹,俗称黄水疮。是由凝固酶阳性的金黄色葡萄球菌或溶血性链球菌或由两者混合感染而引起的化脓性皮肤病。具有接触传染性,可在儿童集体中流行。

(二) 临床表现

(1) 夏秋季多见。

(2) 好发于学龄前儿童,以颜面、口周、鼻孔附近、四肢等暴露部位多见。

(3) 初起为点状红斑、小丘疹或水疱,很快变为周围绕有红晕的脓疱,疱壁薄且易破,露出红色糜烂面,脓液干涸后结成蜜黄色脓痂,愈后一般不留瘢痕。

(4) 常因搔抓使相邻脓疱向周围扩散或相互融合。偶可见蚕豆大或更大的脓疱(大疱性脓疱疮),疱壁起初紧张,数日后松弛,脓液沉积于疱底呈半月形坠积状,液面清晰可见。

(5) 自觉瘙痒。一般无全身症状,重者可有发热,伴有淋巴管炎及淋巴结炎,甚至引起败血症,个别患儿可继发急性肾小球肾炎。

(三) 治疗

(1) 注意个人及环境卫生,及时处理瘙痒性皮肤病,防止各种皮肤损伤。

(2) 儿童集体单位如发现本病,应适当隔离治疗,患儿的用具要消毒。

(3) 局部治疗以杀菌、消炎、收敛、干燥为原则。外用抗生素如莫匹罗星软膏、新霉素软膏等,详见表 11.15。如有较大脓疱,可先用消毒针刺破疱壁放出疱液,再以 0.02% 呋喃西林溶液、0.1% 依沙吖啶溶液等清洁创面,最后再外搽莫匹罗星软膏等抗生素软膏。

表 11.15 脓疱疮局部用药

药物种类名称	用法用量	注意事项	主要不良反应
新霉素软膏	取适量涂于患处,1~2 次/d	1. 对氨基糖苷类抗生素过敏者禁用 2. 避免接触眼睛和其他黏膜(如口、鼻等)	过敏反应
莫匹罗星软膏	取适量涂于患处,必要时,患处可用敷料包扎或敷盖,3 次/d,5 天一疗程,必要时可重复一疗程	1. 对莫匹罗星或其他含聚乙二醇软膏过敏者禁用	局部烧灼感

(4) 皮损广泛或全身症状明显者,选用适当抗生素(青霉素、苯唑西林)系统应用。必要时如有条件可取脓液作细菌培养,参考药物敏感试验选择抗生素。

四、毛囊炎

(一) 概述

毛囊炎(Folliculitis)为发生于毛囊的化脓性感染,较常见。病原菌主要为凝固酶阳性的金黄色葡萄球菌。

(二) 临床表现

(1) 多见于男性青壮年及炎热夏季。

(2) 好发于有毛发及易受摩擦的部位,如头部、颈项部、臀部、外阴部、四肢等。

(3) 皮损初发时为针头大红色毛囊性丘疹,逐渐变成粟粒大脓疱,中心常有毛发贯穿,周围有炎性红晕。

(4) 脓疱破溃或拔去毛发后,可排出少量脓血,但中心无脓栓。部分脓疱破后结成米黄色痂,痂脱即愈,不留瘢痕,但易复发。

(5) 一般无发热等全身症状,可有微痒或疼痛。

(6) 瘙痒性皮肤病、糖尿病或机体抵抗力低下等常为诱发因素。诱发因素未除,可反复发作,迁延难愈。

(三) 治疗

(1) 注意清洁卫生,去除一切可能诱因及加重因素,如搔抓、摩擦、挤压等。

(2) 局部治疗以止痒、杀菌为主,可外涂莫匹罗星软膏、10%~20%鱼石脂软膏、2%碘酊等,详见表 11.16。

表 11.16 毛囊炎局部用药

药物种类名称	用法用量	注意事项	主要不良反应
莫匹罗星软膏	取适量涂于患处,必要时,患处可用敷料包扎或敷盖,3 次/d,5 天一疗程,必要时可重复一疗程	1. 对莫匹罗星或其他含聚乙二醇软膏过敏者禁用	局部烧灼感

续表

药物种类名称	用法用量	注意事项	主要不良反应
10%～20% 鱼石脂 软膏	取适量涂于患处,2次/d	1. 对本品过敏者禁用 2. 不得用于皮肤破溃处 3. 避免接触眼睛和其他黏膜(如口、鼻等) 4. 连续使用一般不超过7天	偶见皮肤刺激和过敏反应
2%碘酊	外用。用棉签蘸取少量碘酊,由中心向外涂搽局部,消毒后再用70%酒精脱碘	1. 本品仅供外用,切忌口服 2. 不宜用于破损皮肤、眼及口腔黏膜的消毒	偶见过敏反应和皮炎

(3) 早期也可用紫外线或超短波局部照射。

(4) 对炎症浸润明显,侵犯较深的深部毛囊炎,可酌情内用适当抗生素(参见"疖与疖病"一节)。

(5) 对顽固性反复发作的毛囊炎,可选用免疫调节剂。

五、疖与疖病

(一) 概述

疖与疖病(Furuncle and Furunculosis)是毛囊及毛囊周围组织的急性化脓性炎症。主要由金黄色葡萄球菌感染而引起。多个疖同时和(或)反复发生者,称为疖病。

(二) 临床表现

(1) 夏季多见。卫生条件差、搔抓、高温及多汗等常为诱发因素。

(2) 好发于头面、颈项、背及臀部。

(3) 皮损为毛囊性炎性丘疹或结节,呈圆锥状,鲜红色,黄豆大或更大,基底红晕,浸润明显,局部有红、肿、热、痛及压痛,中心可化脓形成脓栓,脓栓排出后,可留瘢痕。

(4) 常伴邻近淋巴结肿大、压痛,重者可有发热和全身不适等症状。

(5) 数目多,反复发作,经久不愈者,常与某些慢性病,如贫血、糖尿病、肾炎、瘙痒性皮肤病或其他可导致机体抵抗力低下的疾患有关。

(三) 治疗

(1) 积极治疗与本病有关的疾病,如糖尿病、湿疹、其他瘙痒性皮肤病等。去除一切可能的诱发因素。

(2) 上唇及鼻部的疖肿,切忌用手挤捏,以免引起蜂窝织炎、海绵窦血栓性静脉炎及败血症等严重并发症。

(3) 病情轻,尚未破溃的早期损害,可用理疗,如红外线或超短波照射;或外搽莫匹罗星软膏、10%～20%鱼石脂软膏、2%碘酊等(参见"毛囊炎"一节)。疖成熟时,若排脓不畅,须切开引流。

(4) 病情重,伴有发热等全身症状,或发生于上唇部,鼻翼两旁等部位的疖,除严禁挤捏外,应酌情选用抗生素,也可根据细菌培养及药敏结果,选用耐酶青霉素,如苯唑西林、头孢呋辛酯等,详见表 11.17,必要时应静脉给药。

表 11.17 疖与疖病抗菌用药

药物种类名称	用法用量	注意事项	主要不良反应
苯唑西林 (胶囊)	成人:每次 0.5～1.0 g(一般感染);每次 1～1.5 g(重症患者),3～4 次/d 儿童:日按体重 70～100 mg/kg,分 3～4 次	1. 有青霉素类药物过敏史者或青霉素皮肤试验阳性患者禁用 2. 空腹口服	胃肠道反应;过敏反应
头孢呋辛酯 (片)	成人:每次 0.25 g,2 次/d,疗程 5～10 天 3 个月～2 岁儿童:一次 10 mg/kg(最大剂量 125 mg),2 次/d; 2～12 岁儿童,一次 15 mg/kg(最大剂量 250 mg),2 次/d;12～18 岁儿童,每次 250 mg,2 次/d	1. 对头孢类抗生素过敏者禁用	胃肠道反应;轻度短暂头痛

六、痈

一、概述

痈(Carbuncle)是数个邻近的毛囊及其周围组织发生深部的急性化脓性感染,即聚合性疖肿。主要由金黄色葡萄球菌感染所致。其病变部位较疖深而广泛。

(二)临床表现

(1) 多见于成年人及老年人。糖尿病、营养不良、肾炎、剥脱性皮炎或天疱疮、长期应用皮质类固醇及免疫抑制剂、抵抗力低下者易患此病。

(2) 多发于皮下组织致密部位,如颈、背、肩及臀部等。

(3) 初起为红、肿、热、痛的硬性斑块,呈暗红色,后逐渐向四周及深部扩大,直径可达 10 cm 或更大,约经 5～7 天开始化脓,中心软化坏死,表面出现多个脓栓即脓头,脓栓脱落后留下多个带有脓性基底的深溃疡,如蜂窝状,愈后多留瘢痕。

(4) 局部有剧烈疼痛及触痛,常有局部淋巴结炎及较重的全身症状,如寒战、高热等,可因败血症而死亡。

(三)治疗

(1) 注意皮肤清洁卫生。

(2) 积极治疗基础疾病,加强全身支持疗法,增强机体抵抗力。长期使用皮质类固醇或免疫抑制剂者,根据原发病情况,逐渐减量或停用。

(3) 局部及全身抗生素治疗(可参见"疖与疖病")。

(4) 晚期已化脓破溃应及时切开引流,切忌挤捏和早期切开,尤其是发生在鼻孔和上唇者。

（5）全身症状较重，范围大，坏死组织多时，应考虑手术治疗，尽量切除坏死组织，但唇痈易引起颅内海绵窦血栓性静脉炎，不宜采用手术治疗。

七、手癣和足癣

（一）概述

手癣（Tinea Manus）和足癣（Tinea Pedis）是指由皮肤癣菌（Dermatophyte）引起的手足部浅表皮肤真菌感染，主要累及指（趾）间、手掌、足跖及侧缘，严重时可波及手、足背及腕、踝部。

（二）临床表现

根据皮损形态，手癣和足癣临床上可分为水疱型、间擦糜烂型和鳞屑角化型，但临床上往往几种类型可以同时存在。

（1）水疱型：原发损害以小水疱为主，成群或散在分布，疱壁厚，内容物澄清，干燥吸收后出现脱屑，常伴瘙痒。

（2）间擦（糜烂）型：以4～5和3～4趾趾间最为常见，多见于足部多汗、经常浸水或长期穿不透气鞋的人，夏季多发。皮损表现为趾间糜烂、浸渍发白，除去浸渍发白的上皮可见其下红色糜烂面，可有少许渗液。患者瘙痒明显，局部容易继发细菌感染，可导致下肢丹毒或蜂窝织炎。

（3）鳞屑角化型：皮损多累及掌跖，呈弥漫性皮肤粗糙、增厚、脱屑、干燥。自觉症状轻微，冬季易发生皲裂、出血、疼痛。

（三）治疗

手足癣的治疗目标是清除病原菌，快速解除症状，防止复发。手癣和足癣治疗药物的选择、用药原则和方法基本相同。外用药、口服药或二者联合均可用于手足癣的治疗。在选择治疗方案时应充分考虑到手足癣的临床类型、严重程度、合并疾病及患者依从性等因素。

1. 局部治疗

目前临床常用的外用抗真菌药物见表11.8。

表 11.8　手足癣抗真菌药物

药物种类名称	用法用量	注意事项	主要不良反应
咪唑类			
克霉唑乳膏	取适量涂于患处，2～3次/d	1. 避免接触眼睛和其他黏膜（如口、鼻等）	过敏反应
益康唑乳膏	取适量涂于患处，每天早晚各1次	1. 对本品过敏者禁用 2. 皮肤结核、梅毒或病毒感染者（如疱疹、牛痘、水痘）禁用 3. 避免接触眼睛和其他黏膜（如口、鼻等）	局部偶见过敏反应

续表

药物种类名称	用法用量	注意事项	主要不良反应
咪康唑乳膏	取适量涂于患处,每日早晚各 1 次。症状消失后(通常需 2～5 周)应继续用药 10 天,以防复发	1. 已知对咪康唑/硝酸咪康唑、本品其他成分或其他咪唑类衍生物过敏者禁用 2. 避免接触眼睛和其他黏膜(如口、鼻等) 3. 孕妇及哺乳期妇女慎用	偶见过敏、水疱、烧灼感、充血、瘙痒或其他皮肤刺激症状
酮康唑乳膏	取适量涂于患处,1～2 次/d,连续使用 4～6 周	1. 对酮康唑、咪唑类药物或亚硫酸盐过敏者禁用 2. 对本品任何组分过敏者禁用 3. 避免接触眼睛和其他黏膜(如口、鼻等)	可见刺痛或其他刺激症状,偶见瘙痒等过敏反应
联苯苄唑乳膏	取适量涂于患处,1 次/d	1. 对本品任何组分过敏者禁用 2. 避免接触眼睛和其他黏膜(如口、鼻等)	局部疼痛及其外周水肿;过敏反应
舍他康唑	取适量涂于患处,1～2 次/d,连续使用 4 周	1. 对硝酸舍他康唑或本品任何成分过敏者禁用	偶见皮肤红、瘙痒、灼烧感
奥昔康唑	成人及 12 岁以上儿童:取适量涂于患处,1～2 次/d,疗程 2 周	1. 对本品任何成分过敏者禁用 2. 仅限于皮肤外用,避免用于眼和阴道内 3. 避免接触鼻、口和其他黏膜	偶见瘙痒、灼烧感
丙烯胺类			
萘替芬	取适量涂于患处,1～2 次/d,疗程一般为 2～4 周	1. 对盐酸萘替芬、酮康唑过敏者禁用 2. 避免接触眼睛和其他黏膜组织	局部刺激症状
特比萘芬	取适量涂于患处,2 次/d,疗程一般为 4～6 周	1. 对盐酸特比萘芬或盐酸萘替芬过敏者禁用 2. 孕妇及哺乳期妇女慎用	偶见皮肤刺激如烧灼感;过敏反应
布替萘芬	取适量涂于患处,2 次/d,连用 7 天或一天 1 次,连用 4 周	1. 不宜用于眼部、黏膜部位、急性炎症部位及破损部位	接触性皮炎、红斑、刺激、干燥、瘙痒、烧灼感
其他抗真菌药物			
阿莫罗芬	取适量涂于患处,晚间一次,连用 2～6 周轻度皮肤刺激	1. 禁用于已知对本品过敏的患者 2. 儿童、怀孕及哺乳期妇女不宜使用	轻度皮肤刺激

药物种类名称	用法用量	注意事项	主要不良反应
环吡酮胺	取适量涂于患处,1~2次/d,疗程2~4周	1. 儿童禁用	偶见皮肤刺激
利拉萘酯	取适量涂于患处,1次/d	1. 对利拉萘酯及本品所含其他化学成分有过敏史者禁用 2. 对其他外用抗真菌药物有过敏史者禁用 3. 临床上与皮肤念珠菌病、汗疱疹、掌跖脓疱病、脓皮病以及其他皮肤炎症难以鉴别的患者禁用	接触性皮炎

2. 系统治疗

目前手足癣治疗常用的系统抗真菌药包括:伊曲康唑一般建议成人200 mg/d,水泡型和间擦糜烂型1~2周,鳞屑角化型2~3周;特比萘芬250 mg/d,疗程同伊曲康唑。

第五节　眼　部　感　染

一、细菌性结膜炎

(一)概述

细菌性结膜炎是细菌在结膜组织中繁殖而引起的炎症反应。急性细菌性结膜炎常见于春秋季,多数为散发性病例。病原体可来自眼睑、泪道及角膜(内途径),也可通过手-眼接触、性传播及接触镜等感染(外途径)。常见致病菌为金黄色葡萄球菌、肺炎链球菌、草绿色链球菌及 Koch-Weeks 杆菌、嗜血流感杆菌、淋病奈瑟菌及 Morax-Axenfeld 双杆菌等。应尽早局部应用能覆盖常见病原菌的抗菌药物进行经验治疗。

(二)临床表现

(1)炎症潜伏期一般为1~3天。

(2)急性起病,症状重。

(3)结膜明显充血。

(4)结膜囊常有大量脓性和黏脓性分泌物。

(5)重症患者结膜有假膜形成,或伴有全身症状如发热、不适等。

(6)耳前淋巴结肿大者比较少见。

(三)治疗

1. 治疗原则

(1)患眼分泌物较多时,可先应用灭菌生理盐水、3%硼酸水溶液冲洗结膜囊,切忌包扎。

（2）白天用抗菌药滴眼液，睡前用抗菌药眼膏。

（3）伴有咽炎或急性化脓性中耳炎者，或流感嗜血杆菌感染者，应同时口服抗菌药。

（4）淋病奈瑟菌感染者应及时全身使用足量的抗菌药物，并同时对密切接触者中淋病奈瑟菌感染患者或病原菌携带者进行治疗。

2. 病原治疗

经验治疗首选广谱、强效抗生素，如喹诺酮类或氨基糖苷类抗生素。对经验治疗效果不佳的患者，应进行结膜囊分泌物涂片及培养，查明病原菌后进行药敏试验，据以调整用药，推荐用药具体见表 11.19。

表 11.19　细菌性结膜炎的抗菌治疗（眼局部用）

病原	宜选药物	备注
淋病奈瑟菌	左氧氟沙星，环丙沙星	可用大量生理盐水或 3% 硼酸水液冲洗结膜囊
流感嗜血杆菌	氧氟沙星，左氧氟沙星	眼部分泌物较多时宜用生理盐水冲洗结膜囊
肺炎链球菌	红霉素，氧氟沙星	同上
金黄色葡萄球菌	红霉素，氧氟沙星	同上
Morax-Axenfeld 双杆菌	氧氟沙星	同上
变形杆菌属	妥布霉素	同上
大肠埃希菌	庆大霉素	同上
假单胞菌属	妥布霉素，环丙沙星	同上

二、细菌性角膜炎

（一）概述

细菌性角膜炎是由细菌感染引起的角膜上皮缺损及缺损区下角膜基质坏死的化脓性角膜炎，又称为细菌性角膜溃疡。常见的致病菌为铜绿假单胞菌、金黄色葡萄球菌、肺炎链球菌、肠杆菌科细菌等。应尽早局部应用能覆盖常见病原菌的抗菌药物进行经验治疗，严重感染者可联合应用全身抗菌药。

（二）临床表现

（1）起病急骤，常有角膜创伤或戴接触镜史。淋球菌感染多见分娩时经产道感染的新生儿脓漏眼。

（2）患眼有畏光、流泪、疼痛、视力障碍、眼睑痉挛等症状。

（3）患眼睫状或混合性充血，重症者眼睑、球结膜水肿。病变早期角膜上出现界限清楚的上皮缺失，其下有边界模糊、致密的炎性浸润灶，周围组织水肿。浸润灶迅速扩大形成溃疡，溃疡表面和结膜囊多有脓性分泌物。前房可有不同程度的积脓。

（4）革兰阳性球菌角膜感染常表现为边界明显的灰白基质浸润，呈局限性脓肿病灶。肺炎链球菌引起的角膜炎，表现为椭圆形、带匐行性边缘、较深的中央基质溃疡，常伴前房积脓和角膜后纤维蛋白沉着，称为匐行性角膜溃疡。

（5）革兰阴性细菌角膜感染病灶多表现为快速发展的角膜液化性坏死。此类细菌性角膜溃疡的典型代表为铜绿假单胞菌(绿脓杆菌)所致的角膜溃疡,患者眼痛症状剧烈,混合性充血,眼睑及球结膜水肿。此病短期内角膜出现迅速扩展的浸润及液化性坏死变薄,前房大量积脓。感染如未控制,1周左右可导致角膜坏死穿孔、眼内容物脱出或全眼球炎。

(三)治疗

(1)应尽早进行病原学检查,争取在给予抗菌药物前,应进行角膜病变区刮片镜检、培养和药敏试验。

(2)一经临床诊断,立即给予抗菌药物的经验治疗,并应首选广谱强效抗菌药,如喹诺酮类抗生素,具体用药见表11.20。

(3)主要给药途径为局部滴眼及结膜下注射。伴有大量前房积脓者,应同时静脉给药

(4)如果经验治疗效果不佳,应根据细菌培养及药敏试验的结果调整用药。

表 11.20 细菌性角膜炎的抗菌治疗(眼局部用)

病原	宜选药物
金黄色葡萄球菌	左氧氟沙星
肺炎链球菌	左氧氟沙星
铜绿假单胞菌	妥布霉素,左氧氟沙星
肠杆菌科细菌	氧氟沙星,妥布霉素

第六节 口腔、颌面部感染

一、口腔感染

(一)常见口腔感染疾病

1. 牙周炎

牙周炎(Periodontitis)是由牙菌斑中的微生物所引起的牙周支持组织的慢性感染性疾病,可导致牙周支持组织的炎症、牙周袋形成、进行性附着丧失和牙槽骨吸收,最后可导致牙齿松动或缺失,是我国成年人缺失牙齿的首位因素。

2. 根尖周病

根尖周病包括急性根尖周炎和慢性根尖周炎。急性根尖周炎是发生于牙根尖周围的局限性炎症,以剧烈的持续性自发痛和叩痛为特征。可由急性牙髓炎向根尖周组织扩展而来,但更常见的是慢性炎症的急性发作。慢性根尖周炎病程较长,症状较轻,没有明显的疼痛症状。病变类型包括慢性根尖周肉芽肿、慢性根尖周脓肿、慢性根尖周囊肿和根尖周致密性骨炎等。

3. 冠周炎

冠周炎是牙齿萌出过程中所引起的一种并发症,主要表现为牙冠周围软组织的炎症。临床上多见下颌第三磨牙(俗称智齿),其次上颌第三磨牙亦可发生。

（二）治疗

1. 治疗原则

（1）以局部治疗为主，如清除牙石、菌斑，冲洗局部，炎症产物引流（开髓、牙周袋引流、切开等）等，并注意口腔卫生，抗菌治疗为辅助治疗。

（2）局部严重红肿热痛，伴有发热等全身症状者或患有糖尿病等基础疾病的患者可短期口服抗菌药物 3～7 天。

（3）必要时可局部使用抗菌药物。

2. 经验治疗

口腔感染的经验治疗见表 11.21。

表 11.21　口腔感染的经验治疗

口腔感染	宜选药物
牙周炎	阿莫西林或阿莫西林/克拉维酸，甲硝唑
冠周炎	同上
根尖周病	同上

二、颌面部感染

颌面部感染大多是需氧菌和厌氧菌的混合感染。主要的病原菌有葡萄球菌属、链球菌属、肠杆菌科细菌，或消化链球菌、普雷沃菌、梭杆菌等厌氧菌；偶有铜绿假单胞菌等。颜面部疖、痈的病原菌主要是金黄色葡萄球菌。应注意鉴别颌面部分枝杆菌、放线菌、螺旋体等特异性感染。

（一）治疗原则

（1）尽早进行血液和脓液的病原微生物检查和药敏试验。

（2）根据感染的来源和临床表现等推断可能的病原菌，尽早开始抗菌药物的经验治疗。

（3）获知病原菌检查结果后，结合治疗反应调整用药。

（4）及时进行脓液引流，感染控制后给予局部处理。

（二）病原治疗

颌面部感染的病原治疗见表 11.22。

表 11.22　额面部感染的病原治疗

病原	宜选药物	备注
金黄色葡萄球菌	耐酶青霉素	面部疖、痈严禁局部按压和热敷
A 组溶血性链球菌	阿莫西林，青霉素，阿莫西林，氨苄西林	
肠杆菌科细菌	第二代或第三代头孢菌素	注意耐药情况
厌氧菌	克林霉素，甲硝唑	
铜绿假单胞菌	具有抗铜绿假单胞菌作用的 β-内酰胺类	

第十二章　病毒性肝炎

病毒性肝炎是由各种肝炎病毒引起的以肝脏损害为主的全身性传染病。分为甲、乙、丙、丁、戊型病毒性肝炎。其中甲型、戊型病毒性肝炎只表现为急性肝炎，一般只需适当休息、支持疗法和对症治疗，病程大多可以自限。而乙型、丙型、丁型病毒性肝炎可以呈急性肝炎或慢性肝炎的表现，并有发展为肝硬化和肝细胞癌的可能。此外丁型病毒性肝炎要在感染乙肝的基础上或与乙肝病毒同时感染才能感染，其治疗与乙肝相同。因此本章只对乙型、丙型、病毒性肝炎做详细介绍。

第一节　慢性乙型肝炎

慢性乙型肝炎(Chronic Hepatitis B,CHB)是由慢性乙型肝炎病毒(HBV)持续感染引起的慢性肝脏炎症性疾病,可分为 HBeAg(Hepatitis B Antigen,乙型肝炎 e 抗原)阳性 CHB 和 HBeAg 阴性 CHB。乙肝病毒通过破损的皮肤、黏膜进入人体血液,造成感染,主要传播方式:① 母婴传播;② 血液传播;③ 性传播。目前主要通过接种乙肝疫苗和阻断传播途径来进行乙肝预防。

一、自然史

HBV 感染的自然史取决于病毒、宿主和环境之间的相互作用。HBV 感染时的年龄是影响慢性化最主要的因素。在围生期和婴幼儿时期感染 HBV 者中,分别有 90％和 25％～30％将发展为慢性感染,而 5 岁以后感染者中仅有 5％～10％发展为慢性感染。我国 HBV 感染者多为围生期或婴幼儿时期感染。

婴幼儿期 HBV 感染者的自然史一般可人为划分为四期,即免疫耐受期、免疫清除期、非活动或低(非)复制期和再活动期。

(1) 免疫耐受期:血清 HBsAg 和 HBeAg 阳性,HBV-DNA 水平高 ALT 正常,肝组织无明显异常或轻度炎症坏死,无或仅有缓慢的肝纤维化进展。

(2) 免疫清除期:血清 HBV-DNA 水平＞20000 IU/mL,ALT 持续或间歇开高,肝组织中度或严重炎症坏死肝纤维化可快速进展部分可发展为肝硬化和肝功能衰竭。

(3) 低(非)复制期:血清 HBeAg 阴性、抗-HBe 阳性,HBV-DNA 水平低或检测不到,ALT 正常,肝组织无炎症或仅有轻度炎症。在发展为明显肝病之前出现 HBeAg 血清学转换的此期患者,发生肝硬化和 HCC 的风险明显减小。

(4) 再活动期:5％～15％的非活动期患者可出现一次或数次肝炎发作,表现为 HBeAg 阴性,抗-HBe 阳性,HBV-DNA 水平常＞20000 IU/mL,ALT 持续或反复异常,成为 HBeAg

阴性 CHB,也可再次出现 HBeAg 阳转。

并非所有 HBV 感染者都经过以上四期。青少年和成年时期感染 HBV 者多无免疫耐受期而直接进入免疫清除期。

二、实验室检查

1. HBV 血清学检测

HBV 血清学标记物包括 HBsAg 原(Hepatitis B surface Antigen,乙型肝炎表面抗)、抗-HBs、HBeAg、抗-HBe、抗-HBc(Antibodyies to Hepatitis B core, anti-HBc)和抗-HBc-IgM。抗-HBc-IgM 阳性多见于急性乙型肝炎和 CHB 急性发作者,具体临床意义见表 12.1。

表 12.1 HBV 血清学检测的临床意义

HBsAg	抗-HBs	HBeAg	抗-HBe	抗-HBc	临床意义
+	−	+	−	+	俗称"大三阳",提示病毒复制活跃,传染性强
+	−	−	+	+	俗称"小三阳",一般提示病毒复制降低,传染性降低。但对于 HBeAg 阴性乙肝,病毒复制依然活跃,传染性强
−	+	−	−	+	乙肝病毒感染后痊愈,且具有保护力
−	+	−	−	−	乙肝疫苗注射后,已成功产生保护力
+	−	−	−	+	病毒复制低下,传染性低
−	−	−	+	+	乙肝恢复期,传染性很低或无传染性
−	−	−	−	+	乙肝痊愈,无传染性或传染性极低,对乙肝的保护力不确定

2. HBV-DNA 定量检测、HBV 基因分型和耐药突变株检测

(1) HBV-DNA 定量检测。主要用于判断慢性 HBV 感染的病毒复制水平,可用于抗病毒治疗适应证的选择和疗效判断。建议采用敏感性和准确性高的 real-time PCR 法。

(2) HBV 基因分型和耐药突变株检测。常用的方法有:① 基因型特异性引物 PCR 法;② 基因序列测定法;③ 线性探针反向杂交法。

3. 生化学检查

(1) 血清 ALT 和 AST:血清 ALT 和 AST 水平一般可反映肝细胞损伤程度,最为常用。

(2) 血清胆红素:血清胆红素水平与胆汁代谢、排泄程度有关,胆红素升高的主要原因为肝细胞损伤、肝内、外胆管阻塞和溶血。肝功能衰竭患者血清胆红素可呈进行性升高,每天上升≥1×ULN,且可出现胆红素升高与 ALT 和 AST 下降的"胆酶分离"现象。

(3) 人血清白蛋白和球蛋白:反映肝脏合成功能,CHB、肝硬化和肝功能衰竭患者可有人血清白蛋白下降。

(4) 凝血酶原时间(PT)和凝血酶原活动度(PTA):PT 是反映肝脏凝血因子合成功能的重要指标,常用国际标准化比值(INR)表示,对判断疾病进展和预后有较高价值。

(5) γ-谷氨酰转肽酶(GGT):正常人血清中的 GGT 主要来自肝脏。此酶在急性肝炎、

慢性活动性肝炎和肝硬化失代偿期仅轻中度升高,在各种原因导致的肝内、外胆汁淤积时可显著升高。

(6) 血清碱性磷酸酶(ALP):ALP 经肝胆系统进行排泄,因此 ALP 产生过多或排泄受阻均可使血清 ALP 发生变化。临床上常借助观察 ALP 的动态变化判断病情发展、预后和临床疗效。

(7) 总胆汁酸(TBA):健康人外周血清胆汁酸含量极低,当肝细胞损伤或肝内、胆管外阻塞时,胆汁酸代谢出现异常,TBA 就会升高。

(8) 胆碱酯酶:可反映肝脏的合成功能,对了解肝脏应急功能和贮备功能有参考价值。

(9) 甲胎蛋白(AFP):血清 AFP 及其异质体是诊断 HCC 的重要指标。应注意 AFP 升高的幅度、动态变化及其与 ALT 和 AST 的消长关系,并结合临床表现和肝脏影像学检查结果进行综合分析。

(10) 维生素 K 缺乏或拮抗剂-Ⅱ诱导蛋白:又名脱 γ 羧基凝血酶原,是诊断 HCC 的另一个重要指标,可与 AFP 互为补充。

三、临床诊断

根据 HBV 感染者的血清学、病毒学、生化学以及其他临床和辅助检查结果,可将慢性 HBV 感染分为以下几种类型:

(1) 慢性 HBV 携带者:多为年龄较轻的处于免疫耐受期的 HBsAg、HBeAg 和 HBV-DNA 阳性者,1 年内连续随访 3 次,每次至少间隔 3 个月,均显示血清 ALT 和 AST 在正常范围,HBV-DNA 通常处于高水平,肝组织学检查无病变或病变轻微。

(2) HBeAg 阳性 CHB:血清 HBsAg 阳性,HBeAg 阳性,HBV-DNA 阳性,ALT 持续或反复异常,或肝组织学检查有炎性病变。

(3) HBeAg 阴性 CHB:血清 HBsAg 阳性,HBeAg 持续阴性,HBV-DNA 阳性,ALT 持续或反复异常,或肝组织学检查有炎性病变。

(4) 非活动性 HBsAg 携带者:血清 HBsAg 阳性,HBeAg 阴性,抗-HBe 阳性或阴性,HBV-DNA 低于检测值下限或<200IU/mL,1 年内连续随访 3 次以上,每次至少间隔 3 个月,ALT 和 AST 均在正常范围。肝组织学检查显示 HAI 评分<4 或根据其他半定量计分系统判定病变轻微。

(5) 隐匿性 CHB:血清 HBsAg 阴性,但血清和(或)肝组织中 HBV-DNA 阳性,并有 CHB 的临床表现。除 HBV-DNA 阳性外,患者可为血清抗-HBs、抗-HBe 和(或)抗-HBc 阳性,但约 20% 隐匿性 CHB 患者的血清学标记物均为阴性。诊断主要通过 HBV-DNA 检测,尤其是对抗-HBc 持续阳性者。

(6) 乙型肝炎肝硬化:建立 HBV 相关肝硬化临床诊断的必备条件包括:① 组织学或临床提示存在肝硬化的证据;② 病因学明确的 HBV 感染证据。通过病史或相应检查予以明确或排除其他常见引起肝硬化的病因,如 HCV 感染、酒精、药物等。

四、治疗目标和治疗终点

1. 治疗目标

最大限度地长期抑制 HBV 复制,减轻肝细胞炎性坏死和肝纤维化,延缓和减少肝功能衰竭、肝硬化失代偿、HCC 以及其他并发症的发生,从而改善生活质量和延长生存时间。在治疗过程中,对于部分适合的患者应尽可能追求 CHB 的临床治愈,即停止治疗后持续的病毒学应答、HBsAg 消失并伴有 ALT 复常和肝脏组织学病变改善。

2. 治疗终点

(1)理想的终点:HBeAg 阳性和 HBeAg 阴性患者,停药后获得持久的 HBsAg 消失,可伴或不伴 HBsAg 血清学转换。

(2)满意的终点:HBeAg 阳性患者,停药后获得持续的病毒学应答和 ALT 复常,并伴有 HBeAg 血清学转换;HBeAg 阴性患者,停药后获得持续的病毒学应答和 ALT 复常。

(3)基本的终点:如无法获得停药后持续应答,抗病毒治疗期间长期维持病毒学应答(HBV-DNA 检测不到)。

五、抗病毒治疗的适应证

抗病毒治疗的适应证主要根据血清 HBV-DNA 水平、血清 ALT 和肝脏疾病严重程度来决定,同时结合患者年龄、家族史和伴随疾病等因素,综合评估患者疾病进展风险后决定是否启动抗病毒治疗(图 12.1)。动态的评估比单次的检测更具有临床意义。对 HBeAg 阳性患者,发现 ALT 水平升高后,可以考虑观察 3~6 个月,如未发生自发性 HBeAg 血清学转换,且 ALT 持续升高,再考虑抗病毒治疗。

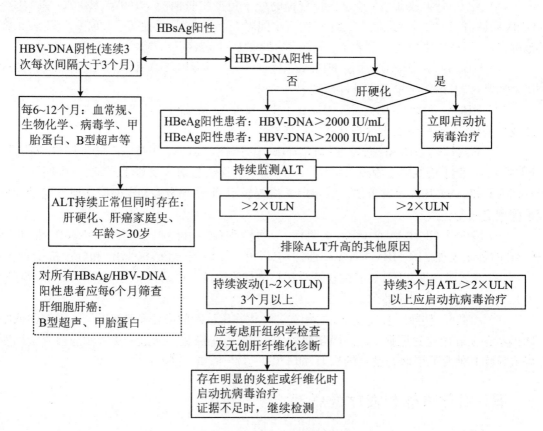

图 12-1 慢性乙型肝炎病毒感染者管理流程图

推荐接受抗病毒治疗的人群需同时满足以下条件：

（1）HBV-DNA 水平：HBeAg 阳性患者，HBV-DNA≥20000 IU/mL（相当于 10^5 拷贝/mL）；HBeAg 阴性患者，HBV-DNA≥2000 IU/mL（相当于 10^4 拷贝/mL）；

（2）ALT 水平：一般要求 ALT 持续升高≥2×ULN；如用干扰素治疗，一般情况下 ALT 应≤10×ULN，血清总胆红素应<2×ULN。

对持续 HBV-DNA 阳性、达不到上述治疗标准、但有以下情形之一者，疾病进展风险较大，可考虑给予抗病毒治疗：

（1）存在明显的肝脏炎症（2 级以上）或纤维化，特别是肝纤维化 2 级以上。

（2）ALT 持续处于 1×ULN 至 2×ULN 之间，特别是年龄>30 岁者，建议行肝组织活检或无创性检查，若有明显肝脏炎症或纤维化则给予抗病毒治疗。

（3）ALT 持续正常（每 3 个月检查 1 次），年龄>30 岁，伴有肝硬化或 HCC 家族史，建议行肝组织活检或无创性检查，若有明显肝脏炎症或纤维化则给予抗病毒治疗。

（4）存在肝硬化的客观依据时，无论 ALT 或 HBeAg 情况，均建议积极抗病毒治疗。

需要特别提醒的是，在开始治疗前应排除合并其他病原体感染或药物、酒精和免疫等因素所致的 ALT 升高，尚需注意应用降酶药物后 ALT 暂时性正常。

六、抗病毒治疗的推荐意见

用于抗病毒治疗的五种药物分别是：恩替卡韦（ETV）、替诺福韦酯（TDF）、替比夫定（LdT）、阿德福韦（ADV）、拉米夫定（LAM），具体用法用量、注意事项见表 12.2。针对不同类型患者的具体治疗意见如下：

1. HBeAg 阳性 CHB 患者抗病毒治疗意见

在 HBV 感染自然史中，部分 ALT 升高的 HBeAg 阳性 CHB 患者在随访过程中随着肝内炎症活动的减轻，可出现自发性 HBeAg 血清学转换，ALT 恢复正常。因此，对于 ALT 升高的 HBeAg 阳性 CHB 患者可先观察 3～6 个月，如未发生自发性 HBeAg 血清学转换且 ALT 持续升高，再考虑开始抗病毒治疗。

（1）药物选择：对初治患者优先推荐恩替卡韦、替诺福韦酯或 Peg IFN。对于已开始服用拉米夫定或替比夫定的患者，如治疗 24 周后病毒定量>300 拷贝/mL，改用替诺福韦酯或加用阿德福韦；对于已开始服用阿德福韦的患者，如治疗 24 周后病毒定量较基线下降<2 $\log_{10}$ IU/mL，改用恩替卡韦或替诺福韦酯。

（2）推荐疗程：NAs 的总疗程建议至少 4 年，在达到 HBV-DNA 低于检测值下限、ALT 复常、HBeAg 血清学转换后，再巩固治疗至少 3 年（每隔 6 个月复查 1 次），仍保持不变者可考虑停药，但延长疗程可减少复发。

2. HBeAg 阴性 CHB 患者抗病毒治疗意见

HBeAg 阴性患者抗病毒治疗具体疗程不明，停药后肝炎复发率高，因此治疗疗程宜长。

（1）药物选择：对初治患者优先推荐恩替卡韦、替诺福韦酯或 Peg IFN。对于已开始服用拉米夫定或替比夫定的患者，如治疗 24 周后病毒定量>300 拷贝/mL，改用替诺福韦酯或加用阿德福韦；对于已开始服用阿德福韦的患者，如治疗 24 周后病毒定量较基线下降<2$\log_{10}$ IU/mL，改用恩替卡韦或替诺福韦酯。

（2）推荐疗程：NAs 治疗建议达到 HBsAg 消失且 HBV-DNA 检测不到，再巩固治疗

1.5 年(经至少 3 次复查,每次间隔 6 个月)仍保持不变时,可考虑停药。

3. 代偿期和失代偿期乙型肝炎肝硬化的患者

对于病情已进展至肝硬化的患者,需长期抗病毒治疗。

药物选择:对初治患者优先推荐恩替卡韦、替诺福韦酯。IFN-α 有导致肝功能衰竭等并发症的可能,因此禁用于失代偿期肝硬化患者,对于代偿期肝硬化患者也应慎用。

表 12.2　乙型病毒性肝炎抗病毒治疗

药物种类名称	用法用量	注意事项	主要不良反应
替诺福韦酯（片）	成人和 12 岁以上青少年:每次 0.3 g,1 次/d 12 岁以下儿童:不宜使用	1. 本品应在对慢性乙肝治疗有经验的医生指导下使用 2. 对本药或本药任何成分过敏者禁用	长期用药的患者应警惕肾功能不全和低磷性骨病的发生
恩替卡韦（片/胶囊）	成人和 16 岁以上青少年:每次 0.5 g,1 次/d 16 岁以下儿童:不宜使用	1. 本品应在对慢性乙肝治疗有经验的医生指导下使用 2. 对本药或本药任何成分过敏者禁用 3. 空腹服用 4. 肾功能受损者调整用量	头痛、疲劳、眩晕、恶心
拉米夫定（片/胶囊）	成人:每次 0.1 g,1 次/d 儿童:在中国尚无儿童使用数据	1. 本品应在对慢性乙肝治疗有经验的医生指导下使用 2. 对拉夫嘧啶或本药任何成分过敏者禁用	常见为不适和乏力、呼吸道感染、头痛、胃肠道反应
阿德福韦（片/胶囊）	成人:每次 0.01 g,1 次/d 儿童:不宜使用	1. 本品应在对慢性乙肝治疗有经验的医生指导下使用 2. 对本药或本药任何成分过敏者禁用	轻度肌酐升高者,长期用药的患者应警惕肾功能不全和低磷性骨病的发生
替比夫定（片）	成人和 16 岁以上青少年:每次 0.6 g,1 次/d 16 岁以下儿童:不宜使用	1. 本品应在对慢性乙肝治疗有经验的医生指导下使用 2. 对本药或本药任何成分过敏者禁用	部分患者肌酸激酶（CK）升高,有发生肌炎、横纹肌溶解和乳酸酸中毒等的个案报告

第二节　丙　型　肝　炎

丙型肝炎是由慢性丙型肝炎病毒(Hepatitis C Virus,HCV)感染引起的肝脏炎症性疾病。丙型肝炎具有隐匿性,多数患者症状不明显。HCV 主要经血液传播,目前尚无有效的预防性丙型肝炎疫苗可供预防,但可以采取积极的、有效的措施切断传播途径来预防丙型肝炎。

一、临床表现

1. 急性丙型肝炎的临床表现

可有全身乏力、食欲减退、恶心和右季肋部疼痛等,少数伴低热,轻度肝肿大,部分患者可出现脾肿大,少数患者可出现黄疸。部分患者无明显症状,表现为隐匿性感染。

2. 慢性丙型肝炎的临床表现

可能是机体异常免疫反应所致,包括类风湿性关节炎、眼口干燥综合征、扁平苔藓、肾小球肾炎、混合型冷球蛋白血症、B细胞淋巴瘤和迟发性皮肤卟啉症等。

二、实验室检查

1. HCV 血清学检测

(1) 抗体检测:抗-HCV 检测(化学发光免疫分析法 CIA,或者酶免疫法 EIA)可用于 HCV 感染者的筛查。快速诊断测试(RDTs)可以被用来初步筛查抗-HCV。对于抗体阳性者,应进一步进行 HCV-RNA 检测,以确定是否为丙型肝炎患者。血清抗-HCV 滴度越高,HCV-RNA 检出的可能性越大。一些血液透析和自身免疫性疾病患者可出现抗-HCV 假阳性,免疫功能缺陷或合并 HIV 感染者可出现抗-HCV 假阴性,急性丙型肝炎患者可因为抗-HCV 检测处于窗口期而出现抗-HCV 阴性。因此,HCV-RNA 检测有助于确诊这些患者是否合并感染 HCV。

(2) 抗原检测:在缺乏 HCV-RNA 检测条件时,可考虑进行 HCV 核心抗原的检测,用于慢性 HCV 感染者的实验室诊断。

2. HCV-RNA、基因型和变异检测

(1) HCV-RNA 定量检测:HCV-RNA 定量检测应当采用基于 PCR 扩增、灵敏度和精确度高并且检测范围广的方法,其检测结果采用 IU/mL 表示。HCV-RNA 定量检测适用于 HCV 现症感染的确认、抗病毒治疗前基线病毒载量分析,以及抗病毒治疗过程中及治疗结束后的应答评估。在应用聚乙二醇干扰素联合 RBV 治疗方案时,高灵敏度的 HCV-RNA 检测试剂有助于更准确鉴定 RVR,从而为确定抗病毒治疗疗程提供更可靠的依据。在应用 DAA 的治疗方案中,绝大多数患者在短期治疗后,HCV-RNA 迅速降低甚至低于检测水平。在这种情况下,高灵敏度的 HCV-RNA 检测试剂的临床预测价值(如预测治疗失败)的重要性还需要进一步研究。

(2) HCV 基因分型:HCV 基因分型的方法有分子生物学和血清学两大类,前者包括 DNA 测序法、特异性引物扩增法、基因芯片、探针杂交等;后者通过合成 HCV 特异性多肽来检测其特异性的抗体从而区分基因型,但不能区分亚型。分子生物学分型方法主要是基于 5'-UTR,但 5'-UTR 可以用于检测 1～5 型,不适合用于亚型的检测及 1 型与 6 型的区分。如果其他试剂不能区分亚型,可以采用基于核心区或 NSSB 区的 DNA 测序法。HCV 基因分型应当在抗病毒治疗前进行。

在聚乙二醇干扰素联合利巴韦林治疗基因 1 型、2/3 型患者中,不同基因型患者利巴韦林的用量不同,RGT 的调整策略也不一样;在 DAA 治疗方案中,HCV 基因型及亚型的检测是现有 DAA 方案的基础,同样具有重要意义,但随着泛基因型 DAA 及 DAAs 组合的应用,基因型对治疗应答的影响需要更多的证据。

(3) HCV 耐药相关基因检测:DAA 的单药治疗容易导致耐药的发生,目前检测耐药相关基因突变的方法有 DNA 测序法,包括 PCR 产物直接测序法、新一代深度测序方法,以及体外表型分析法,即测定抑制病毒复制所需的药物浓度如 EC50 或 EC90。目前已确认的耐药相关突变位点主要有:① NS3/4A 靶点相关:V36M、T54A、Q80K、R155K、A156T 和 D168V;② NS5A 靶点相关:M28T、Q30E/H/R、L31M、H58D 和 Y93H/N;③ NS5B 靶点相关:S282T、C316N/H/F、M414T、A421V、P495L/S 和 S556G 等。

1a 型 HCV 感染患者如果在基线时存在 Q80K 耐药突变株,对 Simeprevir 联合干扰素和利巴韦林治疗应答不佳。因此对于 1a 型 HCV 感染者采用上述联合治疗时建议在治疗前检测耐药突变的存在,但对于非采用上述治疗 1a 型 HCV 感染者及其他基因型感染者目前认为没有必要在抗病毒治疗前进行病毒的耐药检测,因为即使有预存耐药株的存在也不会影响治疗疗效。

(4) 宿主 IL28B 基因分型:宿主 IL28B 基因编码 IFN-λ3,为Ⅲ型干扰素。编码 IL28B 基因附近有一些单核苷酸多态位点与 HCV 病毒自发清除能力及对干扰素的应答有关。常用的 IL28B 基因分型方法包括 DNA 直接测序、TaqMan SNP 探针法等。在干扰素治疗方案中宿主 IL28B 基因的多态性与持续病毒学应答(SVR)相关,特别是在感染了基因 1 型或 4 型病毒的患者中更加明显。但在基因 2 型和 3 型病毒感染者中的作用还存有争议。IL28B 的 rsl2979860 的 CC 基因型、rs8099917 的 rITI 基因型以及 rsl2980275 的 AA 基因型与 HCV 感染的自发清除和干扰素治疗应答良好具有相关性。在 DAA 治疗方案中,宿主 IL28B 基因的多态性对治疗应答反应没有预测价值。

三、临床诊断

1. 急性丙型肝炎的诊断

(1) 流行病学史:有明确的就诊前 6 个月以内的流行病学史,如输血史、应用血液制品史或明确的 HCV 暴露史。

(2) 临床表现:可有全身乏力、食欲减退、恶心和右季肋部疼痛等,少数伴低热,轻度肝肿大,部分患者可出现脾肿大,少数患者可出现黄疸。部分患者无明显症状,表现为隐匿性感染。

(3) 实验室检查:ALT 多呈轻度和中度升高,也可在正常范围之内,有明确的 6 个月以内抗-HCV 和(或)HCV-RNA 检测阳性结果的检测史。HCV-RNA 常在 ALT 恢复正常前转阴,但也有 ALT 恢复正常而 HCV-RNA 持续阳性者。

有上述(1)+(2)+(3)或(2)+(3)者可诊断。

2. 慢性丙型肝炎的诊断

(1) 诊断依据:HCV 感染超过 6 个月,或有 6 月以前的流行病学史,或发病日期不明。抗-HCV 及 HCV-RNA 阳性,肝脏组织病理学检查符合慢性肝炎。或根据症状、体征、实验室及影像学检查结果综合分析,亦可诊断。

(2) 病变程度判定:肝活检病理诊断可以判定肝脏炎症分级和纤维化分期。HCV 单独感染极少引起重型肝炎,HCV 重叠 HIV、HBV 等病毒感染,过量饮酒或应用肝毒性药物时,可发展为重型肝炎。

(3) 慢性丙型肝炎肝外表现:肝外临床表现或综合征可能是机体异常免疫反应所致,包括类风湿性关节炎、眼口干燥综合征、扁平苔藓、肾小球肾炎、混合型冷球蛋白血症、B 细胞淋巴瘤和迟发性皮肤卟啉症等。

四、治疗目标

抗病毒治疗的目标是清除 HCV,获得治愈,清除或减轻 HCV 相关肝损害,阻止 HCV 进展为肝硬化、失代偿期肝硬化、肝衰竭或肝癌,改善患者的长期生存率,提高患者的生活质量。其中进展期肝纤维化及肝硬化患者 HCV 的清除可降低肝硬化失代偿的发生,可降低但不能避免 HCC 的发生,需长期监测肝癌的发生情况;失代偿期肝硬化患者 HCV 的清除有可能降低肝移植的需求,对该部分患者中长期生存率的影响需进一步研究;肝移植患者移植前抗病毒治疗可改善移植前的肝功能及预防移植后再感染,移植后抗病毒治疗可提高生存率。

五、抗病毒治疗

我国现阶段 HCV 感染者接受抗病毒治疗的主要方案是:聚乙二醇化干扰素联合利巴韦林(PR 方案)治疗,可应用于所有基因型 HCV 现症感染,同时无治疗禁忌证的患者。该方案的治疗禁忌证包括绝对禁忌证和相对禁忌证(表 12.3)。

表 12.3　聚乙二醇化干扰素与利巴韦林的绝对禁忌证和相对禁忌证

	绝对禁忌证	相对禁忌证
聚乙二醇化干扰素	妊娠或短期内有妊娠计划; 具有精神分裂症或严重抑郁症等病史; 未控制的神经系统疾病如癫痫; 未控制的自身免疫性疾病; 处于失代偿期的肝硬化; 伴有严重感染、视网膜疾病、心衰、慢性阻塞性肺病等基础疾病; 未控制的高血压; 未控制的糖尿病; 除肝移植外的实体器官移植; 对干扰素不良反应高度不耐受; 2 岁以下儿童	中性粒细胞计数<1.5×10^9/L; 血小板计数<90×10^9/L; 未控制的甲状腺疾病
利巴韦林	妊娠或短期内有妊娠计划; 严重心脏病; 对利巴韦林不良反应高度不耐受	男性 Hb<13 g/dL; 女性 Hb<12 g/dL; 患有血红蛋白疾病; 肾功能异常; 血肌酐>1.5 mg/dL; 未控制的冠状动脉疾病

第十三章　胃　　病

第一节　功能性肠胃病

一、功能性肠胃病的介绍

功能性胃肠病(Functional Gastrointestinal Disorder)是一组表现为慢性、反复发作性的胃肠道功能紊乱综合征,临床上没有可解释症状的病理解剖学或生物化学等异常,临床表现主要是胃肠道的相关症状。多伴有精神因素的影响和精神、神经症状。诊断时需排除器质性病因。根据表现特点可分为以上消化道为主要表现的功能性消化不良和以下消化道为主要表现的肠易激综合征。

二、功能性肠胃病的诊断及治疗

(一)功能性消化不良

1. 介绍

功能性消化不良(Functional Dyspepsia,FD)是临床上最常见的一种功能性胃肠病。呈世界性分布,与人群的生活、工作压力密切相关。FD 是指经系统、全面的检查排除器质性病变,以上腹痛、上腹胀和(或)伴有早饱、胀气、食欲缺乏、恶心、呕吐等上腹部不适为主要表现的一组临床症状,病程超过 1 个月或在 12 个月中累计超过 12 周,且反复发作。

研究提示,上胃肠道动力障碍和内脏感觉异常是 FD 的主要病理生理学基础。动力障碍表现为过半数 FD 患者有胃固体排空延缓、近端胃及胃窦运动异常、幽门十二指肠运动协调失常、消化间期 M 相胃肠运动异常等胃肠动力障碍的表现。近些年研究还发现胃肠动力障碍常与胃电活动异常并存。内脏感觉异常是 FD 的另一重要的病理生理改变,研究发现 FD 患者胃的感觉容量明显低于正常人,表明患者存在胃感觉过敏。

精神、应激因素与 FD 的发病有密切关系。FD 患者存在个性异常,常伴有失眠、焦虑、抑郁头昏、头痛等神经精神症状。但精神因素的确切致病机制尚未阐明。

目前多数学者认为幽门螺杆菌感染及慢性胃炎在 FD 发病中不起主要作用。但有半数 FD 伴有 Hp 感染和慢性胃炎。

2. 临床表现

(1)腹痛为常见症状,无规律性。部分患者上腹痛与进食有关,表现为饥饿痛、进食后缓解,或表现为餐后 0.5～3 小时之间腹痛持续存在。伴有或不伴有其他上腹部症状。

（2）腹胀亦为常见症状,常伴有早饱嗳气。上腹胀多发生于餐后,或呈持续性进餐后加重。早饱是指有饥饿感但少量进食后即有饱感。

（3）恶心、呕吐少见,呕吐多为当餐胃内容物。伴有或不伴有腹痛。

不少患者伴有失眠、焦虑、抑郁、头痛、注意力不集中等精神症状。根据临床特点,可将本病分为溃疡型（上腹痛为主）、动力障碍型和非特异型。

3. 诊断

（1）病史:缓慢起病,至少 4 周或在 12 个月中累计超过 12 周有上腹痛、上腹胀、早饱、嗳气、恶心、呕吐等上腹不适症状,可伴有各种类型的精神症状。

（2）临床表现和体征:无特征性的临床表现,主要有上腹痛、上腹胀、早饱、嗳气、恶心、呕吐等上腹不适症状。无特征性体征,与胃炎重叠时可有上腹压痛。

（3）辅助检查:内镜检查未发现胃及十二指肠溃疡、糜烂、肿瘤等器质性病变,未发现食管炎,也无上述疾病史;实验室、B 超、X 线检查排除肝胆胰疾病;无糖尿病、肾结石及精神病;无腹部手术史。

4. 治疗原则

主要是对症治疗,同时避免饮食、精神因素的干扰。

（1）一般治疗:建立良好的生活习惯,避免诱发症状的食物。减轻心理压力和精神紧张。失眠焦虑者可适当予以镇静药。

（2）药物治疗:由于该疾病的病因、发病机制不是很明确,无明显的器质性病变,药物为辅助性治疗,多为对症处理,并且不可长时间用药。抑制胃酸分泌药可选择 H_2 受体拮抗剂或质子泵抑制剂。促胃肠动力药适用于以上腹胀、早饱、嗳气为主要症状的患者。对疗效不佳或抑制胃酸分泌药和促胃肠动力药可换用或合用。伴随精神症状明显者可试用抗抑郁药。

（二）肠易激综合征

1. 介绍

肠易激综合征（Irritable Bowel Syndrome,IBS）是一种以腹痛和（或）腹部不适伴排便习惯及大便性状改变为特征的功能性肠病,经全面检查排除引起这些症状的器质性疾病。本病是最常见的一种功能性肠道疾病,患者以中青年居多。胃肠动力学异常、内脏感觉异常、肠道感染、对某些食物不耐受和精神心理障碍是 IBS 发病的重要因素。

2. 临床表现

最主要的临床表现是腹痛与排便习惯和粪便性状的改变。起病隐匿,病程长,症状反复发作或慢性迁延,但患者全身健康状况良好。精神、饮食等因素常可诱使症状复发或加重。

（1）主要表现为腹痛、腹泻或便秘。几乎所有 IBS 患者都有不同程度的腹痛。以下腹和脐下腹多见,也可呈游走性,患者不能明确指出疼痛部位。排便或排气后腹痛可部分或完全缓解。

腹泻一般每天 3～5 次,严重发作期可达十余次。大便多呈稀糊状,或成形软便或稀水样。多带有黏液,甚至粪质少而黏液量多,但无脓血。患者睡眠时很少排便。便秘者排便困难,粪便干结,呈羊粪状或细杆状,表面可附黏液。部分患者腹泻与便秘交替发生。

（2）全身症状：部分患者可有失眠、焦虑、抑郁、头昏、头痛等精神症状。

（3）其他消化道症状：多伴腹胀感，可有排便不净感、排便窘迫感。部分患者同时有消化不良症状。

（4）无明显特异性体征。结肠局部有轻压痛，部分患者可触及腊肠样肠管，直肠指检可感到肛门痉挛张力较高，有触痛。

根据临床特点可分为腹泻型、便秘型和腹泻便秘交替型。

3. 诊断

采用国际认同的罗马Ⅳ诊断标准：

（1）反复发作的腹痛或不适至少每周 2 天，最近 3 个月内每个月至少有 3 天出现症状，并伴有下列特点中至少两项：① 症状在排便后缓解；② 症状发生伴随排便次数改变；③ 症状发生伴随粪便性状改变。诊断前症状出现至少 6 个月，近 3 个月满足以上标准。

（2）以下症状不是诊断所必备，但属常见症状，这些症状越多越支持 IBS 的诊断：① 排便频率异常（每天排便＞3 次或每周＜3 次）；② 粪便性状异常（块状/硬便或稀水样便）；③ 粪便排出过程异常（费力、急迫感、排便不尽感）；④ 黏液便；⑤ 胃肠胀气或腹部膨胀感。

（3）排除了引起腹痛、腹泻、便秘等相应症状的器质性疾病。

4. 治疗原则

强调综合治疗和个体化的治疗原则。去除促发因素和对症治疗。详细解释疾病的性质，解除患者顾虑和提高对治疗的信心，是治疗最重要的一步。要避免诱发症状的食物。高纤维食物有助改善便秘。对失眠焦虑者可适当给予镇静药或抗焦虑药物。腹痛者可用抗胆碱药物或消化道钙通道阻滞剂匹维溴铵（Pinaverium bromide）发挥解痉止痛作用。腹泻症状较重者可短期应用洛哌丁胺（Loperamide）或地芬诺酯（Diphenoxylate），轻症者宜短期使用吸附止泻药如蒙脱石、药用炭等。对便秘型患者酌情使用泻药，一般短期使用作用温和的轻泻剂以减少不良反应和药物依赖性，如聚乙二醇乳果糖或山梨醇、甘油等。开塞露是含山梨醇、硫酸镁或甘油的复合制剂，20 mL 肛入。对一般治疗无效且精神症状明显的重症腹痛患者可试用阿米替林帕罗西汀。肠道微生态制剂可纠正肠道菌群失调，对腹泻、腹胀有效。

第二节　胃　　炎

一、疾病介绍

（一）定义

胃炎（Gastritis）是由各种原因引起的胃黏膜炎症，为最常见的消化系统疾病之一。不同病因引起的胃炎其病理改变亦不同，通常包括三个过程，即上皮损伤、黏膜炎症反应和上皮再生。急性胃炎根据其病理改变又可分为单纯性胃炎、糜烂出血性胃炎、腐蚀性、化脓性胃炎等；慢性胃炎根据其病理改变可分为非萎缩性胃炎、萎缩性胃炎和特殊类型胃炎三大类。各型胃炎的诊断和鉴别诊断主要依据胃镜检查。

幽门螺杆菌或幽门螺旋菌是革兰氏阴性、微需氧的细菌，生存于胃部及十二指肠的各区域内。它会引起多种胃病,包括胃炎、胃溃疡、十二指肠溃疡、非溃疡性消化不良、胃癌等。因此,根除幽门螺杆菌已成为现代消化道疾病治疗的重要措施。目前,临床上最常用的是胃镜下黏膜活检的快速尿素酶试验和^{13}C 或^{14}C 尿素呼气试验。

(二)分类

按临床发病的缓急,一般可分为急性胃炎和慢性胃炎两大类型;按病因不同可分为幽门螺杆菌相关性胃炎、应激性胃炎、自身免疫性胃炎等。

二、诊断

(一)急性胃炎

1. 临床表现

(1)上腹痛:正中偏左或脐周压痛,呈阵发性加重或持续性钝痛,伴腹部饱胀、不适,少数患者出现剧痛。

(2)恶心、呕吐:呕吐物为未消化的食物,吐后感觉舒服,也有病情严重的患者呕吐出黄色胆汁或胃酸。

(3)腹泻:伴发肠炎者出现腹泻,随胃部症状好转而停止,可为稀便和水样便。

(4)脱水:由于反复呕吐和腹泻,失水过多,引起皮肤弹性差、眼球下陷、口渴、尿少等症状,严重者血压下降,四肢发凉。

(5)呕血与便血:少数患者呕吐物中带血丝或呈咖啡色,大便发黑或大便潜血试验阳性,说明胃黏膜有出血情况。

2. 诊断依据

(1)有服用腐蚀性化学品或药物、饮酒、摄入细菌污染变质食物或暴饮暴食等既往史;或免疫功能低下,受细菌、病毒感染后出现急性上腹痛、恶心、呕吐、流涎、发热等症状。

(2)上腹部和脐周有压痛,但无腹膜刺激征。

(3)具有上述表现而临床诊断仍不能明确者,可进行胃镜检查;胃镜所见为广泛的胃黏膜充血、水肿、炎性渗出物、出血、糜烂等;疑有特异的细菌、病毒感染时,应进行活组织检查。

(二)慢性胃炎

1. 常用检查

(1)胃液分析:测定基础胃液分泌量、盐酸和有机酸的酸度,以及给予组胺或五肽胃泌素后测定最大泌酸量和高峰泌酸量,以判断胃的泌酸功能,有助于萎缩性胃炎的诊断及指导临床治疗。

浅表性胃炎的胃酸多正常,广泛而严重的萎缩性胃炎胃酸降低,尤以胃体胃炎更为明显,胃窦炎一般胃酸正常或有轻度降低。浅表性如疣状胃炎也可有胃酸增高。

(2)血清学检测:慢性萎缩性胃炎的血清胃泌素常中度升高,这是因胃酸缺乏不能抑制G 细胞分泌胃泌素所致。若病变严重,不但胃酸和胃蛋白酶原分泌会减少,内因子分泌也会减少,进而导致维生素 B_{12} 也下降。

血清自身抗胃壁细胞抗体常呈阳性(75%以上),慢性胃窦胃炎时血清胃泌素下降,下降程度随 G 细胞的破坏程度而定;血清自身抗胃壁细胞抗体也有一定的阳性率(30%~40%)。

（3）胃肠 X 线钡剂检查：用气钡双重造影显示胃黏膜细微结构时，萎缩性胃炎可出现胃黏膜皱襞相对平坦、减少。胃窦胃炎 X 线征表现为胃窦黏膜呈钝锯齿状及胃窦部痉挛，或幽门前段持续性向心性狭窄，黏膜粗乱等。

疣状胃炎 X 线钡剂特征性改变为胃窦部有结节状粗大皱襞，某些皱襞结节的中央有钡剂留下的斑影。

（4）胃镜和活组织检查：是诊断慢性胃炎的主要方法。浅表性胃炎常以胃窦部最为明显，多为弥散性胃黏膜表面黏液增多，有灰白色或黄白色渗出物，病变处黏膜红白相间或花斑状，有时有糜烂。萎缩性胃炎的黏膜多呈苍白或灰白色，亦可呈红白相间，白区凹陷；皱襞变细或平坦，由于黏膜变薄可透显呈紫蓝色黏膜下血管像；病变可弥散或主要在胃窦部，如伴有增生性改变，黏膜表面可呈颗粒状或结节状。

（5）幽门螺杆菌检查：① 侵入性检查：包括胃镜检查时同时进行的快速尿素酶实验、黏膜组织镜检或组织切片染色等；② 非侵入性检查：^{13}C 或 ^{14}C 呼气实验、抗体检测等。

2. 临床表现

慢性胃炎多呈慢性病程，症状并无特异性，体征较少，部分患者可无任何临床表现。但大多数可有不同程度的消化道症状，如饱胀、嗳气，尤其是有胆汁返流时更加明显。少数有食欲减退、恶心。常表现为持续性上中腹疼痛，可于进食后立即出现。有时可发现上腹部轻压痛、舌炎、舌乳头萎缩、贫血、消瘦等表现。

三、治疗

（一）急性胃炎

1. 一般治疗

对发病原因进行分析，然后指导控制饮食；禁止吸烟与饮酒；对于病情严重者还需要行禁食干预，指导摄入流食；确保机体每日饮水的摄入量，确保水电解质平衡；如果存在出血性溃疡，则需要行抑酸以及禁食处理；如果出血严重，需要行输血处理；进行治疗的时候，还可不取出胃管，便于更好地对出血情况进行观察。

2. 药物治疗

需要根据患者病情的实际情况予以药物进行对症治疗，主要包括如下方面：

（1）抑酸方面。根据患者的实际病情选择 H_2 受体拮抗剂进行治疗，便于改善机体分泌胃酸的现象；并予以法莫替丁进行治疗，口服，每次 10 mg，每天服用 2 次；如果患者受病情影响，无法口服，可予以法莫替丁注射液，将 20 mg 加入葡萄糖氯化钠溶液（500 mg）中进行混合；但如果患者处于哺乳期或者妊娠期，不得使用此方式进行治疗。

（2）胃黏膜保护方面。在临床中，具有保护胃黏膜功效的药物较多，例如：① 三餐之后予以 1 g 硫糖铝药物干预；② 在三餐之后指导予以 10 mL 溶液＋硫糖铝服用，每天 3～4 次；③ 指导在三餐之前以及睡觉之前服用米索前列醇，每次剂量为 200 mg，每天服用 4 次。在治疗过程中需要进行实时观察，并予以预防对策，避免出现腹泻、腹部疼痛等多种不良现象。

（3）消化道出血方面。急性胃炎患者往往还会存在黑便、呕血等一系列消化道症状，所以需要进行积极的止血治疗，例如予以奥美拉唑干预，每次 40 mg，进行静脉滴注；除此之外，还可将氯化钠溶液 50 mg＋去甲肾上腺素 4 mg，口服，每天给药 2 次。

（4）对症治疗。在进行对症治疗的时候，需要对患者的实际病情、机体状况等进行综合分析，并科学的选择药物干预。对于存在恶心呕吐的病患，可予以甲氧氯普胺，每次 10 mg，行肌内注射；若存在发热，可予以环丙沙星，每次 0.2 g，进行静脉注射；若存在腹部疼痛，可予以 500 mg 葡萄糖氯化钠溶液加入山莨菪碱中进行混合，然后进行静脉滴注。

（二）慢性胃炎

1. 非药物治疗

（1）饮食和去除不利因素。饮食清淡，避免刺激性食物、粗糙食物、过热性饮料、酗酒、咸食等。尽可能发现并去除导致慢性胃炎的各种病因，停药、戒酒、戒烟等。

（2）精神及安慰治疗。人们对于慢性胃炎的恐惧更多地偏向于担心胃炎会癌变。一些临床观察发现神经内分泌功能紊乱，胃肠激素释放失衡在慢性胃炎的发病机制中起一定作用。在治疗中对患者的紧张、焦虑、激动、暴躁、忧伤等自主神经功能紊乱的表现要予以足够重视。目前仅证实萎缩性胃炎与胃癌有一定关系，故应对患者进行正确的健康教育，使其保持乐观的生活态度，避免加重患者的精神负担。

2. 药物治疗

慢性胃炎的常用药物有胃黏膜保护剂、胃肠动力药、抗生素、制酸剂和止痛药等。临床上会根据患者症状、致病因素等选择用药。

（1）胃黏膜保护剂：如枸橼酸铋钾、铝碳酸镁、硫糖铝等。

（2）胃肠动力药物：如莫沙必利、多潘立酮等；胃酸缺乏、无酸者，可选用胃蛋白酶合剂等。

（3）抗菌药物：如确诊合并幽门螺杆菌感染者，应同时服用抗生素，如克拉霉素、阿莫西林等。

（4）抑酸剂：如法莫替丁、兰索拉唑、奥美拉唑等。

（5）解痉药：如阿托品、溴丙胺太林、颠茄片等。

（三）常用药物

1. 复方氢氧化铝

【不良反应】

（1）长期大剂量服用本药，可致严重便秘、粪结块而引起肠梗阻。

（2）肾功能不全患者服用本药后，可能引起血铝升高。

【注意事项】

肾功能不全者可能导致血中铝离子浓度升高，引起痴呆等中枢神经系统病变。阑尾炎或急腹症时，服用氢氧化铝可使病情加重，增加阑尾穿孔的危险。能引起便秘，严重时可引起肠梗阻。长期服用时应在饮食中酌情加入磷酸盐。

【用药禁忌】

（1）对本品过敏者禁用。

（2）低磷血症（如吸收不良综合征）患者不宜服用本品，否则会导致骨软化、骨质疏松症，甚至骨折。

（3）有胆汁、胰液等强碱性消化液分泌不足或排泄障碍者不宜使用。

（4）骨折患者不宜服用，这是由于不溶性磷酸铝复合物的形成，导致血清磷酸盐浓度降低及磷自骨内移出。

早产儿和婴幼儿不宜服用（婴幼儿极易吸收铝，有铝中毒的危险）。

2. 雷尼替丁

【注意事项】

（1）疑为癌性溃疡患者，使用前应先明确诊断，以免延误治疗。孕妇及哺乳期妇女禁用。8 岁以下儿童禁用。

（2）静注后部分患者出现面热感、头晕、恶心、出汗及胃刺激，持续十几分钟可自行消失。有时在静注部位出现瘙痒、发红，1 小时后消失。有时还可产生焦虑、兴奋、健忘等。

（3）对肝有一定毒性，但停药后即可恢复。肝肾功能不全者慎用。

（4）男性乳房女性化少见，但其发生率随年龄的增加而升高。

（5）可降低维生素 B_{12} 的吸收，长期使用可致 B_{12} 缺乏。

【不良反应】

（1）常见的有恶心、皮疹、便秘、乏力、头痛、头晕等。

（2）与西咪替丁相比，损伤肾功能、性腺功能和中枢神经的不良作用较轻。

（3）偶见静脉注射后出现心动过缓。

（4）少数患者服药后引起轻度肝功能损伤，停药后症状即消失，肝功能也恢复正常。曾怀疑可能系药物过敏反应，与药物的用量无关。

（5）长期服用可持续降低胃液酸度，有利于细菌在胃内繁殖，从而使食物内硝酸盐还原为亚硝酸盐，形成 N-亚硝基化合物。

（6）静注后可能出现头晕，恶心，出汗及胃肠道刺激或不适。静注部位有时出现瘙痒、发红，1 小时后可消失。可产生焦虑，兴奋，健忘等。可引起肝损害，间质性肾炎，停药后可恢复。男性乳房女性化少见，但其发生率随年龄增加而增多。可降低维生素 B_{12} 的吸收，长期服用可致 B_{12} 缺乏。口服后偶见轻微头昏、便秘、嗜睡、腹泻等不良反应，但一般不影响继续治疗。

3. 法莫替丁

【不良反应】

少数患者可有口干、头晕、失眠、便秘、腹泻、皮疹、面部潮红、白细胞减少。偶有轻度一过性转氨酶增高等。

【注意事项】

（1）对本品过敏者、严重肾功能不全者禁用。

（2）应排除胃癌后才能使用。

（3）肝肾功能不全者慎用。

（4）孕妇、哺乳期妇女禁用。

（5）婴幼儿慎用。

4. 奥美拉唑

【注意事项】

（1）当怀疑和治疗胃溃疡时，应先排除胃癌可能性再使用本药品，因用本药品可减轻其症状，从而延误诊断治疗。

（2）肝肾功能不全者慎用。

（3）本药品具有酶抑制作用，可延缓经肝脏细胞色素 P450 系统代谢的药物（如双香豆素、安定、苯妥英钠、华法林、硝苯定)在体内的消除。当本药品与上述药物一起使用时,应酌情减轻后者用量。

(4) 不良反应及发生率与雷尼替丁相似,主要有恶心、上腹痛等。皮疹也有发生,一般是轻微和短暂的,大多不影响治疗。

(5) 对本品过敏者禁用。

(6) 严重肝肾功能不全者慎用。

(7) 奥美拉唑注射剂只能用于静脉滴注用,不能用于静脉注射。

5. 枸橼酸铋钾

【不良反应】

(1) 消化系统:服用本药期间,口中可能带有氨味,并可使舌苔及大便呈灰黑色,易与黑粪症状混淆;个别患者服用时可出现恶心、呕吐、食欲减退、腹泻、便秘等症状。上述表现停药后可自行消失。

(2) 神经系统:少数患者可出现轻微头痛、头晕、失眠等,但可耐受。

(3) 其他:个别患者可出现皮疹。

长期大剂量服用有可能产生以下不良反应:

(1) 当血浓度大于 100 ng/mL 时,有可能导致铋性脑病。

(2) 泌尿系统:本药长期服用可能引起肾脏毒性。

(3) 骨骼、肌肉:骨骼的不良反应常发生在不同部位,与骨内铋浓度过高有关,较常见的是与铋性脑病相关的骨关节病,常以单侧或双肩疼痛为先兆症状。

【药物禁忌】

(1) 对本药过敏者禁用。

(2) 孕妇及哺乳期妇女禁用。

(3) 严重肾功能不全者禁用。

【注意事项】

(1) 需慎用的情况:肝功能不全者、儿童、急性胃黏膜病变时。

(2) 如服用过量或发生严重不良反应时应立即就医。

(3) 服用本品期间不得服用其他铋制剂,且不宜大剂量长期服用,长期使用本药的患者应注意体内铋的蓄积。

(4) 应用于杀灭幽门螺杆菌时,需与两种抗生素合用,具体方案应遵医嘱。

(5) 治疗期间不应饮用含酒精饮料或含碳酸饮料,少饮咖啡、茶等。

(6) 大剂量服用本药会导致可逆性肾病,并于 10 日内发作。

(7) 用药过量的治疗:应急救,洗胃、重复服用药用炭悬浮液及轻泻药,监测血、尿中铋浓度及肾功能,对症治疗。当血铋浓度过高并伴有肾功能紊乱时,可用二巯丁二酸或二巯丙醇的络合疗法治疗,严重肾衰竭者需进行血液透析。

(8) 药物不要放在孩童可触及的地方。

(9) 废弃药品包装不应随意丢弃。

6. 胶体果胶铋

【注意事项】

(1) 该品连续使用不得超过 7 天,症状未缓解或消失请咨询医师或药师。

（2）服用该品期间不得服用其他铋制剂,且该品不宜长期大量服用。

（3）如服用过量或出现严重不良反应,请立即就医。

（4）当该品性状发生改变时禁用。

（5）儿童用量请咨询医师或药师。

（6）请将此药品放在儿童不能接触的地方。

（7）对该品过敏者禁用,过敏体质者慎用。

（8）儿童必须在成人监护下使用。

（9）如正在使用其他药品,使用该品前请咨询医师或药师。

（10）孕妇禁用,哺乳期妇女应用该品时应暂停哺乳。

【药物相互作用】

（1）不得与牛奶同服。

（2）如正在服用其他药品,使用该品前应咨询医师或药师。

7. 铝碳酸镁

【注意事项】

（1）严重肾功能障碍者。（肌酐清除率＜30 mL/min）长期服用应定期监测血中的铝含量。

（2）胃肠道蠕动功能不良者。

（3）糖尿病和高血压患者:由于每片仅含有相当于 0.0086 碳水化合物（CE）,以及极低量的钠,因此尤其适用于糖尿病和高血压患者。

（4）急腹症患者应首先到医院就诊,在诊断明确后再决定是否服用本药。

（5）严重心、肾功能不全者,高镁血症、高钙血症者慎用。

（6）如服用过量或出现严重不良反应,请立即就医。

（7）儿童用量请咨询医师或药师,必须在成人监护下使用。

（8）当药物性状发生改变时禁止使用。

（9）请将此药品放在儿童接触不到的地方。

（10）孕妇及哺乳期妇女应咨询医生。药代动力学研究显示服用本品后铝的血药浓度在正常范围内,为使胎儿的铝暴露量降至最低,孕妇应短期应用。

尚无铝碳酸镁通过乳汁分泌的资料。

【禁忌证】

（1）胃酸缺乏者。

（2）结肠造口术、回肠造口术。

（3）低磷酸盐血症。

（4）原因不明的胃肠出血。

（5）阑尾炎。

（6）溃疡性结肠炎、憩室炎。

（7）慢性腹泻。

（8）肠梗阻。

【药品相互作用】

（1）本药与酸性药物（如氯化铵等）合用时,其抗酸活性降低,两者不能混合使用。

（2）本药可影响或干扰其他药物的吸收,如四环素、环丙沙星、氧氟沙星、含铁药物、抗凝药、鹅去氧胆酸、地高辛及 H_2 受体阻断药等,因此上述药物必须在服用铝碳酸镁之间或之后 $1\sim2\,h$ 使用。

8. 甲氧氯普胺

【不良反应】

可有倦怠、嗜睡、头晕等。

【用药禁忌】

对普鲁卡因或普鲁卡因胺过敏者禁用。

9. 莫沙比利

【不良反应】

不良反应发生率约为 4%。主要表现为腹泻、腹痛、口干、皮疹、倦怠、头晕、不适、心悸等。另有约 3.8% 的患者出现检验指标异常变化,表现为嗜酸性粒细胞增多、甘油三酯升高、ALT 升高等。心电图检查异常,患者可出现心悸。上述表现均为一过性,减量或停药后均消失。

服用本品 2 周后,如消化道症状无变化,应停止服用。有肝肾功能障碍的老年患者慎用。

【用药禁忌】

对本品过敏者禁用。胃肠道出血、穿孔及刺激胃肠道可能引起危险的疾病禁用。孕妇、哺乳期妇女及儿童使用本品的安全性尚未确定。

第三节　胃　溃　疡

一、疾病介绍

从广义角度说,胃溃疡是指发生在胃角、胃窦、贲门和裂孔疝等部位的溃疡,是消化性溃疡的一种。消化性溃疡是一种常见的消化道疾病,可发生于食管、胃或十二指肠,也可发生于胃-空肠吻合口附近或含有胃黏膜的 Meckel 憩室内,因为胃溃疡和十二指肠溃疡最常见,故一般所谓的消化性溃疡是指胃溃疡和十二指肠溃疡。

它之所以称之为消化性溃疡,是因为既往认为胃溃疡和十二指肠溃疡是由于胃酸和胃蛋白酶对黏膜自身消化所形成的,事实上胃酸和胃蛋白酶只是溃疡形成的主要原因之一,还有其他原因可以形成消化性溃疡。由于胃溃疡和十二指肠溃疡的病因和临床症状有许多相似之处,有时难以区分是胃溃疡还是十二指肠溃疡,因此往往诊断为消化性溃疡,或胃、十二指肠溃疡。如果能明确溃疡在胃或十二指肠内,那就可直接诊断为胃溃疡或十二指肠溃疡。

二、发病原因

1. 幽门螺杆菌感染

Hp 感染是绝大多数胃溃疡患者的致病因素,Hp 不仅会损伤胃黏膜,还会促进胃酸分泌,进一步加重胃溃疡。

2. 药物及饮食因素

长期服用阿司匹林、皮质类固醇等药物易致此病发生,此外与长期吸烟、饮酒和饮用浓茶、咖啡似亦有一定关系。

易致胃溃疡的药品:

(1) 各种阿司匹林制剂:长期或大剂量服用可引起胃痛及不适,严重者可有呕血、黑便等,胃镜检查可发现胃黏膜炎症、糜烂及溃疡形成。

(2) 激素替代药:吲哚美辛和保泰松这类药物属激素替代药,对胃黏膜有直接的损害作用,可导致急性胃溃疡。

(3) 解热镇痛药:如复方阿司匹林、对乙酰氨基酚、索米痛片以及感冒通等感冒药。

(4) 治疗冠心病的药物:如藻酸双酯钠(P. S. S)、双嘧达莫、利血平,也可导致胃溃疡,甚至胃出血。

(5) 消炎药:红霉素、乙酰螺旋霉素等大环内酯类抗生素,容易造成胃的不适。

(6) 抗癌药及其他:各类化疗药物往往造成胃肠刺激。

3. 胃酸和胃蛋白酶

消化性溃疡的最终形成是由于胃酸和胃蛋白酶自身消化所致,胃酸是溃疡发生的决定性因素。

4. 应激精神因素

急性应激可引起应激性溃疡,长期精神紧张、焦虑或情绪波动大的人易患胃溃疡。

5. 遗传因素

在一些罕见的遗传综合征中,如多发性内分泌腺腺瘤I型、系统性肥大细胞增多症等,胃溃疡为其临床表现的一部分。

6. 胃运动异常

部分胃溃疡患者存在胃运动障碍,如胃排空延缓所致胃酸分泌增加,十二指肠-胃反流所致胆汁、胰液和溶血卵磷脂对胃黏膜的损伤。

7. 其他因素

如与I型单纯疱疹病毒局部感染可能有关。在肾移植或免疫缺陷的患者中,巨细胞病毒感染亦可能参与。

三、临床诊断

(一)临床表现

1. 主要表现

上腹部疼痛是本病的主要症状。多位于上腹部,也可出现在左上腹部或胸骨、剑突后。常呈隐痛、钝痛、胀痛、烧灼样痛。胃溃疡的疼痛多在餐后 1 h 内出现,经 1~2 h 后逐渐缓解,直至下餐进食后再复现上述节律。部分患者可无症状,或以出血、穿孔等并发症作为首发症状。

2. 伴随症状

消化不良、食欲下降以及不明原因的体重减轻;呕吐或呕血(呕血可能是红色也可能是黑色);感到恶心,想吐;胃胀、饱腹或者嗳气;大便颜色可能带有暗红色,或者为柏油样黑便。

(二)实验室检查

1. 内镜检查

内镜下溃疡可分为三个病期:

(1) 活动期:溃疡基底部蒙有白色或黄白色厚苔,周围黏膜充血、水肿(A_1),或周边黏膜充血、水肿开始消退,四周出现再生上皮所形成的红晕(A_2)。

(2) 愈合期:溃疡缩小变浅,苔变薄,四周再生上皮所形成的红晕向溃疡围拢,黏膜皱襞向溃疡集中(H_1),或溃疡面几乎为再生上皮所覆盖,黏膜皱襞更加向溃疡集中(H_2)。

(3) 瘢痕期:溃疡基底部白苔消失,呈现红色瘢痕(S_1),最后转变为白色瘢痕(S_2)。

2. X线钡餐检查

可见龛影及黏膜皱襞集中等直接征象;单纯痉挛、激惹现象等间接征象。影像学检查特征:

(1)龛影为消化性溃疡的直接征象。切线位,龛影凸出于胃内壁轮廓之处,呈乳头状或半圆形;正位,龛影为圆形或椭圆形,其边缘光滑整齐。

(2)龛影周围黏膜纹切线位,龛影与胃交界处显示 1~2 mm 的透明细线影,见于龛影的上缘或下缘,或龛影的整个边缘。

(3)"狭颈征"切线位,龛影口部与胃腔交界处有 0.5~1 cm 一段狭于龛影的口径,称为"狭颈征"。

(4)"项圈征"在龛影口部有一边缘光滑细线状密度减低区,如颈部戴的项圈。

(5)龛影周围的"日晕征"正位,龛影周围有宽窄不一致的透亮带,边缘光滑。

(6)以龛影为中心的黏膜皱襞纠集呈放射状分布,其外围逐渐变细消失,为慢性溃疡的另一征象。

(7)胃溃疡的其他 X 线征象:胃大弯侧指状切迹;胃小弯侧缩短;胃角切迹增宽;幽门管狭窄性梗阻,胃内滞留液。

3. 幽门螺旋杆菌检测

Hp 感染的诊断是胃溃疡最常见的检测方法。本类检测的方式较多,包括快速尿素酶试验、组织学检查或培养、^{13}C 或 ^{14}C 尿素呼气试验、粪便 Hp 抗原检测、血清学试验,等等。这些检测可以帮助医生了解患者的 Hp 情况,以此为患者选择最佳的治疗方案。

(1) ^{13}C 或 ^{14}C 尿素呼气试验。在呼吸测试中,患者需要饮用某种特殊的含有放射性碳的饮料或胶囊,里面含有一种可以被 Hp 分解的化学物质。医生对患者呼出的气体进行分析,如果患者感染了 Hp,其呼吸样本内的一氧化碳就会含有放射性碳。

需要注意的是,如果患者在检查 Hp 前服用过抗酸剂或抗生素,一定要告知医生,需要停药一段时间后才可进行此项检查,防止抗酸剂导致假阴性结果。

(2) 组织学检测。组织学检测即通过胃镜在胃壁溃疡面上取少量组织进行病理检查,以明确病变部位是否发生癌变,排除癌变的可能。

(3) 粪便潜血试验。本项检查的主要作用是检测患者的溃疡部位是否出血。这对于出现黑便或柏油样便的患者,是必要的检查手段。如果未出现上述症状,医生通常不会建议患者接受本项检查。

（4）全血细胞计数检查。对于出血性溃疡的患者,医生需要评估患者是否出现贫血。如果血细胞计数低于正常值,说明患者很可能发生贫血。

（三）鉴别诊断

消化性溃疡中十二指肠溃疡多见。胃溃疡疼痛多在饭后,十二指肠溃疡疼痛多在饭前且夜间疼痛也较多见。

四、治疗(目标、原则、方法)

（一）治疗目标

缓解并消除症状、防治溃疡复发以及避免出现并发症。

（二）治疗方法

1. 一般治疗

在对患者进行病因治疗的同时,让患者保持良好的心情和生活习惯也很重要,鼓励患者戒除烟酒嗜好,避免食用刺激性食物,避免饮用咖啡、浓茶等,这些都能促进胃溃疡的好转。如果患者正在服用某些 NSAIDs 药物,需要积极沟通,以免加重胃溃疡影响疗效。

2. 药物治疗

胃溃疡的病因与胃酸分泌合成过多、胃黏膜受损、幽门螺旋杆菌感染等因素有关,所以在治疗方面,要具体针对病因用药。目前多主张以联合用药为主,根据引发的病因不同,组成不同治疗方案,可能是两种或两种以上的联合用药方案。

有资料显示,目前应用的胃溃疡药物治疗方案可在 4 周内使 75% 的溃疡愈合,8 周内使 85%～95% 的溃疡愈合,药物治疗后复发率也在不断下降。因此,对于胃溃疡病的治疗,药物仍是首选的治疗方案。一般来说,患者在接受持续 8 周的治疗后,大多可痊愈。特殊情况下,可适当延长治疗周期。对于 Hp 感染的胃溃疡患者,通常需要 1～2 周的针对性治疗。治疗结束 2～3 个月后,医生会根据患者的具体情况,建议患者接受内镜复查,评估治疗效果是否达到理想状态。

（1）抑酸治疗。抑酸治疗能够降低胃内酸度,与溃疡的愈合存在直接关系。治疗胃溃疡通常采用标准剂量的 PP1,每日一次,早餐前半小时服药。患者经过 6～8 周的治疗,大多可达到理想疗效。

（2）抗 Hp 治疗。Hp 治疗是重要的抗感染治疗。根据《消化性溃疡诊断与治疗规范(2016 版)》建议,根除 Hp 是 Hp 阳性消化性溃疡的基本治疗,是溃疡愈合和预防复发的有效防治措施。

（3）胃黏膜保护治疗。联合应用胃黏膜保护剂,可提高消化性溃疡的愈合质量,有助于减少溃疡的复发。

对于老年人消化性溃疡、难治性溃疡、巨大溃疡和复发溃疡,建议在抑酸、抗 Hp 感染治疗的同时,联合应用胃黏膜保护剂。

胃溃疡常用药物见表 13.1。

表 13.1　胃溃疡的常用药物

化学名	适用	禁忌	不良反应	注意事项
抗酸药				
复方氢氧化铝	主要用于胃酸过多、胃及十二指肠溃疡、反流性食管炎及上消化道出血等	1. 对本品过敏者禁用 2. 低磷血症(如吸收不良综合征)患者禁用,否则会导致骨软化、骨质疏松症,甚至骨折 3. 有胆汁、胰液等强碱性消化液分泌不足或排泄障碍者禁用 4. 骨折患者不宜服用,这是由于不溶性磷酸铝复合物的形成,导致血清磷酸盐浓度降低及磷自骨内移出 5. 早产儿和婴幼儿不宜服用(婴幼儿极易吸收铝,有铝中毒的危险)	1. 长期大剂量服用本药,可致严重便秘、粪结块而引起肠梗阻 2. 肾功能不全患者服用本药后,可引起血铝升高	肾功能不全者可能导致血中铝离子浓度升高,引起痴呆等中枢神经系统病变。阑尾炎或急腹症时,服用氢氧化铝可使病情加重,可增加阑尾穿孔的危险。能引起便秘,严重时可引起肠梗阻。长期服用时应在饮食中酌情加入磷酸盐
枸橼酸铋钾	用于胃溃疡和十二指肠溃疡,也用于复合性溃疡、多发性溃疡、吻合口溃疡、糜烂性胃炎、慢性浅表性胃炎以及伴有幽门螺杆菌感染时	1. 肾功能减退者禁用 2. 孕妇禁用	1. 少数患者可有轻微头痛、头晕、失眠等,但可耐受。当血铋浓度大于 $100\ \mu g/L$ 时,有可能导致铋性脑病 2. 消化系统:服用枸橼酸铋钾期间,口中可能带有氨味,且舌、粪便可被染成黑色 3. 泌尿系统:枸橼酸铋钾长期服用可能引起肾脏毒性 4. 骨骼肌肉:常见的是与铋性脑病相关的骨关节病,常以单侧或双肩疼痛为先兆症状。其他个别患者可出现皮疹	1. ① 肝功能不全者;② 儿童;③ 哺乳妇女;④ 急性胃黏膜病变时最好不用 2. 不宜长期大量服用,服药期间不得服用其他含铋制剂 3. 服药前后 0.5 h 必须禁食 4. 如发生铋性脑病须立即停药

化学名	适用	禁忌	不良反应	注意事项
胶体果胶铋	用于胃及十二指肠溃疡，也可用于慢性浅表性胃炎、慢性萎缩性胃炎和消化道出血的治疗。本品与抗生素合用，可根除幽门螺杆菌。用于幽门螺杆菌相关的胃、十二指肠溃疡及慢性胃炎、胃 MALT 淋巴瘤、早期胃癌术后、胃食管反流病及功能性消化不良等。也可与抑制胃酸分泌药（质子泵抑制剂和 H_2 受体拮抗药）组成四联方案，作为根除幽门螺杆菌失败的补救治疗	1. 对本品过敏者禁用 2. 肾功能不全者禁用 3. 孕妇禁用	胶体果胶铋毒副作用少，按常规剂量使用胶体果胶铋，一般无肝、肾及神经系统等方面的不良反应，服药后血、尿及大便的常规检查也无改变。但服药期间胶体果胶铋可使大便呈无光泽的黑褐色，如无其他不适，当属正常现象，停药后 1～2 天内粪便色泽可转为正常	1. 本品不宜与其他铋制剂同时服用，且不宜大剂量长期（7天以上）服用本品 2. 本品宜在餐前 1 h 左右服用，以达最佳药效 3. 服药期间，可出现大便呈无光泽的黑褐色，如无其他不适，当属正常现象，停药后 1～2天内粪便色泽可转为正常
复方铝酸铋	用于缓解胃酸过多引起的胃痛、胃灼热感（胃灼热）、反酸，也可用于慢性胃炎	1. 孕妇、哺乳期妇女及肾功能不全者应在医师指导下使用 2. 儿童必须在成人监护下使用 3. 老年患者禁用 4. 本品不能与牛奶同服 5. 本品与四环素类药物合用，可干扰后者的吸收	不良反应较少，偶见便秘、稀便、口干、失眠、恶心、腹泻，停药后不良反应可自行消失	1. 本品连续使用不得超过 7 天，症状未缓解或消失请咨询医师或药师 2. 治疗期间，禁止饮酒，少食煎炸油腻食品 3. 服药期间，粪便呈黑色属正常现象，如呈稀便时，可减量服用 4. 如服用过量或出现严重不良反应，应立即就医 5. 对本品过敏者禁用，过敏体质者慎用 6. 本品性状发生改变时禁止使用 7. 请将本品放在儿童不能接触的地方 8. 如正在使用其他药品，使用本品前请咨询医师或药师

续表

化学名	适用	禁忌	不良反应	注意事项
铝碳酸镁	适用于急、慢性胃炎、反流性食管炎，消化性溃疡，胃灼热及与胃酸有关的胃部不适，可缓解胃酸过多引起的胃灼痛、反酸、恶心、呕吐、腹胀等症状。预防非甾体类药物导致的胃黏膜损伤	1. 对本品过敏者禁用 2. 高镁血症患者禁用	不良反应少而轻微，仅少数患者有胃肠道不适、消化不良、呕吐、大便次数增多或糊状便；偶有口渴、食欲缺乏、腹泻	严重肾功能障碍者避免长期大剂量服用。大剂量服用可导致软糊状便和大便次数增多，偶见便秘，口干和食欲缺乏。长期服用可导致血清电解质变化。服药期间应避免同服酸性饮料（如果汁、葡萄酒等）。若患者血铝浓度过高，应停用本品

H_2-受体拮抗剂

化学名	适用	禁忌	不良反应	注意事项
法莫替丁	用于胃及十二指肠溃疡、吻合口溃疡、反流性食管炎、上消化道出血（消化性溃疡、急性应激性溃疡、出血性胃炎所致）、卓-艾综合征	1. 肾功能衰竭或肝病者、有药物过敏史患者慎用 2. 孕妇慎用，哺乳妇女使用时应停止哺乳 3. 对小儿的安全性尚未确立 4. 应排除肿瘤后再给药 5. 肝肾功能不全者及婴幼儿慎用，注意应排除胃癌后才能使用本品	1. 少数患者可出现皮疹、荨麻疹 2. 神经/精神系统：常见头痛、头晕，也可出现乏力、幻觉等。如有发生，可用氟哌啶醇控制症状 3. 消化系统：少数患者有口干、恶心、呕吐、便秘和腹泻，偶有轻度氨基转移酶增高，罕见腹部胀满感及食欲缺乏 4. 血液系统：偶见白细胞减少 5. 心血管系统：罕见心率增加，血压上升等 6. 其他：① 罕见耳鸣，颜面潮红、月经不调等；② 法莫替丁使胃酸降低从而有利于细菌在胃内的生长繁殖，因此在有胃反流的情况下可能发生感染	1. ① 肝肾功能不全者；② 婴幼儿；③ 有药物过敏史者慎用 2. 静脉注射的剂量每次不超过 20 mg

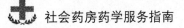

续表

化学名	适用	禁忌	不良反应	注意事项
雷尼替丁	适用于胃溃疡、十二指肠溃疡、术后溃疡、反流性食道炎等	1. 肝功能不全者及老年患者慎用,偶见服药后出现定向力障碍、嗜睡、焦虑等 2. 肝肾功能不全者慎用。 3. 孕妇、哺乳妇女及8岁以下儿童禁用。 4. 该品主要经肾排泄,严重肾功能不全时,半减期延长,血药浓度升高,应注意调整剂量	1. 常见的有恶心、皮疹、便秘、乏力、头痛、头晕等 2. 与西咪替丁相比,损伤肾功能、性腺功能和中枢神经的不良作用较轻 3. 偶见静脉注射后出现心动过缓 4. 少数患者服药后引起轻度肝功能损伤,停药后症状即消失,肝功能也恢复正常。曾怀疑可能系药物过敏反应,与药物的用量无关 5. 长期服用可持续降低胃液酸度,有利于细菌在胃内繁殖,从而使食物内硝酸盐还原为亚硝酸盐,形成 N-亚硝基化合物	1. 疑为癌性溃疡患者,使用前应先明确诊断,以免延误治疗 2. 孕妇及哺乳期妇女禁用。8岁以下儿童禁用 3. 静注后部分患者出现面热感、头晕、恶心、出汗及胃刺激,持续十几分钟可自行消失。有时在静注部位出现瘙痒、发红,1 h后消失。有时还可产生焦虑、兴奋、健忘等 4. 对肝有一定毒性,但停药后即可恢复。肝肾功能不全患者慎用 5. 男性乳房女性化少见,但发生率随年龄的增加而升高 6. 可降低维生素 B_{12} 的吸收,长期使用可致 B_{12} 缺乏

质子泵抑制剂

化学名	适用	禁忌	不良反应	注意事项
奥美拉唑	1. 用于胃溃疡、十二指肠溃疡。奥美拉唑与抗生素联合使用的二联和三联用药方案,可用于治疗幽门螺旋杆菌(HP)相关的消化性溃疡 2. 用于反流性食管炎、胃泌素瘤(卓-艾综合征) 3. 奥美拉唑静脉注射可用于消化性溃疡急性出血的治疗,如急性胃黏膜病变出血	1. 对奥美拉唑过敏者禁用 2. 严重肾功能不全者禁用 3. 婴幼儿禁用 4. 孕妇、哺乳妇女禁用	1. 可有口干、轻度恶心、呕吐、腹胀、便秘、腹泻、腹痛等;丙氨酸氨基转移酶(ALT)、天门冬氨酸氨基转移酶(AST)和胆红素升高也有发生,一般是轻微和短暂的,大多不影响治疗。另有国外资料报道,在使用奥美拉唑长期治疗的患者的胃体活检标本中可观察到萎缩性胃炎的表现 2. 神经精神系统:可	1. 国外有报道在长期使用本品患者的胃体活检标本中可观察到萎缩性胃炎的表现。长期使用可能引起高胃泌素血症,也可能导致维生素 B_{12} 缺乏 2. 动物实验表明本品可引起胃底部和胃体部肠嗜铬细胞增长,长期用药可能发生胃部类癌 3. 严重肝功能不全者慎用,必要时剂量减半

化学名	适用	禁忌	不良反应	注意事项
奥美拉唑			有感觉异常、头晕、头痛、嗜睡、失眠、外周神经炎等 3. 代谢/内分泌系统：长期应用奥美拉唑可导致维生素 B_{12} 缺乏 4. 致癌性：动物实验表明奥美拉唑可引起胃底部和胃体部主要内分泌细胞-肠嗜铬细胞增生，长期用药还可发生胃部类癌 5. 其他：可有皮疹、男性乳腺发育、溶血性贫血等	
兰索拉唑	胃溃疡、十二指肠溃疡、反流性食管炎、卓-艾综合征(胃泌素瘤)	对本品过敏者禁用	1. 过敏反应：偶有皮疹、瘙痒等症状，如出现上述症状时请停止用药 2. 血液系统：偶有贫血、白细胞减少，嗜酸球增多等症状,血小板减少的症状极少发生 3. 消化系统：偶有便秘,腹泻,口渴,腹胀等症状。偶有 GOT、GPT、ALP、LDH、γ-GTP 上升等现象,所以须细心观察,如有异常现象就应采取停药等适当的处置 4. 精神神经系统：偶有头痛、嗜睡等症状。失眠,头晕等症状极少发生 5. 泌尿生殖系统：可出现尿频、蛋白尿、阳痿等 6. 其他：偶有发热,总胆固醇上升,尿酸上升等症状	1. 治疗过程中应注意观察,因长期使用的经验不足,暂不推荐用于维持治疗 2. 本品服用时请不要嚼碎,应整片用水吞服 3. 肝功能障碍者及高龄者慎用 4. 使用本品有时会掩盖胃癌的症状,所以要在排除胃癌可能性的基础上方可给药

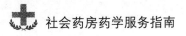

续表

化学名	适用	禁忌	不良反应	注意事项
雷贝拉唑	适用于消化性溃疡、反流性食管炎及卓-艾综合征	1. 对本品及苯并咪唑类药物过敏者禁用 2. 孕妇和哺乳期妇女禁用 3. 肝功能损伤的患者慎用	1. 可引起红细胞、淋巴细胞减少,白细胞较少或增多,嗜酸性粒细胞及中性粒细胞增多。如出现上述情况,应立即停药并采取适当措施 2. 可见腹泻、恶心、鼻炎、腹痛、乏力、胀气、口干等不良反应,停药后可消失。也可有转氨酶升高等肝脏异常表现 3. 精神神经系统可见头痛、眩晕、困倦、四肢乏力、感觉迟钝、握力低下、口齿不清、步态蹒跚等 4. 其他偶见可发生皮疹、瘙痒、水肿、总胆固醇及尿素氮升高、蛋白尿等。如出现上述异常,应立即停药并采取相应措施	1. 本品为肠溶片,应整片吞服,不要咀嚼。与抗生素合用杀灭幽门螺杆菌时应在早晨、餐前服药 2. 本品治疗可能掩盖由胃癌引起的症状,故应在排除恶性肿瘤的前提下再行给药
泮托拉唑	1. 十二指肠溃疡、胃溃疡、急性胃黏膜病变、复合性溃疡及所致急性上消化道出血 2. 反流性食管炎 3. 胃泌素瘤(卓-艾综合征) 4. 与其他抗菌药物(如克拉霉素、阿莫西林和甲硝唑)配伍应用,能根除幽门螺旋杆菌感染,减少十二指肠溃疡和胃溃疡复发	1. 对泮托拉唑过敏者慎用 2. 哺乳期妇女慎用 3. 妊娠头3个月妇女慎用 4. 在根除幽门螺杆菌感染的联合疗法中,有中、重度肝肾功能障碍的患者禁用本品,因为目前尚缺乏联合疗法对这类患者疗效及安全性的临床经验	1. 偶有头晕、失眠、嗜睡、恶心、腹泻、便秘、皮疹、肌肉疼痛等症状。个别病例可出现水肿、发热和一过性视力障碍(视物模糊) 2. 大剂量使用时可出现心律失常、氨基转移酶增高、肾功能改变、粒细胞降低等	1. 肝肾功能不全者禁用 2. 泮托拉唑服用时切勿咀嚼 3. 泮托拉唑注射剂只能用氯化钠注射剂或专用溶剂溶解稀释,禁止使用其他溶剂或药物溶解稀释,并且须在4 h内用完

化学名	适用	禁忌	不良反应	注意事项
其他				
吉法酯	用于治疗胃溃疡及十二指肠溃疡,急、慢性胃炎,结肠炎,胃痉挛等	孕妇禁用	吉法酯耐受性好,偶见胃肠道反应,一般不影响治疗。可有口干、口渴等,急性中毒时可出现运动失调、四肢无力及呼吸困难等	1. 青光眼患者慎用 2. 治疗应按时服药,不可提前中断疗程 3. 适当调整饮食
硫糖铝	常用于胃及十二指肠溃疡	肾功能不全的患者,服用硫糖铝后,血浆中铝的含量增加,虽不能确定长期用药后铝在体内的蓄积情况,但应小心使用	1. 较常见的是便秘;少见或偶见的有腰痛、腹泻、眩晕、昏睡、口干、消化不良、恶心、皮疹、瘙痒以及胃痉挛 2. 个别病例口干,恶心,便秘,剧烈胃痛,长期使用大剂量可出现铝中毒。硫糖铝引起血浆内磷酸盐含量下降,长期使用可能出现骨软化 3. 个别患者可出现口干、恶心、胃痛等,可与适当抗胆碱药合用 4. 不宜与多酶片合用,否则二者疗效均降低。此由于多酶片中含有胃蛋白酶、胰酶和淀粉酶,其药理作用正与本品相拮抗。与西咪替丁合用时,可能使本品疗效降低	1. 慢性肾功能不全者慎用 2. 必须空腹摄入 3. 连续应用不宜超过8周
瑞巴派特	1. 可促进溃疡愈合 2. 急性胃炎、慢性胃炎的急性加重期胃黏膜病变(糜烂、出血、充血、水肿)的改善	1. 对瑞巴派特过敏者禁用 2. 哺乳期妇女禁用	1. 可引起白细胞减少(不足0.1%),也有血小板减少的报道 2. 精神神经系统:有导致麻木、眩晕、嗜睡的报道	1. 孕妇及儿童慎用 2. 哺乳期妇女用药时应避免哺乳

续表

化学名	适用	禁忌	不良反应	注意事项
瑞巴派特			3. 胃肠道:发生率不足 0.1%,有味觉异常、嗳气、打嗝、呕吐、胃灼热、腹痛、腹胀、便秘、腹泻等。另有引起口渴的报道 4. 肝脏:引起丙氨酸氨堆转移酶、天门冬氨酸氨基转移酶、γ-谷氨酸转肽酶、碱性磷酸酶升高等肝功能异常。另有黄疸的报道 5. 内分泌系统/代谢:有引起乳腺肿胀、乳房疼痛、男性乳房肿大,诱发乳汁分泌的报道 6. 呼吸系统:有引起咳嗽、呼吸困难的报道 7. 过敏反应:发生率不足 0.1%,可有皮疹、瘙痒、药疹样湿疹等。另有引起荨麻疹的报道 8. 其他:瑞巴派特所致的月经异常、血尿素氮(BUN)升高、水肿等的发生率不足0.1%。另有引起心悸、发热、颜面潮红的报道	3. 由于一般老年患者生理机能低下,应注意消化系统的副作用 4. 不推荐瑞巴派特单独用于 Hp 感染 5. 服药期间若出现瘙痒、皮疹或湿疹等过敏反应,或出现氨基转移酶显著升高时应立即停药,并进行适当治疗
替普瑞酮	1. 胃溃疡。对临床上认为难治的溃疡病,如 70 岁以上患者,或溃疡大于21 mm者,或溃疡第二次复发者均有效 2. 急性胃炎	孕妇、哺乳妇女、儿童禁用	1. 本药不良反应的发生率约为 2.22%,一般停药后即可消失 2. 消化系统:可出现便秘、腹胀、腹泻、口渴、恶心、腹痛等症状,	出现皮疹、全身瘙痒等皮肤症状时,应停止用药

化学名	适用	禁忌	不良反应	注意事项
替普瑞酮	3. 慢性胃炎的急性加重期		也可出现天门冬氨酸氨基转移酶(AST)及丙氨酸氨基转移酶(ALT)轻度升高 3. 精神/神经系统:可出现头痛等症状 4. 皮肤:可出现皮疹、全身瘙痒等症状 5. 其他:有时会出现血清总胆固醇升高、上睑发红或发热等症状	

3. 手术治疗

大多数胃溃疡患者通过药物治疗就可以痊愈,只有少数患者需进行手术治疗。手术治疗的目的是切除溃疡部位,以防止复发或癌变。以下情况需进行手术治疗:

(1) 难治性溃疡,即患者严格接受 8～12 周内科治疗,溃疡依然不愈合;或者经内科治疗好转后,仍继续用药但溃疡复发

(2) 大量或反复出血,药物治疗、内镜或血管介入治疗无效时或并发急性穿孔

(3) 部位特殊的胃溃疡,药物不容易触达,如幽门前或幽门管溃疡、高位胃小弯溃疡

(4) 高度疑似恶性肿瘤的胃溃疡

(5) 幽门溃疡伴瘢痕性梗阻,内镜治疗无效

(三)预后

胃溃疡是一种可以治愈和根治的疾病,大多数预后较好。只要患者遵医嘱坚持按疗程用药,大多可以痊愈。一般类型的胃溃疡治疗通常需要 6～8 周,然而也有部分胃溃疡患者会因大出血和急性穿孔等并发症而死亡。

值得注意的是,经过积极治疗,胃溃疡的症状会完全消失,但这不代表胃溃疡已经彻底治愈。患者依然需要遵循医嘱服药、复查,切不可自行减少服药剂量或擅自停药。有些类型的胃溃疡容易复发,患者需要格外重视。

五、特殊合并症

胃溃疡的并发症相对少见,但如果不及时诊治,也会出现以下一些严重的并发症。

1. 上消化道出血

上消化道出血是消化性溃疡最常见的并发症,有 20%～30% 的溃疡患者曾有出血病史。据统计,在上消化道出血的各种病因中,溃疡约占 50%,居首位。

患者可以是缓慢、长期的出血,也可以是快速、严重的出血。前者可导致贫血,使患者出现疲劳、呼吸困难、皮肤苍白和心悸等症状;后者可导致患者出现呕血或便血。

如果患者出现上述症状,应及时就医。医生会建议患者接受内镜检查,在确定出血原因的同时,给予患者内镜止血治疗。消化性溃疡并出血多数可以自行停止。

胃出血易发生于溃疡出现后的 1~2 年内。

2. 溃疡穿孔

消化性溃疡穿孔临床上可分为急性、亚急性和慢性三种。胃溃疡穿孔以 50 岁以上的中老年居多。

如果患者突发剧烈腹痛,就可能发生了穿孔。此时患者应住院治疗,必要时进行手术治疗。

3. 幽门梗阻

近年来由于各种有效抗溃疡药物的广泛应用,此种并发症明显减少。幽门梗阻有器质性和功能性两种。前者是因慢性溃疡引起黏膜下纤维化,导致瘢痕性狭窄,内科治疗无效,常需外科手术治疗;后者由于溃疡周围组织炎症引起充血水肿和幽门反射性痉挛所致,内科治疗有效。

患者可能出现以下症状:① 反复呕吐,且呕吐物中含有前一天未被消化的食物;② 胃排空延迟,腹部胀痛;③ 常有饱腹感;④ 不明原因的体重下降。

如果梗阻是由炎症引起的,可使用质子泵抑制剂或 H_2 受体拮抗剂来降低胃酸水平;如果梗阻是由于瘢痕形成引起的,可通过手术进行治疗。

另种疗法:医生可能通过内窥镜,在梗阻部位放置个小气球,通过充气打开梗阻部位,以此促使残留的食物顺利进入肠道。

4. 癌变

慢性胃溃疡是否会癌变,目前尚有争议。多数学者认为胃溃疡癌变是存在的,其癌变率在 1%~7%,胃溃疡癌变常发生于溃疡边缘。

附　录

附录一　社会药房药学服务规范(试行)

通　则

第一章　总　则

第一条　为加强社会药房药学服务管理,保障药学服务质量,根据《中华人民共和国药品管理法》、《"健康中国 2030"规划纲要》、《药品经营质量管理规范》、《处方管理办法》、《药品经营监督管理办法(试行)》、《执业药师职业资格制度规定》等有关法律法规、规章制度,制定本规范。

第二条　本规范所称社会药房是指药品零售单体药店门店和零售连锁药店门店。

第三条　本规范所称药学服务是指依法经过资格认定的药师或者其他药学技术人员(以下简称药学技术人员)应用药学专业知识向公众(包括医护人员、患者及家属)提供直接的、负责任的、与药物使用有关的服务,以期提高药物治疗的安全性、有效性和经济性,实现改善和提高公众生活质量的管理目标。

第四条　社会药房应当配备与经营服务规模相适应的药学技术人员从事药学服务活动,包括执业药师和其他具有药学专业知识、具备药学专业技术的人员。

第五条　社会药房应建立健全适合本药房的药学服务管理制度,包含但不限于组织管理、人员资质、环境要求、设施设备、服务内容、服务要求、质量控制与评价改进等内容。

第六条　社会药房药学服务对象为社会公众,包括患者及家属、药品消费者和健康人群。

第二章　药学服务人员与培训

第七条　社会药房按国家有关规定配备的执业药师为提供药学服务的主要人员,负责处方审核,指导合理用药。

第八条　中药饮片调剂人员应当具有中药学中专以上学历或者具备中药调剂员资格。

第九条　质量管理、处方审核、用药咨询、慢病管理等药学服务关键岗位人员应在职在岗,其岗位职责不得由其他岗位人员代为履行。

第十条　社会药房应制定药学服务能力培训计划并建立培训档案。培训内容应包括法律法规、职业道德、药学专业知识以及岗位服务操作规范、常规急救基础知识、慢病管理、药品管理知识等。

第十一条　药学技术人员应当经过专业知识与职业技能的岗前培训和继续教育培训,掌握相关法律法规和专业知识,能正确理解并履行岗位职责。

第十二条　药学技术人员应进行岗前和年度健康检查,并建立健康档案。患有传染病或其他可能污染药品疾病的人员,不得从事药学服务工作。

第三章　药学服务项目与内容管理

第十三条　药学服务分为面向患者和健康人群两类,包括但不限于处方审核和调配、药品管理、合理用药指导、用药咨询与信息服务、慢病管理与居家药学服务、药物治疗管理、药物警戒、药学知识等。

第十四条　面向患者的药学服务内容包括用药咨询与信息服务、处方审核和调配、合理用药指导、药物治疗管理、药物警戒等,促进患者安全、合理、有效、经济用药。

第十五条　面向健康人群的药学服务内容包括用药咨询与健康教育等,满足公众对健康生活的追求,提升疾病预防和自查能力,促进公众健康。

第十六条　药学服务流程包括收集信息、分析评估、制订计划、执行计划、跟踪随访。

第十七条　收集信息是指药学技术人员与服务对象进行面谈时应进行药学问诊,根据患者的个体疾病差异、健康素养差异、沟通能力差异,以及沟通意愿差异等进行个体化信息收集。

第十八条 信息收集内容包括患者基本信息(年龄、性别、住址、医保等)、健康信息(个人史、家族史、生育史、既往病史、现病史、生活习惯等)、用药信息(用药史、药物不良反应史、免疫接种史等)、需求信息(药物治疗、健康状况、药师服务)等。

第十九条 药学服务分析评估是指将收集到的信息进行综合评估分析,评估患者是否存在潜在的药物相关问题(drug-related problems,DRPs)。药学技术人员应从安全性、有效性、经济性和适当性四个核心要素展开合理用药评价。尤其注重老年、儿童、孕产妇以及慢病患者等特殊人群的 DRPs 的发现与干预。药物相关问题的发现与分析主要着眼以下类型:(1) 用药目的不明确;(2) 重复用药;(3) 药物相互作用;(4) 禁忌证用药;(5) 药物治疗方案不足;(6) 药品不良反应;(7) 过度用药;(8) 服药时间不当/剂量间隔不当等;(9) 药品储存保管不当;(10) 药瓶开启困难等用药依从性问题;(11) 药品管理的其他问题。

第二十条 药学技术人员应根据分析评估的结果,制订清晰明确、可量化、可实现、使患者能够准确理解的干预计划,并且应给出具体的完成时间。

(一) 干预计划所含推荐内容应为患者力所能及,符合药学技术人员专业范围,同时和患者其他治疗不冲突;

(二) 干预计划包括药物治疗建议、药物使用建议、生活方式改善指导等内容;

(三) 药学技术人员在全面分析患者疾病和用药的基础上,提出药物治疗方案调整建议,如果干预的方案超出其专业范围,药学技术人员应及时建议患者就诊或寻求医师等医疗服务提供者的帮助;

(四) 药学技术人员应鼓励患者主动将药物治疗相关方案展示给其他药学技术人员;每次在药房用药咨询或购药时随身携带,以便药学技术人员更新相关内容。

第二十一条 用药咨询和指导时应当对用药者的生活习惯、健康状况、疾病情况、营养保健品使用情况、用药情况等进行详细询问,特别关注老年、儿童、肝肾功能不全、多病共存、多药共用人群的用药情况,综合判断给予客观的指导意见。

第二十二条 药学技术人员应当作好用药咨询与合理用药指导服务内容记录并保存。

第二十三条 药学技术人员应根据患者病情和用药情况,进行跟踪随访。为特殊疾病尤其是慢病患者建立药历,持续跟踪患者的用药情况,发现、解决和预防患者药物治疗相关问题。

第二十四条 药物治疗管理是指具有药学专业技术优势的药学技术人员对患者提供用药教育、咨询指导等一系列专业化服务,从而提高用药依从性、预防患者用药错误、最终培训患者进行自我用药管理,以提高疗效。

第二十五条 药物治疗管理包括采集患者所有与治疗相关的信息;评估和确认患者是否存在药物治疗相关问题;与患者一起确定治疗目标、制订干预措施并实施;对治疗结果进行定期评估,以确保患者的药物治疗达到最佳效果。

第二十六条 药物警戒是指社会药房对药品不良反应及其他与用药有关的有害反应进行识别、收集和报告的行为。

第二十七条 药学技术人员应当遵纪守法、爱岗敬业、遵从伦理、服务健康、自觉学习、提升能力,达到本规范的基本要求。

第四章 质量控制与评价改进

第二十八条 社会药房应设置与其经营范围及经营规模相适应的经营、质量管理部门或配备质量管理人员,履行《药品经营质量管理规范》规定的药品质量管理职责。

第二十九条 社会药房应加强过程和结果管理,保证药学服务质量持续改进。

(一) 随时收集有关不合格药品的信息,分析不合格原因,制定纠正措施,对过程或管理进行调整,避免不合格药品再次发生。

(二) 药学技术人员应定期总结用药咨询记录,通过整理分析咨询内容,提高用药咨询服务标准化水平。

第三十条 药学服务评价主体包括但不限于社会药房自我评价、患者评价和第三方评价。

第三十一条 药学服务评价应遵循的依据包括但不限于国家相关法律法规;国家、行业和地方标准;本企业药学服务管理制度和服务规范等。

第三十二条 药学服务评价指标包括但不限于以下三项指标:

(一)临床指标:患者进行药学服务前后的临床检查指标、有效性、安全性、依从性变化。

(二)人文指标:服务对象对药学服务的满意度。

(三)经济指标:药学服务前后患者的治疗费用以及药学服务的成本效益比。

第三十三条 药学服务评价方法包括但不限于电话、微信、邮件形式的意见征询。

第一部分 处方审核和调配

第一章 基本要求

第一条 本规范所称处方审核,是指对处方进行合法性、规范性和适宜性审核,并作出是否同意调配发药决定的药学技术服务。

第二条 社会药房应建立适合本药房的处方审核、调配工作制度、操作规程和记录。

第三条 社会药房从事处方审核和调配工作的人员需符合以下要求:

(一)取得资格且经注册后的执业药师负责处方审核工作,其中中药处方审核人员应为执业中药师;

(二)依法经过资格认定的药师或者其他药学技术人员从事处方调配工作,中药饮片调配人员应具有中药学中专以上学历或中药调剂员资格。

第四条 应当配备适宜处方审核和调配工作的设施设备和必备场所。

第二章 服务过程

第五条 应当按照操作规程调剂处方药品:认真审核处方,准确调配药品,正确书写药袋或粘贴标签,注明患者姓名和药品名称、用法、用量;向患者交付药品时,应当按照药品说明书或处方用法,进行用药交待与指导,包括每种药品的用法、用量、注意事项等。

第六条 应当认真逐项检查处方前记、正文和后记书写是否清晰、完整,并确认处方的合法性。

第七条 应当对处方用药适宜性进行审核,审核内容包括:

(一)处方医师对规定皮试的药品是否注明过敏试验,试验结果是否阴性;

(二)处方用药与临床诊断是否相符;

(三)剂量、用法和疗程是否正确;

(四)选用剂型与给药途径是否合理;

(五)是否重复给药,尤其是同一患者持二张以上处方;

(六)是否存在潜在临床意义的药物相互作用、配伍禁忌;

(七)是否存在特殊人群用药禁忌,如:妊娠及哺乳期妇女、婴幼儿及儿童、老年人等;

(八)其他不适宜用药的情况。

第八条 调配处方要认真核对,正确调配,调配员和复核员均应在处方上签章,对处方所列药品不得擅自更改或者代用。

第九条 对有配伍禁忌或者超剂量处方,应当拒绝调配;必要时,经处方医师更正或者重新签字,方可调配。

第十条 调剂处方时必须做到"四查十对":查处方,对科别、姓名、年龄;查药品,对药名、剂型、规格、数量;查配伍禁忌,对药品性状、用法用量;查用药合理性,对临床诊断。

第二部分 药品管理

第一章 基本要求

第一条 本规范所称药品管理,是指在社会药房在药品的购、销、存操作中应按照相关要求对药品进行合理管控,保证药品质量安全。

第二条 社会药房应按《药品经营质量管理规范》中的药品零售质量管理人员要求配备相关人员。

第三条 应按照药品储存要求合理储存药品,应配备符合《药品经营质量管理规范》的相关设施设备。

第四条　社会药房应建立药品管理的相关制度、规程、记录。

第五条　药品购销等经营活动需符合《药品经营质量管理规范》要求。

第六条　社会药房需配备符合《药品经营质量管理规范》的计算机系统。

第二章　服务过程

第七条　建立完善的药品质量管理体系,管理全过程有记录、可追溯。

第八条　具有与经营药品规模相适应的储存设施设备,能实现陈列环境和储存环境温湿度有效监测和调控。

第九条　药品陈列应符合药品质量管理和分类管理的相关法规,实行一货一签,明码标价,货签对位。

第十条　陈列商品类别标识正确清晰,特殊商品应标有警示用语。

第十一条　除药品质量原因外,药品一经售出,不得退换,因商品质量问题导致消费者退回的药品,应做好销后退回记录,并进行质量查询和处理。

第十二条　药品收货、验收、储存、养护、销售、售后管理规范,操作人员熟悉操作步骤以及相应问题的处理。

第三部分　合理用药指导

第一章　基本要求

第一条　本规范所称合理用药指导,是指为患者普及合理用药知识,目的是增强患者用药知识,预防药品不良反应的发生,提高患者用药依从性,并降低用药错误的发生率。

第二条　社会药房应建立用药指导的相关制度、规程和记录。

第三条　从事用药指导的人员应具有药师或以上专业技术职称。

第四条　社会药房应设立用药指导的相关区域及合适的环境。

第二章　服务过程

第五条　用药指导方式可包括语言指导、书面指导、实物演示、可视听辅助设备用药指导、宣传讲座、电话或互联网教育等。

第六条　用药教育的步骤应包括:

(一)向患者自我介绍,说明此次教育的目的和预期时间。

(二)收集患者疾病史、用药史、文化程度等信息,根据初步沟通确定用药教育的方式(口头或书面),充分考虑患者的特殊情况,如视力、听力、语言不通等。

(三)评估患者对自身健康问题和用药情况的了解及期望、能正确使用药物的能力以及对治疗的态度。

(四)通过开放式询问的方式,了解患者对用药目的、药物服用方法、服用剂量、服药疗程、用药注意事项、常见不良反应等的掌握程度;结合患者的现有用药知识基础,制定个体化用药教育方案。

(五)采取一种或多种适合个体患者的教育方式进行用药教育,使患者充分了解药物治疗的重要性和药品的正确使用方式。

(六)用药教育结束前需验证患者对药物使用的知识和掌握程度,请患者复述用药教育重点内容,根据患者的接受效果调整用药教育方式,并再次进行用药教育直至患者完全掌握。

(七)如实记录用药教育记录。

第七条　用药教育内容宜包括:

(一)药物(或药物装置)的通用名、商品名、或其他常用名称,以及药物的治疗分类、用途及预期效果;

(二)药物的预计起效时间及未起效时的应对措施;

(三)药物剂型、给药途径、剂量、用药时间和疗程;

(四)药物的特殊剂型、特殊装置、特殊配制方法的给药说明,可依据患者的生活方式或环境进行相应的调整;

(五)用药期间应监测的症状体征及检验指标,解释药物可能对相关临床检验结果的干扰以及对排泄物颜色可能造成的改变;

（六）可能出现的常见和严重不良反应,可采取的预防措施及发生不良反应后应采取的应急措施。发生用药错误(如漏服药物)时可能产生的结果,以及应采取的措施;

（七）潜在的药物-药物、药物-食物/保健品、药物-疾病及药物-环境的相互作用或禁忌;

（八）药物的适宜贮存条件,过期药或废弃装置的适当处理;

（九）如何做好用药记录和自我监测,以及如何及时联系到药师。

第八条 对特殊人群,如老年人、儿童、妊娠期与哺乳期妇女、肝肾功能不全者、多重用药患者等,应根据其病理、生理特点及药动学、药效学等情况,制定个体化的用药指导方案,以减少药品不良反应的发生,保障患者用药安全有效。

第九条 应建立用药指导记录,书写应客观、及时、规范。

第十条 用药指导记录应统一管理并建立目录存档(电子档案、纸质档案均可),可供随时查阅并可追溯。

第十一条 用药指导记录内容应包含:

（一）患者基本信息、疾病相关信息以及用药史、疾病史、过敏史、家族史等,以便为教育的实施提供数据支持。

（二）用药指导相关的全部药品信息,包括药品通用名、给药方式、剂量、疗程等。

（三）主要的用药指导内容以及来源和依据,做到有据可查。

（四）用药指导的结果患者是接受或拒绝。

（五）签名并标注用药指导的时间。

第四部分　用药咨询与信息服务

第一章　基本要求

第一条 本规范所称用药咨询,是指药学技术人员利用药学专业知识和工具向患者及家属、药品消费者和健康人群提供药物信息,宣传合理用药知识,交流与用药相关问题的过程。

第二条 社会药房应建立用药咨询与信息服务的相关制度、规程和记录。

第三条 从事用药咨询工作的人员应具有药师或以上专业技术职称。

第四条 社会药房应设立用药咨询场所,并公示用药咨询联系方式。

第二章　服务过程

第五条 用药咨询的服务对象可包括患者及家属、药品消费者和健康人群。

第六条 药学技术人员提供用药咨询的方式可包括面对面咨询、电话咨询和互联网咨询。

第七条 药学技术人员应当为咨询者提供个性化用药指导服务,充分告知顾客药品性能、适应证、用法用量、不良反应、禁忌、注意事项、有效期、贮藏要求等信息,帮助顾客正确选择、合理使用药品。

第八条 药学技术人员提供用药咨询服务时,应根据咨询问题及服务对象的不同,进行有针对性的解答。

第九条 社会药房应建立规范的用药咨询服务流程包括接待咨询者、询问咨询者需求、采集用药史及相关病史、分析评估、及时回答咨询者问题。原则上,药学技术人员应在当日完成用药咨询服务;对于复杂问题、特殊问题,可在征得咨询者同意情况下,择日回复。

第十条 药学技术人员在提供用药咨询服务时,应及时对相关信息进行记录,记录方式包括电子记录和书面记录,记录内容应包括咨询者姓名、性别、出生年月日、药品名称、咨询问题、解答内容以及参考依据等。

第五部分　慢病管理与居家药学服务

第一章　基本要求

第一条 本规范所称慢病管理与居家药学服务,是指为慢病患者居家药物治疗提供个体化、全程、连续的药学服务和普及健康知识,开展用药评估、用药教育,帮助患者提高用药依从性,保障药品贮存和使用安全、合理,进而改进治疗结果。

第二条　社会药房应建立慢病管理与居家药学服务相关的制度、规程和记录。

第三条　从事慢病管理与居家药学服务的人员需具有药师或以上专业技术职称。

第四条　居家药学服务对象主要包括易发生药物相关问题的重点服务人群,尤其是慢病患者。

第五条　鼓励社会药房对慢病患者进行药物治疗管理。

第六条　从事居家药学服务的药学技术人员,应积极参与家庭医生服务团队工作,与服务团队中的家庭医生、社区护士及公卫医生等人员一起紧密配合,为居民提供居家药学服务。

第二章　服务过程

第七条　居家药学服务具体内容包括但并不限于以下内容:

(一)药物治疗管理;

(二)用药咨询;

(三)用药教育;

(四)科普宣教;

(五)清理家庭药箱。

第八条　药学技术人员可以依据需求准备分药盒、药物教具(如胰岛素笔、吸入制剂装置等)、测量仪器(如血糖仪、血压计、体重秤、峰流速仪、皮尺等器具)、管理患者慢性疾病的表格(如峰流速记录表)等物品。

第九条　社会药房应建立居家药学服务流程,一般流程如下:

(一)在居民家中提供服务,药学服务人员应着工作服、佩戴胸牌,按预约时间提供服务;

(二)按照制定的计划对居民进行药学服务;

(三)如需对患者处方药物进行调整,药学技术人员应先和家庭医生沟通,并将调整建议以书面形式交给医生参考,由医生进行处方更改;

(四)药学技术人员应对于服务内容、药物清单等内容进行记录;

(五)药学技术人员发现的药物相关问题与居民交代或与医师沟通的情况应记录在干预记录表中;

(六)药学技术人员在服务完成后应请服务对象或监护人对服务完成情况进行确认签字;

(七)如需要再次进行服务,药学技术人员应与居民约定下次服务时间。

第十条　居家药学服务可参考的依据包括:药品说明书、国家药品管理相关法律法规和规范性文件、国家处方集、临床诊疗规范和指南、临床路径等。

第十一条　社会药房应保证居家药学服务的全过程可以追溯,对于服务内容、服务过程中发现的问题以及药学技术人员和居民、医师沟通的结果应做好记录,相关记录应可溯源。

第十二条　居家药学服务评价主体包括自我评价、服务对象评价。

第十三条　评价指标至少包括已完成评估的居民人次、具体开展服务的居民人次、服务项目数量、解决药物治疗问题的人次、避免患者不适当用药的人次、医师对药学服务意见采纳率、减少用药的金额,还宜包括:患者生活质量评估、患者满意度、患者用药档案的合格率、患者失约率和有效投诉结案率等。

第十四条　评价方法包括开展定期或不定期的现场检查、上门、电话、信件和网络等形式的回访调查和检查考核。

第十五条　社会药房应根据评价结果,对不符合标准要求的项目积极寻找原因、制定纠正或预防措施,并跟踪实施和持续改进,不断提高服务质量。

第十六条　随时收集服务质量相关事件信息,分析不合格原因,制定纠正措施,对过程或管理进行调整,避免质量相关事件再发生。

第十七条　社会药房应开展慢性病消费者的用药跟踪,建立消费者药历,指导消费者合理用药并提供后续服务,做好提升消费者健康生活水平的指导工作。

第十八条　社会药房应积极开展社区服务,举办形式多样的健康讲座与安全用药教育活动,帮助居民整理家庭药箱、处理过期药品等公益活动。

第六部分 药物治疗管理

第一章 基本要求

第一条 药物治疗管理包含：

（一）采集患者个体的所有治疗相关信息；

（二）评估和确认患者是否存在药物治疗问题；

（三）与患者一起确定治疗目标，制订干预措施，并执行药学监护计划；

（四）对制订的治疗目标进行随访和进一步评估，以确保患者的药物治疗达到最佳效果。

第二条 药学技术人员应当主动参与患者的药物治疗管理，为患者合理用药、优化药物疗效提供专业服务。

第三条 开展药物治疗管理的药学技术人员应当掌握沟通技能和药物治疗评估的实践技能。

第四条 药物治疗管理的重点对象包括：

（一）就医或变更治疗方案频繁者；

（二）多科就诊或多名医师处方者；

（三）患有 2 种以上慢性疾病者；

（四）服用 5 种以上药品者；

（五）正在服用高危药品或依从性差者；

（六）药品治疗费用较高者。

第二章 服务过程

第五条 药学技术人员应当在与患者建立互信关系的基础上，采集患者相关信息，建立药历。采集的信息包括：患者个人基本信息、目前病情与诊断、用药体验、疾病史、过敏史、药物治疗方案等。

患者的个人隐私在交流与记录中应当予以保护。

第六条 药学技术人员采集患者信息后，应当对患者药物治疗的适宜性、有效性、安全性及用药依从性方面进行用药评估。

第七条 用药评估包括：判断患者所使用的药品是否与适应证相符合；评估患者的治疗效果，确认是否存在任何药物治疗问题。如发现药物治疗问题，应当按照药物治疗问题影响患者的严重和难易程度，依先后顺序解决。确认患者是否能够并愿意遵从医嘱服用药物。

第八条 药学技术人员应当针对患者的每种疾病，与患者共同确立治疗目标并拟定药学监护计划。

第九条 药学技术人员的干预措施应当针对患者个体的病情、药物相关需求和药物治疗问题，并做好记录。

第十条 药学技术人员在执行药学监护计划时，应当拟定收集监测数据的时间表，确定需监测的临床指标，以评估患者药物治疗效果。

第十一条 药物治疗管理中，应当提供患者用药清单，以便提醒患者用药以及就诊时与医师和药学技术人员沟通信息。

第十二条 药学技术人员进行患者疗效随访评估时，应当依据治疗目标，评估患者实际治疗结果，确定患者达到治疗目标的进度，判断患者的药物治疗是否存在任何安全性或用药依从性问题、是否有新的药物治疗问题发生。

第十三条 药物治疗管理的记录应当包括：患者的主诉、临床客观指标、评估患者存在的药物治疗问题以及下一步药物治疗计划。药学技术人员应当鼓励患者、家属或看护者积极参与药物治疗和用药评估的全过程。

第十四条 药物治疗管理以达到治疗目标为终点，整个过程必须是系统的，且可以持续执行。对于药品的用法、用量处于调整阶段以及其他需要特别关注的患者，药学技术人员应当加强随访，追踪用药成效。

第七部分　药物警戒

第一章　基本要求

第一条　本规范所称药物警戒是指发现、识别、评价和预防药品不良反应或其他任何可能与药物治疗有关的不良后果的科学研究与活动。药物警戒不仅涉及药物的不良反应,还涉及与药物相关的其他问题,如不合格药品、药物治疗错误、缺乏有效性的报告,对没有充分科学依据而不被认可的适应证的用药、急慢性中毒的病例报告,与药物相关的病死率的评价、药物的滥用与错用、药物与药物及药物与食品的不良相互作用的研究与报告。

第二条　社会药房应建立药物警戒相关的制度、规程和记录,记录内容应当真实、完整、准确。

第三条　社会药房指定执业药师专人负责药物警戒相关工作,定期参加培训并建立培训档案。

第四条　社会药房获知或者发现可能与用药有关的不良反应,应当通过国家药品不良反应监测信息网络报告。

第二章　服务过程

第五条　应当主动收集药品不良反应,获知或者发现药品不良反应后应当详细记录、分析和处理,填写《药品不良反应/事件报告表》并报告。

第六条　新药监测期内的国产药品应当报告该药品的所有不良反应;其他国产药品,报告新的和严重的不良反应。

进口药品自首次获准进口之日起 5 年内,报告该进口药品的所有不良反应;满 5 年的,报告新的和严重的不良反应。

第七条　发现或者获知新的、严重的药品不良反应应当在 15 日内报告,其中死亡病例须立即报告;其他药品不良反应应当在 30 日内报告。有随访信息的,应当及时报告。

第八条　获知或者发现药品群体不良事件后,应当立即通过电话或者传真等方式报所在地的县级药品监督管理部门、卫生行政部门和药品不良反应监测机构,必要时可以越级报告;同时填写《药品群体不良事件基本信息表》,对每一病例还应当及时填写《药品不良反应/事件报告表》,通过国家药品不良反应监测信息网络报告。

第九条　社会药房应当对收集到的药品不良反应报告和监测资料进行分析和评价,并采取有效措施减少和防止药品不良反应的重复发生。

第八部分　药学知识

第一章　基本要求

第一条　本规范所称药学知识,是指为社会药房根据经营范围有效开展药学服务,药学技术人员需掌握和了解的药学知识。

第二条　药学技术人员应当掌握社会药房中常见疾病的对症荐药、用药咨询,掌握合理用药指导、健康信息传播、消费者教育和慢性病管理的知识和技能。

第三条　执业药师应当具备沟通、辅导他人的职业能力并参与药店员工药学教育、培训及辅导工作。

第四条　药学技术人员应在执业药师指导下,为消费者提供适当的药学服务,辅助做好药品销售工作。

第二章　服务过程

第五条　药学技术人员至少应掌握社会药店 80 种常见病症的用药指导和健康信息传播的执业能力。

第六条　药学技术人员需熟悉药品说明书、用药方法、正确储存与保管药物的方法,并告知消费者,有特殊用药要求的需重点强调。

第七条　药学技术人员需掌握特殊人群用药知识,如婴幼儿、老年人、妊娠期和哺乳期妇女、肝肾功能不全者等。

第八条　经营中成药、中药饮片的社会药房,需配备熟悉中药基础理论、中药的作用与功效、配伍禁忌等知识的药学技术人员。

第九条　药学技术人员应具备药品标签和检验报告咨询、慢性病用药咨询、健康生活方式咨询等能力。

第九部分　行业自律与职业道德

第一章　基本要求

第一条　社会药房应遵守《中华人民共和国药品管理法》和经营过程中涉及的各项国家相关法律法规和部门规章。

第二条　社会药房应恪守诚信原则，依法经营，以人民健康服务为宗旨，积极参与社会管理。

第三条　药学技术人员应当遵守国家法律法规、道德准则和执业职责，维护消费者的合法权利及健康利益。

第四条　药学技术人员应当尊重和保护并不得随意泄露所获得的消费者个人信息及隐私。

第五条　不得要求药学技术人员在任何无法现场执业或判断的情况下工作，药学技术人员也应拒绝此行为。

第二章　服务过程

第六条　社会药房应建立以消费者为中心的服务理念，为消费者提供合法、规范和优质的专业化药学服务。在营业期间应配备有咨询能力的药学技术人员值班，保证消费者咨询活动能够以合理合法的形式进行。

第七条　社会药房在销售宣传时应符合相关法律法规，正确介绍药品的治疗作用及预期效果，禁止夸大宣传、强行推荐、诱导消费等药品促销行为。

第八条　药学技术人员应当仪表端庄、仪态大方、精神饱满、举止得体。

第九条　药学技术人员应当佩戴统一的标有姓名、职称、执业资格、职务和工号的胸卡，着装整洁统一，与行业服务特性相符。

第十条　礼貌待客，行为得体、规范，尊重不同地区、不同民族、不同国家消费者的风俗和生活习惯。

第十一条　药学技术人员应当维护执业荣誉和尊严，科学、严谨地为消费者提供安全、有效、经济的药品和药学服务，避免任何对执业产生信任损害的行为和疏忽。

第十二条　药学技术人员在接待消费者的过程中要以诚相待，与消费者建立信赖关系，耐心倾听消费者提出的问题，充分了解消费者需求，详细询问和解答消费者用药疑虑，细致分析，防止用药意外发生。

第十三条　药学技术人员应自觉学习药学相关新知识、新技能，熟练应用药学服务的基础专业知识为消费者当好药品咨询的参谋，指导消费者合理使用药品。

附录二　中华人民共和国药品管理法

第一章　总　则

第一条　为了加强药品管理,保证药品质量,保障公众用药安全和合法权益,保护和促进公众健康,制定本法。

第二条　在中华人民共和国境内从事药品研制、生产、经营、使用和监督管理活动,适用本法。

本法所称药品,是指用于预防、治疗、诊断人的疾病,有目的地调节人的生理机能并规定有适应证或者功能主治、用法和用量的物质,包括中药、化学药和生物制品等。

第三条　药品管理应当以人民健康为中心,坚持风险管理、全程管控、社会共治的原则,建立科学、严格的监督管理制度,全面提升药品质量,保障药品的安全、有效、可及。

第四条　国家发展现代药和传统药,充分发挥其在预防、医疗和保健中的作用。

国家保护野生药材资源和中药品种,鼓励培育道地中药材。

第五条　国家鼓励研究和创制新药,保护公民、法人和其他组织研究、开发新药的合法权益。

第六条　国家对药品管理实行药品上市许可持有人制度。药品上市许可持有人依法对药品研制、生产、经营、使用全过程中药品的安全性、有效性和质量可控性负责。

第七条　从事药品研制、生产、经营、使用活动,应当遵守法律、法规、规章、标准和规范,保证全过程信息真实、准确、完整和可追溯。

第八条　国务院药品监督管理部门主管全国药品监督管理工作。国务院有关部门在各自职责范围内负责与药品有关的监督管理工作。国务院药品监督管理部门配合国务院有关部门,执行国家药品行业发展规划和产业政策。

省、自治区、直辖市人民政府药品监督管理部门负责本行政区域内的药品监督管理工作。设区的市级、县级人民政府承担药品监督管理职责的部门(以下称药品监督管理部门)负责本行政区域内的药品监督管理工作。县级以上地方人民政府有关部门在各自职责范围内负责与药品有关的监督管理工作。

第九条　县级以上地方人民政府对本行政区域内的药品监督管理工作负责,统一领导、组织、协调本行政区域内的药品监督管理工作以及药品安全突发事件应对工作,建立健全药品监督管理工作机制和信息共享机制。

第十条　县级以上人民政府应当将药品安全工作纳入本级国民经济和社会发展规划,将药品安全工作经费列入本级政府预算,加强药品监督管理能力建设,为药品安全工作提供保障。

第十一条　药品监督管理部门设置或者指定的药品专业技术机构,承担依法实施药品监督管理所需的审评、检验、核查、监测与评价等工作。

第十二条　国家建立健全药品追溯制度。国务院药品监督管理部门应当制定统一的药品追溯标准和规范,推进药品追溯信息互通互享,实现药品可追溯。

国家建立药物警戒制度,对药品不良反应及其他与用药有关的有害反应进行监测、识别、评估和控制。

第十三条　各级人民政府及其有关部门、药品行业协会等应当加强药品安全宣传教育,开展药品安全法律法规等知识的普及工作。

新闻媒体应当开展药品安全法律法规等知识的公益宣传,并对药品违法行为进行舆论监督。有关药品的宣传报道应当全面、科学、客观、公正。

第十四条　药品行业协会应当加强行业自律,建立健全行业规范,推动行业诚信体系建设,引导和督促会员依法开展药品生产经营等活动。

第十五条　县级以上人民政府及其有关部门对在药品研制、生产、经营、使用和监督管理工作中作出突出贡献的单位和个人，按照国家有关规定给予表彰、奖励。

第二章　药品研制和注册

第十六条　国家支持以临床价值为导向、对人的疾病具有明确或者特殊疗效的药物创新，鼓励具有新的治疗机理、治疗严重危及生命的疾病或者罕见病、对人体具有多靶向系统性调节干预功能等的新药研制，推动药品技术进步。

国家鼓励运用现代科学技术和传统中药研究方法开展中药科学技术研究和药物开发，建立和完善符合中药特点的技术评价体系，促进中药传承创新。

国家采取有效措施，鼓励儿童用药品的研制和创新，支持开发符合儿童生理特征的儿童用药品新品种、剂型和规格，对儿童用药品予以优先审评审批。

第十七条　从事药品研制活动，应当遵守药物非临床研究质量管理规范、药物临床试验质量管理规范，保证药品研制全过程持续符合法定要求。

药物非临床研究质量管理规范、药物临床试验质量管理规范由国务院药品监督管理部门会同国务院有关部门制定。

第十八条　开展药物非临床研究，应当符合国家有关规定，有与研究项目相适应的人员、场地、设备、仪器和管理制度，保证有关数据、资料和样品的真实性。

第十九条　开展药物临床试验，应当按照国务院药品监督管理部门的规定如实报送研制方法、质量指标、药理及毒理试验结果等有关数据、资料和样品，经国务院药品监督管理部门批准。国务院药品监督管理部门应当自受理临床试验申请之日起六十个工作日内决定是否同意并通知临床试验申办者，逾期未通知的，视为同意。其中，开展生物等效性试验的，报国务院药品监督管理部门备案。

开展药物临床试验，应当在具备相应条件的临床试验机构进行。药物临床试验机构实行备案管理，具体办法由国务院药品监督管理部门、国务院卫生健康主管部门共同制定。

第二十条　开展药物临床试验，应当符合伦理原则，制定临床试验方案，经伦理委员会审查同意。

伦理委员会应当建立伦理审查工作制度，保证伦理审查过程独立、客观、公正，监督规范开展药物临床试验，保障受试者合法权益，维护社会公共利益。

第二十一条　实施药物临床试验，应当向受试者或者其监护人如实说明和解释临床试验的目的和风险等详细情况，取得受试者或者其监护人自愿签署的知情同意书，并采取有效措施保护受试者合法权益。

第二十二条　药物临床试验期间，发现存在安全性问题或者其他风险的，临床试验申办者应当及时调整临床试验方案、暂停或者终止临床试验，并向国务院药品监督管理部门报告。必要时，国务院药品监督管理部门可以责令调整临床试验方案、暂停或者终止临床试验。

第二十三条　对正在开展临床试验的用于治疗严重危及生命且尚无有效治疗手段的疾病的药物，经医学观察可能获益，并且符合伦理原则的，经审查、知情同意后可以在开展临床试验的机构内用于其他病情相同的患者。

第二十四条　在中国境内上市的药品，应当经国务院药品监督管理部门批准，取得药品注册证书；但是，未实施审批管理的中药材和中药饮片除外。实施审批管理的中药材、中药饮片品种目录由国务院药品监督管理部门会同国务院中医药主管部门制定。

申请药品注册，应当提供真实、充分、可靠的数据、资料和样品，证明药品的安全性、有效性和质量可控性。

第二十五条　对申请注册的药品，国务院药品监督管理部门应当组织药学、医学和其他技术人员进行审评，对药品的安全性、有效性和质量可控性以及申请人的质量管理、风险防控和责任赔偿等能力进行审查；符合条件的，颁发药品注册证书。

国务院药品监督管理部门在审批药品时，对化学原料药一并审评审批，对相关辅料、直接接触药品的包装材料和容器一并审评，对药品的质量标准、生产工艺、标签和说明书一并核准。

本法所称辅料,是指生产药品和调配处方时所用的赋形剂和附加剂。

第二十六条　对治疗严重危及生命且尚无有效治疗手段的疾病以及公共卫生方面急需的药品,药物临床试验已有数据显示疗效并能预测其临床价值的,可以附条件批准,并在药品注册证书中载明相关事项。

第二十七条　国务院药品监督管理部门应当完善药品审评审批工作制度,加强能力建设,建立健全沟通交流、专家咨询等机制,优化审评审批流程,提高审评审批效率。

批准上市药品的审评结论和依据应当依法公开,接受社会监督。对审评审批中知悉的商业秘密应当保密。

第二十八条　药品应当符合国家药品标准。经国务院药品监督管理部门核准的药品质量标准高于国家药品标准的,按照经核准的药品质量标准执行;没有国家药品标准的,应当符合经核准的药品质量标准。

国务院药品监督管理部门颁布的《中华人民共和国药典》和药品标准为国家药品标准。

国务院药品监督管理部门会同国务院卫生健康主管部门组织药典委员会,负责国家药品标准的制定和修订。

国务院药品监督管理部门设置或者指定的药品检验机构负责标定国家药品标准品、对照品。

第二十九条　列入国家药品标准的药品名称为药品通用名称。已经作为药品通用名称的,该名称不得作为药品商标使用。

第三章　药品上市许可持有人

第三十条　药品上市许可持有人是指取得药品注册证书的企业或者药品研制机构等。

药品上市许可持有人应当依照本法规定,对药品的非临床研究、临床试验、生产经营、上市后研究、不良反应监测及报告与处理等承担责任。其他从事药品研制、生产、经营、储存、运输、使用等活动的单位和个人依法承担相应责任。

药品上市许可持有人的法定代表人、主要负责人对药品质量全面负责。

第三十一条　药品上市许可持有人应当建立药品质量保证体系,配备专门人员独立负责药品质量管理。

药品上市许可持有人应当对受托药品生产企业、药品经营企业的质量管理体系进行定期审核,监督其持续具备质量保证和控制能力。

第三十二条　药品上市许可持有人可以自行生产药品,也可以委托药品生产企业生产。

药品上市许可持有人自行生产药品的,应当依照本法规定取得药品生产许可证;委托生产的,应当委托符合条件的药品生产企业。药品上市许可持有人和受托生产企业应当签订委托协议和质量协议,并严格履行协议约定的义务。

国务院药品监督管理部门制定药品委托生产质量协议指南,指导、监督药品上市许可持有人和受托生产企业履行药品质量保证义务。

血液制品、麻醉药品、精神药品、医疗用毒性药品、药品类易制毒化学品不得委托生产;但是,国务院药品监督管理部门另有规定的除外。

第三十三条　药品上市许可持有人应当建立药品上市放行规程,对药品生产企业出厂放行的药品进行审核,经质量受权人签字后方可放行。不符合国家药品标准的,不得放行。

第三十四条　药品上市许可持有人可以自行销售其取得药品注册证书的药品,也可以委托药品经营企业销售。药品上市许可持有人从事药品零售活动的,应当取得药品经营许可证。

药品上市许可持有人自行销售药品的,应当具备本法第五十二条规定的条件;委托销售的,应当委托符合条件的药品经营企业。药品上市许可持有人和受托经营企业应当签订委托协议,并严格履行协议约定的义务。

第三十五条　药品上市许可持有人、药品生产企业、药品经营企业委托储存、运输药品的,应当对受托方的质量保证能力和风险管理能力进行评估,与其签订委托协议,约定药品质量责任、操作规程等内容,并对受托方进行监督。

第三十六条　药品上市许可持有人、药品生产企业、药品经营企业和医疗机构应当建立并实施药品追溯制度，按照规定提供追溯信息，保证药品可追溯。

第三十七条　药品上市许可持有人应当建立年度报告制度，每年将药品生产销售、上市后研究、风险管理等情况按照规定向省、自治区、直辖市人民政府药品监督管理部门报告。

第三十八条　药品上市许可持有人为境外企业的，应当由其指定的在中国境内的企业法人履行药品上市许可持有人义务，与药品上市许可持有人承担连带责任。

第三十九条　中药饮片生产企业履行药品上市许可持有人的相关义务，对中药饮片生产、销售实行全过程管理，建立中药饮片追溯体系，保证中药饮片安全、有效、可追溯。

第四十条　经国务院药品监督管理部门批准，药品上市许可持有人可以转让药品上市许可。受让方应当具备保障药品安全性、有效性和质量可控性的质量管理、风险防控和责任赔偿等能力，履行药品上市许可持有人义务。

第四章　药品生产

第四十一条　从事药品生产活动，应当经所在地省、自治区、直辖市人民政府药品监督管理部门批准，取得药品生产许可证。无药品生产许可证的，不得生产药品。

药品生产许可证应当标明有效期和生产范围，到期重新审查发证。

第四十二条　从事药品生产活动，应当具备以下条件：

（一）有依法经过资格认定的药学技术人员、工程技术人员及相应的技术工人；

（二）有与药品生产相适应的厂房、设施和卫生环境；

（三）有能对所生产药品进行质量管理和质量检验的机构、人员及必要的仪器设备；

（四）有保证药品质量的规章制度，并符合国务院药品监督管理部门依据本法制定的药品生产质量管理规范要求。

第四十三条　从事药品生产活动，应当遵守药品生产质量管理规范，建立健全药品生产质量管理体系，保证药品生产全过程持续符合法定要求。

药品生产企业的法定代表人、主要负责人对本企业的药品生产活动全面负责。

第四十四条　药品应当按照国家药品标准和经药品监督管理部门核准的生产工艺进行生产。生产、检验记录应当完整准确，不得编造。

中药饮片应当按照国家药品标准炮制；国家药品标准没有规定的，应当按照省、自治区、直辖市人民政府药品监督管理部门制定的炮制规范炮制。省、自治区、直辖市人民政府药品监督管理部门制定的炮制规范应当报国务院药品监督管理部门备案。不符合国家药品标准或者不按照省、自治区、直辖市人民政府药品监督管理部门制定的炮制规范炮制的，不得出厂、销售。

第四十五条　生产药品所需的原料、辅料，应当符合药用要求、药品生产质量管理规范的有关要求。

生产药品，应当按照规定对供应原料、辅料等的供应商进行审核，保证购进、使用的原料、辅料等符合前款规定要求。

第四十六条　直接接触药品的包装材料和容器，应当符合药用要求，符合保障人体健康、安全的标准。

对不合格的直接接触药品的包装材料和容器，由药品监督管理部门责令停止使用。

第四十七条　药品生产企业应当对药品进行质量检验。不符合国家药品标准的，不得出厂。

药品生产企业应当建立药品出厂放行规程，明确出厂放行的标准、条件。符合标准、条件的，经质量受权人签字后方可放行。

第四十八条　药品包装应当适合药品质量的要求，方便储存、运输和医疗使用。

发运中药材应当有包装。在每件包装上，应当注明品名、产地、日期、供货单位，并附有质量合格的标志。

第四十九条　药品包装应当按照规定印有或者贴有标签并附有说明书。

标签或者说明书应当注明药品的通用名称、成分、规格、上市许可持有人及其地址、生产企业及其地址、批准文号、产品批号、生产日期、有效期、适应证或者功能主治、用法、用量、禁忌、不良反应和注意事项。标签、说明书中的文字应当清晰，生产日期、有效期等事项应当显著标注，容易辨识。

麻醉药品、精神药品、医疗用毒性药品、放射性药品、外用药品和非处方药的标签、说明书,应当印有规定的标志。

第五十条　药品上市许可持有人、药品生产企业、药品经营企业和医疗机构中直接接触药品的工作人员,应当每年进行健康检查。患有传染病或者其他可能污染药品的疾病的,不得从事直接接触药品的工作。

第五章　药品经营

第五十一条　从事药品批发活动,应当经所在地省、自治区、直辖市人民政府药品监督管理部门批准,取得药品经营许可证。从事药品零售活动,应当经所在地县级以上地方人民政府药品监督管理部门批准,取得药品经营许可证。无药品经营许可证的,不得经营药品。

药品经营许可证应当标明有效期和经营范围,到期重新审查发证。

药品监督管理部门实施药品经营许可,除依据本法第五十二条规定的条件外,还应当遵循方便群众购药的原则。

第五十二条　从事药品经营活动应当具备以下条件:

(一)有依法经过资格认定的药师或者其他药学技术人员;

(二)有与所经营药品相适应的营业场所、设备、仓储设施和卫生环境;

(三)有与所经营药品相适应的质量管理机构或者人员;

(四)有保证药品质量的规章制度,并符合国务院药品监督管理部门依据本法制定的药品经营质量管理规范要求。

第五十三条　从事药品经营活动,应当遵守药品经营质量管理规范,建立健全药品经营质量管理体系,保证药品经营全过程持续符合法定要求。

国家鼓励、引导药品零售连锁经营。从事药品零售连锁经营活动的企业总部,应当建立统一的质量管理制度,对所属零售企业的经营活动履行管理责任。

药品经营企业的法定代表人、主要负责人对本企业的药品经营活动全面负责。

第五十四条　国家对药品实行处方药与非处方药分类管理制度。具体办法由国务院药品监督管理部门会同国务院卫生健康主管部门制定。

第五十五条　药品上市许可持有人、药品生产企业、药品经营企业和医疗机构应当从药品上市许可持有人或者具有药品生产、经营资格的企业购进药品;但是,购进未实施审批管理的中药材除外。

第五十六条　药品经营企业购进药品,应当建立并执行进货检查验收制度,验明药品合格证明和其他标识;不符合规定要求的,不得购进和销售。

第五十七条　药品经营企业购销药品,应当有真实、完整的购销记录。购销记录应当注明药品的通用名称、剂型、规格、产品批号、有效期、上市许可持有人、生产企业、购销单位、购销数量、购销价格、购销日期及国务院药品监督管理部门规定的其他内容。

第五十八条　药品经营企业零售药品应当准确无误,并正确说明用法、用量和注意事项;调配处方应当经过核对,对处方所列药品不得擅自更改或者代用。对有配伍禁忌或者超剂量的处方,应当拒绝调配;必要时,经处方医师更正或者重新签字,方可调配。

药品经营企业销售中药材,应当标明产地。

依法经过资格认定的药师或者其他药学技术人员负责本企业的药品管理、处方审核和调配、合理用药指导等工作。

第五十九条　药品经营企业应当制定和执行药品保管制度,采取必要的冷藏、防冻、防潮、防虫、防鼠等措施,保证药品质量。

药品入库和出库应当执行检查制度。

第六十条　城乡集市贸易市场可以出售中药材,国务院另有规定的除外。

第六十一条　药品上市许可持有人、药品经营企业通过网络销售药品,应当遵守本法药品经营的有关规定。具体管理办法由国务院药品监督管理部门会同国务院卫生健康主管部门等部门制定。

疫苗、血液制品、麻醉药品、精神药品、医疗用毒性药品、放射性药品、药品类易制毒化学品等国家实行特殊管理的药品不得在网络上销售。

第六十二条 药品网络交易第三方平台提供者应当按照国务院药品监督管理部门的规定,向所在地省、自治区、直辖市人民政府药品监督管理部门备案。

第三方平台提供者应当依法对申请进入平台经营的药品上市许可持有人、药品经营企业的资质等进行审核,保证其符合法定要求,并对发生在平台的药品经营行为进行管理。

第三方平台提供者发现进入平台经营的药品上市许可持有人、药品经营企业有违反本法规定行为的,应当及时制止并立即报告所在地县级人民政府药品监督管理部门;发现严重违法行为的,应当立即停止提供网络交易平台服务。

第六十三条 新发现和从境外引种的药材,经国务院药品监督管理部门批准后,方可销售。

第六十四条 药品应当从允许药品进口的口岸进口,并由进口药品的企业向口岸所在地药品监督管理部门备案。海关凭药品监督管理部门出具的进口药品通关单办理通关手续。无进口药品通关单的,海关不得放行。

口岸所在地药品监督管理部门应当通知药品检验机构按照国务院药品监督管理部门的规定对进口药品进行抽查检验。

允许药品进口的口岸由国务院药品监督管理部门会同海关总署提出,报国务院批准。

第六十五条 医疗机构因临床急需进口少量药品的,经国务院药品监督管理部门或者国务院授权的省、自治区、直辖市人民政府批准,可以进口。进口的药品应当在指定医疗机构内用于特定医疗目的。

个人自用携带入境少量药品,按照国家有关规定办理。

第六十六条 进口、出口麻醉药品和国家规定范围内的精神药品,应当持有国务院药品监督管理部门颁发的进口准许证、出口准许证。

第六十七条 禁止进口疗效不确切、不良反应大或者因其他原因危害人体健康的药品。

第六十八条 国务院药品监督管理部门对下列药品在销售前或者进口时,应当指定药品检验机构进行检验;未经检验或者检验不合格的,不得销售或者进口:

(一)首次在中国境内销售的药品;

(二)国务院药品监督管理部门规定的生物制品;

(三)国务院规定的其他药品。

第六章　医疗机构药事管理

第六十九条 医疗机构应当配备依法经过资格认定的药师或者其他药学技术人员,负责本单位的药品管理、处方审核和调配、合理用药指导等工作。非药学技术人员不得直接从事药剂技术工作。

第七十条 医疗机构购进药品,应当建立并执行进货检查验收制度,验明药品合格证明和其他标识;不符合规定要求的,不得购进和使用。

第七十一条 医疗机构应当有与所使用药品相适应的场所、设备、仓储设施和卫生环境,制定和执行药品保管制度,采取必要的冷藏、防冻、防潮、防虫、防鼠等措施,保证药品质量。

第七十二条 医疗机构应当坚持安全有效、经济合理的用药原则,遵循药品临床应用指导原则、临床诊疗指南和药品说明书等合理用药,对医师处方、用药医嘱的适宜性进行审核。

医疗机构以外的其他药品使用单位,应当遵守本法有关医疗机构使用药品的规定。

第七十三条 依法经过资格认定的药师或者其他药学技术人员调配处方,应当进行核对,对处方所列药品不得擅自更改或者代用。对有配伍禁忌或者超剂量的处方,应当拒绝调配;必要时,经处方医师更正或者重新签字,方可调配。

第七十四条 医疗机构配制制剂,应当经所在地省、自治区、直辖市人民政府药品监督管理部门批准,取得医疗机构制剂许可证。无医疗机构制剂许可证的,不得配制制剂。

医疗机构制剂许可证应当标明有效期,到期重新审查发证。

第七十五条 医疗机构配制制剂,应当有能够保证制剂质量的设施、管理制度、检验仪器和卫生环境。

医疗机构配制制剂,应当按照经核准的工艺进行,所需的原料、辅料和包装材料等应当符合药用要求。

第七十六条 医疗机构配制的制剂,应当是本单位临床需要而市场上没有供应的品种,并应当经所在地省、自治区、直辖市人民政府药品监督管理部门批准;但是,法律对配制中药制剂另有规定的除外。

医疗机构配制的制剂应当按照规定进行质量检验;合格的,凭医师处方在本单位使用。经国务院药品监督管理部门或者省、自治区、直辖市人民政府药品监督管理部门批准,医疗机构配制的制剂可以在指定的医疗机构之间调剂使用。

医疗机构配制的制剂不得在市场上销售。

第七章　药品上市后管理

第七十七条 药品上市许可持有人应当制定药品上市后风险管理计划,主动开展药品上市后研究,对药品的安全性、有效性和质量可控性进行进一步确证,加强对已上市药品的持续管理。

第七十八条 对附条件批准的药品,药品上市许可持有人应当采取相应风险管理措施,并在规定期限内按照要求完成相关研究;逾期未按照要求完成研究或者不能证明其获益大于风险的,国务院药品监督管理部门应当依法处理,直至注销药品注册证书。

第七十九条 对药品生产过程中的变更,按照其对药品安全性、有效性和质量可控性的风险和产生影响的程度,实行分类管理。属于重大变更的,应当经国务院药品监督管理部门批准,其他变更应当按照国务院药品监督管理部门的规定备案或者报告。

药品上市许可持有人应当按照国务院药品监督管理部门的规定,全面评估、验证变更事项对药品安全性、有效性和质量可控性的影响。

第八十条 药品上市许可持有人应当开展药品上市后不良反应监测,主动收集、跟踪分析疑似药品不良反应信息,对已识别风险的药品及时采取风险控制措施。

第八十一条 药品上市许可持有人、药品生产企业、药品经营企业和医疗机构应当经常考察本单位所生产、经营、使用的药品质量、疗效和不良反应。发现疑似不良反应的,应当及时向药品监督管理部门和卫生健康主管部门报告。具体办法由国务院药品监督管理部门会同国务院卫生健康主管部门制定。

对已确认发生严重不良反应的药品,由国务院药品监督管理部门或者省、自治区、直辖市人民政府药品监督管理部门根据实际情况采取停止生产、销售、使用等紧急控制措施,并应当在五日内组织鉴定,自鉴定结论作出之日起十五日内依法作出行政处理决定。

第八十二条 药品存在质量问题或者其他安全隐患的,药品上市许可持有人应当立即停止销售,告知相关药品经营企业和医疗机构停止销售和使用,召回已销售的药品,及时公开召回信息,必要时应当立即停止生产,并将药品召回和处理情况向省、自治区、直辖市人民政府药品监督管理部门和卫生健康主管部门报告。药品生产企业、药品经营企业和医疗机构应当配合。

药品上市许可持有人依法应当召回药品而未召回的,省、自治区、直辖市人民政府药品监督管理部门应当责令其召回。

第八十三条 药品上市许可持有人应当对已上市药品的安全性、有效性和质量可控性定期开展上市后评价。必要时,国务院药品监督管理部门可以责令药品上市许可持有人开展上市后评价或者直接组织开展上市后评价。

经评价,对疗效不确切、不良反应大或者因其他原因危害人体健康的药品,应当注销药品注册证书。

已被注销药品注册证书的药品,不得生产或者进口、销售和使用。

已被注销药品注册证书、超过有效期等的药品,应当由药品监督管理部门监督销毁或者依法采取其他无害化处理等措施。

第八章　药品价格和广告

第八十四条 国家完善药品采购管理制度,对药品价格进行监测,开展成本价格调查,加强药品价格监督检查,依法查处价格垄断、哄抬价格等药品价格违法行为,维护药品价格秩序。

第八十五条 依法实行市场调节价的药品,药品上市许可持有人、药品生产企业、药品经营企业和医疗机构应当按照公平、合理和诚实信用、质价相符的原则制定价格,为用药者提供价格合理的药品。

药品上市许可持有人、药品生产企业、药品经营企业和医疗机构应当遵守国务院药品价格主管部门关于药品价格管理的规定,制定和标明药品零售价格,禁止暴利、价格垄断和价格欺诈等行为。

第八十六条 药品上市许可持有人、药品生产企业、药品经营企业和医疗机构应当依法向药品价格主管部门提供其药品的实际购销价格和购销数量等资料。

第八十七条 医疗机构应当向患者提供所用药品的价格清单,按照规定如实公布其常用药品的价格,加强合理用药管理。具体办法由国务院卫生健康主管部门制定。

第八十八条 禁止药品上市许可持有人、药品生产企业、药品经营企业和医疗机构在药品购销中给予、收受回扣或者其他不正当利益。

禁止药品上市许可持有人、药品生产企业、药品经营企业或者代理人以任何名义给予使用其药品的医疗机构的负责人、药品采购人员、医师、药师等有关人员财物或者其他不正当利益。禁止医疗机构的负责人、药品采购人员、医师、药师等有关人员以任何名义收受药品上市许可持有人、药品生产企业、药品经营企业或者代理人给予的财物或者其他不正当利益。

第八十九条 药品广告应当经广告主所在地省、自治区、直辖市人民政府确定的广告审查机关批准;未经批准的,不得发布。

第九十条 药品广告的内容应当真实、合法,以国务院药品监督管理部门核准的药品说明书为准,不得含有虚假的内容。

药品广告不得含有表示功效、安全性的断言或者保证;不得利用国家机关、科研单位、学术机构、行业协会或者专家、学者、医师、药师、患者等的名义或者形象作推荐、证明。

非药品广告不得有涉及药品的宣传。

第九十一条 药品价格和广告,本法未作规定的,适用《中华人民共和国价格法》《中华人民共和国反垄断法》《中华人民共和国反不正当竞争法》《中华人民共和国广告法》等的规定。

第九章 药品储备和供应

第九十二条 国家实行药品储备制度,建立中央和地方两级药品储备。

发生重大灾情、疫情或者其他突发事件时,依照《中华人民共和国突发事件应对法》的规定,可以紧急调用药品。

第九十三条 国家实行基本药物制度,遴选适当数量的基本药物品种,加强组织生产和储备,提高基本药物的供给能力,满足疾病防治基本用药需求。

第九十四条 国家建立药品供求监测体系,及时收集和汇总分析短缺药品供求信息,对短缺药品实行预警,采取应对措施。

第九十五条 国家实行短缺药品清单管理制度。具体办法由国务院卫生健康主管部门会同国务院药品监督管理部门等部门制定。

药品上市许可持有人停止生产短缺药品的,应当按照规定向国务院药品监督管理部门或者省、自治区、直辖市人民政府药品监督管理部门报告。

第九十六条 国家鼓励短缺药品的研制和生产,对临床急需的短缺药品、防治重大传染病和罕见病等疾病的新药予以优先审评审批。

第九十七条 对短缺药品,国务院可以限制或者禁止出口。必要时,国务院有关部门可以采取组织生产、价格干预和扩大进口等措施,保障药品供应。

药品上市许可持有人、药品生产企业、药品经营企业应当按照规定保障药品的生产和供应。

第十章 监督管理

第九十八条 禁止生产(包括配制,下同)、销售、使用假药、劣药。

有下列情形之一的,为假药:

(一)药品所含成分与国家药品标准规定的成分不符;

(二)以非药品冒充药品或者以他种药品冒充此种药品;

(三)变质的药品;

(四)药品所标明的适应证或者功能主治超出规定范围。

有下列情形之一的,为劣药:

(一) 药品成分的含量不符合国家药品标准;

(二) 被污染的药品;

(三) 未标明或者更改有效期的药品;

(四) 未注明或者更改产品批号的药品;

(五) 超过有效期的药品;

(六) 擅自添加防腐剂、辅料的药品;

(七) 其他不符合药品标准的药品。

禁止未取得药品批准证明文件生产、进口药品;禁止使用未按照规定审评、审批的原料药、包装材料和容器生产药品。

第九十九条 药品监督管理部门应当依照法律、法规的规定对药品研制、生产、经营和药品使用单位使用药品等活动进行监督检查,必要时可以对为药品研制、生产、经营、使用提供产品或者服务的单位和个人进行延伸检查,有关单位和个人应当予以配合,不得拒绝和隐瞒。

药品监督管理部门应当对高风险的药品实施重点监督检查。

对有证据证明可能存在安全隐患的,药品监督管理部门根据监督检查情况,应当采取告诫、约谈、限期整改以及暂停生产、销售、使用、进口等措施,并及时公布检查处理结果。

药品监督管理部门进行监督检查时,应当出示证明文件,对监督检查中知悉的商业秘密应当保密。

第一百条 药品监督管理部门根据监督管理的需要,可以对药品质量进行抽查检验。抽查检验应当按照规定抽样,并不得收取任何费用;抽样应当购买样品。所需费用按照国务院规定列支。

对有证据证明可能危害人体健康的药品及其有关材料,药品监督管理部门可以查封、扣押,并在七日内作出行政处理决定;药品需要检验的,应当自检验报告书发出之日起十五日内作出行政处理决定。

第一百零一条 国务院和省、自治区、直辖市人民政府的药品监督管理部门应当定期公告药品质量抽查检验结果;公告不当的,应当在原公告范围内予以更正。

第一百零二条 当事人对药品检验结果有异议的,可以自收到药品检验结果之日起七日内向原药品检验机构或者上一级药品监督管理部门设置或者指定的药品检验机构申请复验,也可以直接向国务院药品监督管理部门设置或者指定的药品检验机构申请复验。受理复验的药品检验机构应当在国务院药品监督管理部门规定的时间内作出复验结论。

第一百零三条 药品监督管理部门应当对药品上市许可持有人、药品生产企业、药品经营企业和药物非临床安全性评价研究机构、药物临床试验机构等遵守药品生产质量管理规范、药品经营质量管理规范、药物非临床研究质量管理规范、药物临床试验质量管理规范等情况进行检查,监督其持续符合法定要求。

第一百零四条 国家建立职业化、专业化药品检查员队伍。检查员应当熟悉药品法律法规,具备药品专业知识。

第一百零五条 药品监督管理部门建立药品上市许可持有人、药品生产企业、药品经营企业、药物非临床安全性评价研究机构、药物临床试验机构和医疗机构药品安全信用档案,记录许可颁发、日常监督检查结果、违法行为查处等情况,依法向社会公布并及时更新;对有不良信用记录的,增加监督检查频次,并可以按照国家规定实施联合惩戒。

第一百零六条 药品监督管理部门应当公布本部门的电子邮件地址、电话,接受咨询、投诉、举报,并依法及时答复、核实、处理。对查证属实的举报,按照有关规定给予举报人奖励。

药品监督管理部门应当对举报人的信息予以保密,保护举报人的合法权益。举报人举报所在单位的,该单位不得以解除、变更劳动合同或者其他方式对举报人进行打击报复。

第一百零七条 国家实行药品安全信息统一公布制度。国家药品安全总体情况、药品安全风险警示信息、重大药品安全事件及其调查处理信息和国务院确定需要统一公布的其他信息由国务院药品监督管理部门统一公布。药品安全风险警示信息和重大药品安全事件及其调查处理信息的影响限于特定区域的,也可以由有关省、自治区、直辖市人民政府药品监督管理部门公布。未经授权不得发布上述信息。

公布药品安全信息,应当及时、准确、全面,并进行必要的说明,避免误导。

任何单位和个人不得编造、散布虚假药品安全信息。

第一百零八条 县级以上人民政府应当制定药品安全事件应急预案。药品上市许可持有人、药品生产企业、药品经营企业和医疗机构等应当制定本单位的药品安全事件处置方案,并组织开展培训和应急演练。

发生药品安全事件,县级以上人民政府应当按照应急预案立即组织开展应对工作;有关单位应当立即采取有效措施进行处置,防止危害扩大。

第一百零九条 药品监督管理部门未及时发现药品安全系统性风险,未及时消除监督管理区域内药品安全隐患的,本级人民政府或者上级人民政府药品监督管理部门应当对其主要负责人进行约谈。

地方人民政府未履行药品安全职责,未及时消除区域性重大药品安全隐患的,上级人民政府或者上级人民政府药品监督管理部门应当对其主要负责人进行约谈。

被约谈的部门和地方人民政府应当立即采取措施,对药品监督管理工作进行整改。

约谈情况和整改情况应当纳入有关部门和地方人民政府药品监督管理工作评议、考核记录。

第一百一十条 地方人民政府及其药品监督管理部门不得以要求实施药品检验、审批等手段限制或者排斥非本地区药品上市许可持有人、药品生产企业生产的药品进入本地区。

第一百一十一条 药品监督管理部门及其设置或者指定的药品专业技术机构不得参与药品生产经营活动,不得以其名义推荐或者监制、监销药品。

药品监督管理部门及其设置或者指定的药品专业技术机构的工作人员不得参与药品生产经营活动。

第一百一十二条 国务院对麻醉药品、精神药品、医疗用毒性药品、放射性药品、药品类易制毒化学品等有其他特殊管理规定的,依照其规定。

第一百一十三条 药品监督管理部门发现药品违法行为涉嫌犯罪的,应当及时将案件移送公安机关。

对依法不需要追究刑事责任或者免予刑事处罚,但应当追究行政责任的,公安机关、人民检察院、人民法院应当及时将案件移送药品监督管理部门。

公安机关、人民检察院、人民法院商请药品监督管理部门、生态环境主管部门等部门提供检验结论、认定意见以及对涉案药品进行无害化处理等协助的,有关部门应当及时提供,予以协助。

第十一章 法律责任

第一百一十四条 违反本法规定,构成犯罪的,依法追究刑事责任。

第一百一十五条 未取得药品生产许可证、药品经营许可证或者医疗机构制剂许可证生产、销售药品的,责令关闭,没收违法生产、销售的药品和违法所得,并处违法生产、销售的药品(包括已售出和未售出的药品,下同)货值金额十五倍以上三十倍以下的罚款;货值金额不足十万元的,按十万元计算。

第一百一十六条 生产、销售假药的,没收违法生产、销售的药品和违法所得,责令停产停业整顿,吊销药品批准证明文件,并处违法生产、销售的药品货值金额十五倍以上三十倍以下的罚款;货值金额不足十万元的,按十万元计算;情节严重的,吊销药品生产许可证、药品经营许可证或者医疗机构制剂许可证,十年内不受理其相应申请;药品上市许可持有人为境外企业的,十年内禁止其药品进口。

第一百一十七条 生产、销售劣药的,没收违法生产、销售的药品和违法所得,并处违法生产、销售的药品货值金额十倍以上二十倍以下的罚款;违法生产、批发的药品货值金额不足十万元的,按十万元计算,违法零售的药品货值金额不足一万元的,按一万元计算;情节严重的,责令停产停业整顿直至吊销药品批准证明文件、药品生产许可证、药品经营许可证或者医疗机构制剂许可证。

生产、销售的中药饮片不符合药品标准,尚不影响安全性、有效性的,责令限期改正,给予警告;可以处十万元以上五十万元以下的罚款。

第一百一十八条 生产、销售假药,或者生产、销售劣药且情节严重的,对法定代表人、主要负责人、直接负责的主管人员和其他责任人员,没收违法行为发生期间自本单位所获收入,并处所获收入百分之三十以上三倍以下的罚款,终身禁止从事药品生产经营活动,并可以由公安机关处五日以上十五日以下的拘留。

对生产者专门用于生产假药、劣药的原料、辅料、包装材料、生产设备予以没收。

第一百一十九条 药品使用单位使用假药、劣药的,按照销售假药、零售劣药的规定处罚;情节严重的,法定代表人、主要负责人、直接负责的主管人员和其他责任人员有医疗卫生人员执业证书的,还应当吊销执业证书。

　　第一百二十条　知道或者应当知道属于假药、劣药或者本法第一百二十四条第一款第一项至第五项规定的药品,而为其提供储存、运输等便利条件的,没收全部储存、运输收入,并处违法收入一倍以上五倍以下的罚款;情节严重的,并处违法收入五倍以上十五倍以下的罚款;违法收入不足五万元的,按五万元计算。

　　第一百二十一条　对假药、劣药的处罚决定,应当依法载明药品检验机构的质量检验结论。

　　第一百二十二条　伪造、变造、出租、出借、非法买卖许可证或者药品批准证明文件的,没收违法所得,并处违法所得一倍以上五倍以下的罚款;情节严重的,并处违法所得五倍以上十五倍以下的罚款,吊销药品生产许可证、药品经营许可证、医疗机构制剂许可证或者药品批准证明文件,对法定代表人、主要负责人、直接负责的主管人员和其他责任人员,处二万元以上二十万元以下的罚款,十年内禁止从事药品生产经营活动,并可以由公安机关处五日以上十五日以下的拘留;违法所得不足十万元的,按十万元计算。

　　第一百二十三条　提供虚假的证明、数据、资料、样品或者采取其他手段骗取临床试验许可、药品生产许可、药品经营许可、医疗机构制剂许可或者药品注册等许可的,撤销相关许可,十年内不受理其相应申请,并处五十万元以上五百万元以下的罚款;情节严重的,对法定代表人、主要负责人、直接负责的主管人员和其他责任人员,处二万元以上二十万元以下的罚款,十年内禁止从事药品生产经营活动,并可以由公安机关处五日以上十五日以下的拘留。

　　第一百二十四条　违反本法规定,有下列行为之一的,没收违法生产、进口、销售的药品和违法所得以及专门用于违法生产的原料、辅料、包装材料和生产设备,责令停产停业整顿,并处违法生产、进口、销售的药品货值金额十五倍以上三十倍以下的罚款;货值金额不足十万元的,按十万元计算;情节严重的,吊销药品批准证明文件直至吊销药品生产许可证、药品经营许可证或者医疗机构制剂许可证,对法定代表人、主要负责人、直接负责的主管人员和其他责任人员,没收违法行为发生期间自本单位所获收入,并处所获收入百分之三十以上三倍以下的罚款,十年直至终身禁止从事药品生产经营活动,并可以由公安机关处五日以上十五日以下的拘留:

　　(一)未取得药品批准证明文件生产、进口药品;

　　(二)使用采取欺骗手段取得的药品批准证明文件生产、进口药品;

　　(三)使用未经审评审批的原料药生产药品;

　　(四)应当检验而未经检验即销售药品;

　　(五)生产、销售国务院药品监督管理部门禁止使用的药品;

　　(六)编造生产、检验记录;

　　(七)未经批准在药品生产过程中进行重大变更。

　　销售前款第一项至第三项规定的药品,或者药品使用单位使用前款第一项至第五项规定的药品的,依照前款规定处罚;情节严重的,药品使用单位的法定代表人、主要负责人、直接负责的主管人员和其他责任人员有医疗卫生人员执业证书的,还应当吊销执业证书。

　　未经批准进口少量境外已合法上市的药品,情节较轻的,可以依法减轻或者免予处罚。

　　第一百二十五条　违反本法规定,有下列行为之一的,没收违法生产、销售的药品和违法所得以及包装材料、容器,责令停产停业整顿,并处五十万元以上五百万元以下的罚款;情节严重的,吊销药品批准证明文件、药品生产许可证、药品经营许可证,对法定代表人、主要负责人、直接负责的主管人员和其他责任人员处二万元以上二十万元以下的罚款,十年直至终身禁止从事药品生产经营活动:

　　(一)未经批准开展药物临床试验;

　　(二)使用未经审评的直接接触药品的包装材料或者容器生产药品,或者销售该类药品;

　　(三)使用未经核准的标签、说明书。

　　第一百二十六条　除本法另有规定的情形外,药品上市许可持有人、药品生产企业、药品经营企业、药物非临床安全性评价研究机构、药物临床试验机构等未遵守药品生产质量管理规范、药品经营质量管理规范、药物非临床研究质量管理规范、药物临床试验质量管理规范等的,责令限期改正,给予警告;逾期不改正的,处十万元以上五十万元以下的罚款;情节严重的,处五十万元以上二百万元以下的罚款,责令停产停业整顿直至吊销药品批准证明文件、药品生产许可证、药品经营许可证等,药物非临床安全性评价研究机构、药物临床试验机构等五年内不得开展药物非临床安全性评价研究、药物临床试验,对法定代表人、主要负责人、直接负责的主管人员和其他责任人员,没收违法行为发生期间自本单位所获收入,并处所获收入百分之十以上百分之五十以下的罚款,十年直至终身禁止从事药品生产经营等活动。

第一百二十七条 违反本法规定,有下列行为之一的,责令限期改正,给予警告;逾期不改正的,处十万元以上五十万元以下的罚款:

(一)开展生物等效性试验未备案;

(二)药物临床试验期间,发现存在安全性问题或者其他风险,临床试验申办者未及时调整临床试验方案、暂停或者终止临床试验,或者未向国务院药品监督管理部门报告;

(三)未按照规定建立并实施药品追溯制度;

(四)未按照规定提交年度报告;

(五)未按照规定对药品生产过程中的变更进行备案或者报告;

(六)未制定药品上市后风险管理计划;

(七)未按照规定开展药品上市后研究或者上市后评价。

第一百二十八条 除依法应当按照假药、劣药处罚的外,药品包装未按照规定印有、贴有标签或者附有说明书,标签、说明书未按照规定注明相关信息或者印有规定标志的,责令改正,给予警告;情节严重的,吊销药品注册证书。

第一百二十九条 违反本法规定,药品上市许可持有人、药品生产企业、药品经营企业或者医疗机构未从药品上市许可持有人或者具有药品生产、经营资格的企业购进药品的,责令改正,没收违法购进的药品和违法所得,并处违法购进药品货值金额二倍以上十倍以下的罚款;情节严重的,并处货值金额十倍以上三十倍以下的罚款,吊销药品批准证明文件、药品生产许可证、药品经营许可证或者医疗机构执业许可证;货值金额不足五万元的,按五万元计算。

第一百三十条 违反本法规定,药品经营企业购销药品未按照规定进行记录,零售药品未正确说明用法、用量等事项,或者未按照规定调配处方的,责令改正,给予警告;情节严重的,吊销药品经营许可证。

第一百三十一条 违反本法规定,药品网络交易第三方平台提供者未履行资质审核、报告、停止提供网络交易平台服务等义务的,责令改正,没收违法所得,并处二十万元以上二百万元以下的罚款;情节严重的,责令停业整顿,并处二百万元以上五百万元以下的罚款。

第一百三十二条 进口已获得药品注册证书的药品,未按照规定向允许药品进口的口岸所在地药品监督管理部门备案的,责令限期改正,给予警告;逾期不改正的,吊销药品注册证书。

第一百三十三条 违反本法规定,医疗机构将其配制的制剂在市场上销售的,责令改正,没收违法销售的制剂和违法所得,并处违法销售制剂货值金额两倍以上五倍以下的罚款;情节严重的,并处货值金额五倍以上十五倍以下的罚款;货值金额不足五万元的,按五万元计算。

第一百三十四条 药品上市许可持有人未按照规定开展药品不良反应监测或者报告疑似药品不良反应的,责令限期改正,给予警告;逾期不改正的,责令停产停业整顿,并处十万元以上一百万元以下的罚款。

药品经营企业未按照规定报告疑似药品不良反应的,责令限期改正,给予警告;逾期不改正的,责令停产停业整顿,并处五万元以上五十万元以下的罚款。

医疗机构未按照规定报告疑似药品不良反应的,责令限期改正,给予警告;逾期不改正的,处五万元以上五十万元以下的罚款。

第一百三十五条 药品上市许可持有人在省、自治区、直辖市人民政府药品监督管理部门责令其召回后,拒不召回的,处应召回药品货值金额五倍以上十倍以下的罚款;货值金额不足十万元的,按十万元计算;情节严重的,吊销药品批准证明文件、药品生产许可证、药品经营许可证,对法定代表人、主要负责人、直接负责的主管人员和其他责任人员,处二万元以上二十万元以下的罚款。药品生产企业、药品经营企业、医疗机构拒不配合召回的,处十万元以上五十万元以下的罚款。

第一百三十六条　药品上市许可持有人为境外企业的,其指定的在中国境内的企业法人未依照本法规定履行相关义务的,适用本法有关药品上市许可持有人法律责任的规定。

第一百三十七条　有下列行为之一的,在本法规定的处罚幅度内从重处罚:

(一)以麻醉药品、精神药品、医疗用毒性药品、放射性药品、药品类易制毒化学品冒充其他药品,或者以其他药品冒充上述药品;

(二)生产、销售以孕产妇、儿童为主要使用对象的假药、劣药;

(三)生产、销售的生物制品属于假药、劣药;

(四)生产、销售假药、劣药,造成人身伤害后果;

(五)生产、销售假药、劣药,经处理后再犯;

(六)拒绝、逃避监督检查,伪造、销毁、隐匿有关证据材料,或者擅自动用查封、扣押物品。

第一百三十八条　药品检验机构出具虚假检验报告的,责令改正,给予警告,对单位并处二十万元以上一百万元以下的罚款;对直接负责的主管人员和其他直接责任人员依法给予降级、撤职、开除处分,没收违法所得,并处五万元以下的罚款;情节严重的,撤销其检验资格。药品检验机构出具的检验结果不实,造成损失的,应当承担相应的赔偿责任。

第一百三十九条　本法第一百一十五条至第一百三十八条规定的行政处罚,由县级以上人民政府药品监督管理部门按照职责分工决定;撤销许可、吊销许可证件的,由原批准、发证的部门决定。

第一百四十条　药品上市许可持有人、药品生产企业、药品经营企业或者医疗机构违反本法规定聘用人员的,由药品监督管理部门或者卫生健康主管部门责令解聘,处五万元以上二十万元以下的罚款。

第一百四十一条　药品上市许可持有人、药品生产企业、药品经营企业或者医疗机构在药品购销中给予、收受回扣或者其他不正当利益的,药品上市许可持有人、药品生产企业、药品经营企业或者代理人给予使用其药品的医疗机构的负责人、药品采购人员、医师、药师等有关人员财物或者其他不正当利益的,由市场监督管理部门没收违法所得,并处三十万元以上三百万元以下的罚款;情节严重的,吊销药品上市许可持有人、药品生产企业、药品经营企业营业执照,并由药品监督管理部门吊销药品批准证明文件、药品生产许可证、药品经营许可证。

药品上市许可持有人、药品生产企业、药品经营企业在药品研制、生产、经营中向国家工作人员行贿的,对法定代表人、主要负责人、直接负责的主管人员和其他责任人员终身禁止从事药品生产经营活动。

第一百四十二条　药品上市许可持有人、药品生产企业、药品经营企业的负责人、采购人员等有关人员在药品购销中收受其他药品上市许可持有人、药品生产企业、药品经营企业或者代理人给予的财物或者其他不正当利益的,没收违法所得,依法给予处罚;情节严重的,五年内禁止从事药品生产经营活动。

医疗机构的负责人、药品采购人员、医师、药师等有关人员收受药品上市许可持有人、药品生产企业、药品经营企业或者代理人给予的财物或者其他不正当利益的,由卫生健康主管部门或者本单位给予处分,没收违法所得;情节严重的,还应当吊销其执业证书。

第一百四十三条　违反本法规定,编造、散布虚假药品安全信息,构成违反治安管理行为的,由公安机关依法给予治安管理处罚。

第一百四十四条　药品上市许可持有人、药品生产企业、药品经营企业或者医疗机构违反本法规定,给用药者造成损害的,依法承担赔偿责任。

因药品质量问题受到损害的,受害人可以向药品上市许可持有人、药品生产企业请求赔偿损失,也可以向药品经营企业、医疗机构请求赔偿损失。接到受害人赔偿请求的,应当实行首负责任制,先行赔付;先行赔付后,可以依法追偿。

生产假药、劣药或者明知是假药、劣药仍然销售、使用的,受害人或者其近亲属除请求赔偿损失外,还可以请求支付价款十倍或者损失三倍的赔偿金;增加赔偿的金额不足一千元的,为一千元。

第一百四十五条　药品监督管理部门或者其设置、指定的药品专业技术机构参与药品生产经营活动的,由其上级主管机关责令改正,没收违法收入;情节严重的,对直接负责的主管人员和其他直接责任人员依法给予处分。

药品监督管理部门或者其设置、指定的药品专业技术机构的工作人员参与药品生产经营活动的,依法给予处分。

第一百四十六条 药品监督管理部门或者其设置、指定的药品检验机构在药品监督检验中违法收取检验费用的,由政府有关部门责令退还,对直接负责的主管人员和其他直接责任人员依法给予处分;情节严重的,撤销其检验资格。

第一百四十七条 违反本法规定,药品监督管理部门有下列行为之一的,应当撤销相关许可,对直接负责的主管人员和其他直接责任人员依法给予处分:

(一) 不符合条件而批准进行药物临床试验;

(二) 对不符合条件的药品颁发药品注册证书;

(三) 对不符合条件的单位颁发药品生产许可证、药品经营许可证或者医疗机构制剂许可证。

第一百四十八条 违反本法规定,县级以上地方人民政府有下列行为之一的,对直接负责的主管人员和其他直接责任人员给予记过或者记大过处分;情节严重的,给予降级、撤职或者开除处分:

(一) 瞒报、谎报、缓报、漏报药品安全事件;

(二) 未及时消除区域性重大药品安全隐患,造成本行政区域内发生特别重大药品安全事件,或者连续发生重大药品安全事件;

(三) 履行职责不力,造成严重不良影响或者重大损失。

第一百四十九条 违反本法规定,药品监督管理等部门有下列行为之一的,对直接负责的主管人员和其他直接责任人员给予记过或者记大过处分;情节较重的,给予降级或者撤职处分;情节严重的,给予开除处分:

(一) 瞒报、谎报、缓报、漏报药品安全事件;

(二) 对发现的药品安全违法行为未及时查处;

(三) 未及时发现药品安全系统性风险,或者未及时消除监督管理区域内药品安全隐患,造成严重影响;

(四) 其他不履行药品监督管理职责,造成严重不良影响或者重大损失。

第一百五十条 药品监督管理人员滥用职权、徇私舞弊、玩忽职守的,依法给予处分。

查处假药、劣药违法行为有失职、渎职行为的,对药品监督管理部门直接负责的主管人员和其他直接责任人员依法从重给予处分。

第一百五十一条 本章规定的货值金额以违法生产、销售药品的标价计算;没有标价的,按照同类药品的市场价格计算。

第十二章 附则

第一百五十二条 中药材种植、采集和饲养的管理,依照有关法律、法规的规定执行。

第一百五十三条 地区性民间习用药材的管理办法,由国务院药品监督管理部门会同国务院中医药主管部门制定。

第一百五十四条 中国人民解放军和中国人民武装警察部队执行本法的具体办法,由国务院、中央军事委员会依据本法制定。

第一百五十五条 本法自 2019 年 12 月 1 日起施行。

附录三　执业药师业务规范

第一章　总则

第一条　为规范执业药师的业务行为,践行优良药学服务,保障公众合理用药,倡导行业自律,根据我国相关法律法规和政策制定本规范。

第二条　本规范适用于直接面向公众提供药学服务的执业药师。执业药师应当对公众合理使用药品负责。

第三条　执业药师业务规范是指执业药师在运用药学等相关专业知识和技能从事业务活动时,应当遵守的行为准则。执业药师的业务活动包括处方调剂、用药指导、药物治疗管理、药品不良反应监测、健康宣教等。

第四条　执业药师应当遵纪守法、爱岗敬业、遵从伦理、服务健康、自觉学习、提升能力,达到本规范的基本要求。

执业药师应当佩戴执业药师徽章上岗,以示身份。

第五条　执业药师应当掌握获取医药卫生信息资源的技能,通过各种方式与工具收集、整理、归纳分析各类有价值的信息,用于开展各项业务活动。

第六条　执业药师所在单位应当为执业药师履行本规范提供必要的条件,支持并保障执业药师开展药学服务。

第二章　处方调剂

第七条　处方调剂包括处方审核、处方调配、复核交付和用药交待。执业药师应当凭医师处方调剂药品,无医师处方不得调剂。处方调剂应当遵守国家有关法律、法规与规章,以及基本医疗保险制度等各项规定。

第八条　处方审核包括处方的合法性审核、规范性审核和适宜性审核。

第九条　处方的合法性审核,包括处方来源、医师执业资格、处方类别。执业药师对于不能判定其合法性的处方,不得调剂。

第十条　处方的规范性审核,包括逐项检查处方前记、正文和后记是否完整,书写或印制是否清晰,处方是否有效,医师签字或签章与备案字样是否一致等。

执业药师对于不规范处方,不得调剂。

第十一条　处方的适宜性审核,应当包括如下内容:

(一)处方医师对规定皮试的药品是否注明过敏试验,试验结果是否阴性;

(二)处方用药与临床诊断是否相符;

(三)剂量、用法和疗程是否正确;

(四)选用剂型与给药途径是否合理;

(五)是否重复给药,尤其是同一患者持两张以上处方;

(六)是否存在潜在临床意义的药物相互作用、配伍禁忌;

(七)是否存在特殊人群用药禁忌,如:妊娠及哺乳期妇女、婴幼儿及儿童、老年人等;

(八)其他不适宜用药的情况。

对于存在用药不适宜情形的处方,应当告知处方医师,要求确认或者重新开具处方;不得擅自更改或者自行配发代用药品。

第十二条　处方审核合格后,执业药师依据处方内容调配药品,调配时应当做到:

(一)按照处方上药品的顺序逐一调配;

(二)药品配齐后,与处方逐条核对药品名称、剂量、规格、数量和用法用量,并准确书写标签;

(三)对特殊管理药品及高危药品按规定登记;

(四)同一患者持二张以上处方时,逐张调配,以免发生差错;

(五)防范易混淆药品的调配差错,如名称相近或读音相似、包装外观相仿及同品种多规格药品等的情形;

(六)调配后在外包装上分别贴上用药标签,内容包含:姓名、用法、用量、贮存条件等;

对需要特殊贮存条件的药品,应当加贴或者加盖醒目提示标签。

第十三条　调配中药饮片时,分剂量应当按"等量递减"、"逐剂复戥"的方法。有先煎、后下、包煎、冲服、烊化、另煎等要求的,应当另行单包并注明用法。

调配好的中药饮片包装均应当注明患者姓名、剂数、煎煮方法、注意事项等内容。

第十四条　药品交付前,执业药师应当核对调配的药品是否与处方所开药品一致、数量相符,有无错配、漏配、多配。

第十五条　药品交付时,执业药师应当核实交付,按处方顺序将药品逐个交与患者、患者家属或看护人,并按照处方或者医嘱进行用药交待与指导。

第十六条　处方调剂应当实行药品调配与复核交付双人核对制度。执业药师在完成处方调剂后,应当在处方上加盖专用签章或者签名。

第十七条　处方应当按规定保存备查。

第三章　用药指导

第十八条　执业药师应当主动对患者提供个性化的合理用药指导。内容包括:

(一)药品名称及数量;

(二)用药适应证;

(三)用药剂量:首次剂量和维持剂量。必要时需解释剂量如何折算、如何量取等;对于"必要时"使用的药品应当特别交待一日最大限量;

(四)用药方法:日服次数或间隔时间、疗程,特别是药品说明书上有特殊使用要求的,应当特别交待或演示,必要时在用药标签中标注;

(五)预期药品产生药效的时间及药效维持的时间;

(六)忘服或漏服药品的处理办法,关注患者的用药依从性;

(七)药品常见的不良反应,如何避免及应对方法;

(八)自我监测药品疗效的方法;

(九)提示不能同时使用的其他药品或饮食。

第十九条　执业药师指导患者使用药品,应当做到:

(一)了解患者对医学和药品知识的掌握程度;

(二)辅导患者如何正确使用药品;

(三)确认患者是否已经了解指导建议;

(四)提醒患者应该注意的事项。

第二十条　执业药师有责任和义务对患者提供用药咨询,通过直接与患者、家属交流,解答其用药疑问,介绍药品和疾病的常识。执业药师接受咨询时应当做到:

(一)注重礼仪,尊重患者隐私;

(二)了解患者日常用药情况,判断患者既往用药的正确性;

(三)使用通俗性语言;

(四)对首次使用该药品的、用药依从性差的及使用治疗指数低的药品的患者,应当提供书面的指导资料。

第二十一条 对购买非处方药的患者或消费者,执业药师有责任和义务提供专业指导,内容主要包括:

(一)询问近期疾病和用药情况;

(二)询问患者是否有药物禁忌证、过敏史等;

(三)对患者非处方药的选用给予建议与指导。

第四章 药物治疗管理

第二十二条 执业药师应当主动参与患者的药物治疗管理,为患者合理用药、优化药物疗效提供专业服务。药物治疗管理包含:

(一)采集患者个体的所有治疗相关信息;

(二)评估和确认患者是否存在药物治疗问题;

(三)与患者一起确定治疗目标,制订干预措施,并执行药学监护计划;

(四)对制订的治疗目标进行随访和进一步评估,以确保患者的药物治疗达到最佳效果。

第二十三条 开展药物治疗管理的执业药师应当掌握沟通技能和药物治疗评估的实践技能。

第二十四条 执业药师应当在与患者建立互信关系的基础上,采集患者相关信息,建立药历。采集的信息包括:患者个人基本信息、目前病情与诊断、用药体验、疾病史、过敏史、药物治疗方案等。

患者的个人隐私在交流与记录中应当予以保护。

第二十五条 执业药师采集患者信息后,应当对患者药物治疗的适宜性、有效性、安全性及用药依从性方面进行用药评估。

用药评估包括:判断患者所使用的药品是否与适应证相符合;评估患者的治疗效果,确认是否存在任何药物治疗问题。如发现药物治疗问题,应当按照药物治疗问题影响患者的严重和难易程度,依先后顺序解决。确认患者是否能够并愿意遵从医嘱服用药物。

第二十六条 执业药师应当针对患者的每种疾病,与患者共同确立治疗目标并拟定药学监护计划。必要时,执业药师应当与患者和其主治医师互相讨论其治疗目标,并获得共识。

第二十七条 执业药师的干预措施应当针对患者个体的病情、药物相关需求和药物治疗问题,并做好记录。

第二十八条 执业药师在执行药学监护计划时,应当拟定收集监测数据的时间表,确定需监测的临床指标,以评估患者药物治疗效果。

药物治疗管理中,应当提供患者用药清单,以便提醒患者用药以及就诊时与医师和药师沟通信息。

第二十九条 执业药师进行患者疗效随访评估时,应当依据治疗目标,评估患者实际治疗结果,确定患者达到治疗目标的进度,判断患者的药物治疗是否存在任何安全性或用药依从性问题、是否有新的药物治疗问题发生。

第三十条 药物治疗管理的记录应当包括:患者的主诉、临床客观指标、评估患者存在的药物治疗问题以及下一步药物治疗计划。执业药师应当鼓励患者、家属或看护者积极参与药物治疗和用药评估的全过程。

第三十一条 药物治疗管理以达到治疗目标为终点,整个过程必须是系统的,且可以持续执行对于药品的用法、用量处于调整阶段以及其他需要特别关注的患者,执业药师应当加强随访,追踪用药成效。

第三十二条 药物治疗管理的重点对象包括:

(一)就医或变更治疗方案频繁者;

(二)多科就诊或多名医师处方者;

(三)患有 2 种以上慢性疾病者;

(四)服用 5 种以上药品者;

(五)正在服用高危药品或依从性差者;

(六)药品治疗费用较高者。

第五章 药品不良反应监测

第三十三条 执业药师应当承担药品不良反应监测的责任,对使用药品进行跟踪,特别关注处于药品监测期和特殊人群使用的药品。发现药品不良反应时,应当及时记录、填写报表并按《药品不良反应报告和监测管理办法》的规定上报。

第三十四条 执业药师在日常用药咨询和药物治疗管理中,应当特别关注患者新发生的疾病,仔细观察患者的临床症状和不良反应,判断患者新发生的疾病是否与药品的使用有关,一旦发现,应当及时纠正和上报。

第六章 健康宣教

第三十五条 执业药师有责任和义务对公众宣传疾病预防和药品使用的知识,积极倡导健康生活方式,促进合理用药。

第三十六条 执业药师在社区中应当是健康信息的提供者,协助居民了解慢性疾病的危害性以及预防慢性疾病的重要性。

第三十七条 执业药师应当知晓国家和世界健康与疾病防控宣传日;关注和学习国家卫生行政部门定期发布的慢性疾病报告,了解本地区慢性疾病发病现状,有针对性地开展健康教育,为预防和控制慢性疾病的发生和流行发挥作用。

第三十八条 开展公众用药教育的形式包括:

(一)开展用药相关的健康知识讲座,提供教育资料;

(二)在社区和公共场所,为特殊人群提供用药相关教育;

(三)发放患者用药咨询联系卡。联系卡包含对外联系方式、工作时间、建议咨询的内容、合理用药常识等。

第三十九条 执业药师可以通过适当的形式告知社区居民如何纠正不健康的生活方式(如控制体重、适当饮食、坚持锻炼以及戒烟等),预防、减少慢性疾病的发生。

第四十条 执业药师应当在控制药物滥用方面发挥积极作用。严格执行特殊管理药品的管理制度,发现有药物滥用者应当及时告知其危害性。

第七章 附则

第四十一条 本规范由国家食品药品监督管理总局执业药师资格认证中心、中国药学会、中国医药物资协会、中国非处方药物协会和中国医药商业协会共同参与制定。

国家食品药品监督管理总局执业药师资格认证中心负责解释。

第四十二条 本规范自 2017 年 1 月 1 日起施行。

附录四　药品经营质量管理规范

第一章　总　则

第一条　为加强药品经营质量管理,规范药品经营行为,保障人体用药安全、有效,根据《中华人民共和国药品管理法》《中华人民共和国药品管理法实施条例》,制定本规范。

第二条　本规范是药品经营管理和质量控制的基本准则。

企业应当在药品采购、储存、销售、运输等环节采取有效的质量控制措施,确保药品质量,并按照国家有关要求建立药品追溯系统,实现药品可追溯。

第三条　药品经营企业应当严格执行本规范。

药品生产企业销售药品、药品流通过程中其他涉及储存与运输药品的,也应当符合本规范相关要求。

第四条　药品经营企业应当坚持诚实守信,依法经营。禁止任何虚假、欺骗行为。

第二章　药品批发的质量管理

第一节　质量管理体系

第五条　企业应当依据有关法律法规及本规范的要求建立质量管理体系,确定质量方针,制定质量管理体系文件,开展质量策划、质量控制、质量保证、质量改进和质量风险管理等活动。

第六条　企业制定的质量方针文件应当明确企业总的质量目标和要求,并贯彻到药品经营活动的全过程。

第七条　企业质量管理体系应当与其经营范围和规模相适应,包括组织机构、人员、设施设备、质量管理体系文件及相应的计算机系统等。

第八条　企业应当定期以及在质量管理体系关键要素发生重大变化时,组织开展内审。

第九条　企业应当对内审的情况进行分析,依据分析结论制定相应的质量管理体系改进措施,不断提高质量控制水平,保证质量管理体系持续有效运行。

第十条　企业应当采用前瞻或者回顾的方式,对药品流通过程中的质量风险进行评估、控制、沟通和审核。

第十一条　企业应当对药品供货单位、购货单位的质量管理体系进行评价,确认其质量保证能力和质量信誉,必要时进行实地考察。

第十二条　企业应当全员参与质量管理。各部门、岗位人员应当正确理解并履行职责,承担相应质量责任。

第二节　组织机构与质量管理职责

第十三条　企业应当设立与其经营活动和质量管理相适应的组织机构或者岗位,明确规定其职责、权限及相互关系。

第十四条　企业负责人是药品质量的主要责任人,全面负责企业日常管理,负责提供必要的条件,保证质量管理部门和质量管理人员有效履行职责,确保企业实现质量目标并按本规范要求经营药品。

第十五条　企业质量负责人应当由高层管理人员担任,全面负责药品质量管理工作,独立履行职责,在企业内部对药品质量管理具有裁决权。

第十六条　企业应当设立质量管理部门,有效开展质量管理工作。质量管理部门的职责不得由其他部门及人员履行。

第十七条 质量管理部门应当履行以下职责：

（一）督促相关部门和岗位人员执行药品管理的法律法规及本规范；

（二）组织制订质量管理体系文件，并指导、监督文件的执行；

（三）负责对供货单位和购货单位的合法性、购进药品的合法性以及供货单位销售人员、购货单位采购人员的合法资格进行审核，并根据审核内容的变化进行动态管理；

（四）负责质量信息的收集和管理，并建立药品质量档案；

（五）负责药品的验收，指导并监督药品采购、储存、养护、销售、退货、运输等环节的质量管理工作；

（六）负责不合格药品的确认，对不合格药品的处理过程实施监督；

（七）负责药品质量投诉和质量事故的调查、处理及报告；

（八）负责假劣药品的报告；

（九）负责药品质量查询；

（十）负责指导设定计算机系统质量控制功能；

（十一）负责计算机系统操作权限的审核和质量管理基础数据的建立及更新；

（十二）组织验证、校准相关设施设备；

（十三）负责药品召回的管理；

（十四）负责药品不良反应的报告；

（十五）组织质量管理体系的内审和风险评估；

（十六）组织对药品供货单位及购货单位质量管理体系和服务质量的考察和评价；

（十七）组织对被委托运输的承运方运输条件和质量保障能力的审查；

（十八）协助开展质量管理教育和培训；

（十九）其他应当由质量管理部门履行的职责。

第三节　人员与培训

第十八条 企业从事药品经营和质量管理工作的人员，应当符合有关法律法规及本规范规定的资格要求，不得有相关法律法规禁止从业的情形。

第十九条 企业负责人应当具有大学专科以上学历或者中级以上专业技术职称，经过基本的药学专业知识培训，熟悉有关药品管理的法律法规及本规范。

第二十条 企业质量负责人应当具有大学本科以上学历、执业药师资格和 3 年以上药品经营质量管理工作经历，在质量管理工作中具备正确判断和保障实施的能力。

第二十一条 企业质量管理部门负责人应当具有执业药师资格和 3 年以上药品经营质量管理工作经历，能独立解决经营过程中的质量问题。

第二十二条 企业应当配备符合以下资格要求的质量管理、验收及养护等岗位人员：

（一）从事质量管理工作的，应当具有药学中专或者医学、生物、化学等相关专业大学专科以上学历或者具有药学初级以上专业技术职称；

（二）从事验收、养护工作的，应当具有药学或者医学、生物、化学等相关专业中专以上学历或者具有药学初级以上专业技术职称；

（三）从事中药材、中药饮片验收工作的，应当具有中药学专业中专以上学历或者具有中药学中级以上专业技术职称；从事中药材、中药饮片养护工作的，应当具有中药学专业中专以上学历或者具有中药学初级以上专业技术职称；直接收购地产中药材的，验收人员应当具有中药学中级以上专业技术职称。

从事疫苗配送的，还应当配备 2 名以上专业技术人员专门负责疫苗质量管理和验收工作。专业技术人员应当具有预防医学、药学、微生物学或者医学等专业本科以上学历及中级以上专业技术职称，并有 3 年以上从事疫苗管理或者技术工作经历。

第二十三条 从事质量管理、验收工作的人员应当在职在岗，不得兼职其他业务工作。

第二十四条 从事采购工作的人员应当具有药学或者医学、生物、化学等相关专业中专以上学历，从事销售、储存等工作的人员应当具有高中以上文化程度。

　　第二十五条　企业应当对各岗位人员进行与其职责和工作内容相关的岗前培训和继续培训,以符合本规范要求。

　　第二十六条　培训内容应当包括相关法律法规、药品专业知识及技能、质量管理制度、职责及岗位操作规程等。

　　第二十七条　企业应当按照培训管理制度制定年度培训计划并开展培训,使相关人员能正确理解并履行职责。培训工作应当做好记录并建立档案。

　　第二十八条　从事特殊管理的药品和冷藏冷冻药品的储存、运输等工作的人员,应当接受相关法律法规和专业知识培训并经考核合格后方可上岗。

　　第二十九条　企业应当制定员工个人卫生管理制度,储存、运输等岗位人员的着装应当符合劳动保护和产品防护的要求。

　　第三十条　质量管理、验收、养护、储存等直接接触药品岗位的人员应当进行岗前及年度健康检查,并建立健康档案。患有传染病或者其他可能污染药品的疾病的,不得从事直接接触药品的工作。身体条件不符合相应岗位特定要求的,不得从事相关工作。

第四节　质量管理体系文件

　　第三十一条　企业制定质量管理体系文件应当符合企业实际。文件包括质量管理制度、部门及岗位职责、操作规程、档案、报告、记录和凭证等。

　　第三十二条　文件的起草、修订、审核、批准、分发、保管,以及修改、撤销、替换、销毁等应当按照文件管理操作规程进行,并保存相关记录。

　　第三十三条　文件应当标明题目、种类、目的以及文件编号和版本号。文字应当准确、清晰、易懂。(文件应当分类存放,便于查阅。)

　　第三十四条　企业应当定期审核、修订文件,使用的文件应当为现行有效的文本,已废止或者失效的文件除留档备查外,不得在工作现场出现。

　　第三十五条　企业应当保证各岗位获得与其工作内容相对应的必要文件,并严格按照规定开展工作。

　　第三十六条　质量管理制度应当包括以下内容:

　　(一)质量管理体系内审的规定;

　　(二)质量否决权的规定;

　　(三)质量管理文件的管理;

　　(四)质量信息的管理;

　　(五)供货单位、购货单位、供货单位销售人员及购货单位采购人员等资格审核的规定;

　　(六)药品采购、收货、验收、储存、养护、销售、出库、运输的管理;

　　(七)特殊管理的药品的规定;

　　(八)药品有效期的管理;

　　(九)不合格药品、药品销毁的管理;

　　(十)药品退货的管理;

　　(十一)药品召回的管理;

　　(十二)质量查询的管理;

　　(十三)质量事故、质量投诉的管理;

　　(十四)药品不良反应报告的规定;

　　(十五)环境卫生、人员健康的规定;

　　(十六)质量方面的教育、培训及考核的规定;

　　(十七)设施设备保管和维护的管理;

　　(十八)设施设备验证和校准的管理;

　　(十九)记录和凭证的管理;

　　(二十)计算机系统的管理;

（二十一）药品追溯的规定；

（二十二）其他应当规定的内容。

第三十七条 部门及岗位职责应当包括：

（一）质量管理、采购、储存、销售、运输、财务和信息管理等部门职责；

（二）企业负责人、质量负责人及质量管理、采购、储存、销售、运输、财务和信息管理等部门负责人的岗位职责；

（三）质量管理、采购、收货、验收、储存、养护、销售、出库复核、运输、财务、信息管理等岗位职责；

（四）与药品经营相关的其他岗位职责。

第三十八条 企业应当制定药品采购、收货、验收、储存、养护、销售、出库复核、运输等环节及计算机系统的操作规程。

第三十九条 企业应当建立药品采购、验收、养护、销售、出库复核、销后退回和购进退出、运输、储运温湿度监测、不合格药品处理等相关记录，做到真实、完整、准确、有效和可追溯。

第四十条 通过计算机系统记录数据时，有关人员应当按照操作规程，通过授权及密码登录后方可进行数据的录入或者复核；数据的更改应当经质量管理部门审核并在其监督下进行，更改过程应当留有记录。

第四十一条 书面记录及凭证应当及时填写，并做到字迹清晰，不得随意涂改，不得撕毁。更改记录的，应当注明理由、日期并签名，保持原有信息清晰可辨。

第四十二条 记录及凭证应当至少保存 5 年。疫苗、特殊管理的药品的记录及凭证按相关规定保存。

第五节　设施与设备

第四十三条 企业应当具有与其药品经营范围、经营规模相适应的经营场所和库房。

第四十四条 库房的选址、设计、布局、建造、改造和维护应当符合药品储存的要求，防止药品的污染、交叉污染、混淆和差错。

第四十五条 药品储存作业区、辅助作业区应当与办公区和生活区分开一定距离或者有隔离措施。

第四十六条 库房的规模及条件应当满足药品的合理、安全储存，并达到以下要求，便于开展储存作业：

（一）库房内外环境整洁，无污染源，库区地面硬化或者绿化；

（二）库房内墙、顶光洁，地面平整，门窗结构严密；

（三）库房有可靠的安全防护措施，能够对无关人员进入实行可控管理，防止药品被盗、替换或者混入假药；

（四）有防止室外装卸、搬运、接收、发运等作业受异常天气影响的措施。

第四十七条 库房应当配备以下设施设备：

（一）药品与地面之间有效隔离的设备；

（二）避光、通风、防潮、防虫、防鼠等设备；

（三）有效调控温湿度及室内外空气交换的设备；

（四）自动监测、记录库房温湿度的设备；

（五）符合储存作业要求的照明设备；

（六）用于零货拣选、拼箱发货操作及复核的作业区域和设备；

（七）包装物料的存放场所；

（八）验收、发货、退货的专用场所；

（九）不合格药品专用存放场所；

（十）经营特殊管理的药品有符合国家规定的储存设施。

第四十八条 经营中药材、中药饮片的，应当有专用的库房和养护工作场所，直接收购地产中药材的应当设置中药样品室（柜）。

第四十九条 储存、运输冷藏、冷冻药品的，应当配备以下设施设备：

（一）与其经营规模和品种相适应的冷库，储存疫苗的应当配备两个以上独立冷库；

（二）用于冷库温度自动监测、显示、记录、调控、报警的设备；

（三）冷库制冷设备的备用发电机组或者双回路供电系统；

（四）对有特殊低温要求的药品,应当配备符合其储存要求的设施设备；

（五）冷藏车及车载冷藏箱或者保温箱等设备。

第五十条 运输药品应当使用封闭式货物运输工具。

第五十一条 运输冷藏、冷冻药品的冷藏车及车载冷藏箱、保温箱应当符合药品运输过程中对温度控制的要求。冷藏车具有自动调控温度、显示温度、存储和读取温度监测数据的功能；冷藏箱及保温箱具有外部显示和采集箱体内温度数据的功能。

第五十二条 储存、运输设施设备的定期检查、清洁和维护应当由专人负责,并建立记录和档案。

第六节 校准与验证

第五十三条 企业应当按照国家有关规定,对计量器具、温湿度监测设备等定期进行校准或者检定。

企业应当对冷库、储运温湿度监测系统以及冷藏运输等设施设备进行使用前验证、定期验证及停用时间超过规定时限的验证。

第五十四条 企业应当根据相关验证管理制度,形成验证控制文件,包括验证方案、报告、评价、偏差处理和预防措施等。

第五十五条 验证应当按照预先确定和批准的方案实施,验证报告应当经过审核和批准,验证文件应当存档。

第五十六条 企业应当根据验证确定的参数及条件,正确、合理使用相关设施设备。

第七节 计算机系统

第五十七条 企业应当建立能够符合经营全过程管理及质量控制要求的计算机系统,实现药品可追溯。

第五十八条 企业计算机系统应当符合以下要求：

（一）有支持系统正常运行的服务器和终端机；

（二）有安全、稳定的网络环境,有固定接入互联网的方式和安全可靠的信息平台；

（三）有实现部门之间、岗位之间信息传输和数据共享的局域网；

（四）有药品经营业务票据生成、打印和管理功能；

（五）有符合本规范要求及企业管理实际需要的应用软件和相关数据库。

第五十九条 各类数据的录入、修改、保存等操作应当符合授权范围、操作规程和管理制度的要求,保证数据原始、真实、准确、安全和可追溯。

第六十条 计算机系统运行中涉及企业经营和管理的数据应当采用安全、可靠的方式储存并按日备份,备份数据应当存放在安全场所,记录类数据的保存时限应当符合本规范第四十二条的要求。

第八节 采 购

第六十一条 企业的采购活动应当符合以下要求：

（一）确定供货单位的合法资格；

（二）确定所购入药品的合法性；

（三）核实供货单位销售人员的合法资格；

（四）与供货单位签订质量保证协议。

采购中涉及的首营企业、首营品种,采购部门应当填写相关申请表格,经过质量管理部门和企业质量负责人的审核批准。必要时应当组织实地考察,对供货单位质量管理体系进行评价。

第六十二条 对首营企业的审核,应当查验加盖其公章原印章的以下资料,确认真实、有效：

（一）《药品生产许可证》或者《药品经营许可证》复印件；

（二）营业执照、税务登记、组织机构代码的证件复印件,及上一年度企业年度报告公示情况；

（三）《药品生产质量管理规范》认证证书或者《药品经营质量管理规范》认证证书复印件；

（四）相关印章、随货同行单（票）样式；

（五）开户户名、开户银行及账号。

第六十三条 采购首营品种应当审核药品的合法性，索取加盖供货单位公章原印章的药品生产或者进口批准证明文件复印件并予以审核，审核无误的方可采购。

以上资料应当归入药品质量档案。

第六十四条 企业应当核实、留存供货单位销售人员以下资料：

（一）加盖供货单位公章原印章的销售人员身份证复印件；

（二）加盖供货单位公章原印章和法定代表人印章或者签名的授权书，授权书应当载明被授权人姓名、身份证号码，以及授权销售的品种、地域、期限；

（三）供货单位及供货品种相关资料。

第六十五条 企业与供货单位签订的质量保证协议至少包括以下内容：

（一）明确双方质量责任；

（二）供货单位应当提供符合规定的资料且对其真实性、有效性负责；

（三）供货单位应当按照国家规定开具发票；

（四）药品质量符合药品标准等有关要求；

（五）药品包装、标签、说明书符合有关规定；

（六）药品运输的质量保证及责任；

（七）质量保证协议的有效期限。

第六十六条 采购药品时，企业应当向供货单位索取发票。发票应当列明药品的通用名称、规格、单位、数量、单价、金额等；不能全部列明的，应当附《销售货物或者提供应税劳务清单》，并加盖供货单位发票专用章原印章、注明税票号码。

第六十七条 发票上的购、销单位名称及金额、品名应当与付款流向及金额、品名一致，并与财务账目内容相对应。发票按有关规定保存。

第六十八条 采购药品应当建立采购记录。采购记录应当有药品的通用名称、剂型、规格、生产厂商、供货单位、数量、价格、购货日期等内容，采购中药材、中药饮片的还应当标明产地。

第六十九条 发生灾情、疫情、突发事件或者临床紧急救治等特殊情况，以及其他符合国家有关规定的情形，企业可采用直调方式购销药品，将已采购的药品不入本企业仓库，直接从供货单位发送到购货单位，并建立专门的采购记录，保证有效的质量跟踪和追溯。

第七十条 采购特殊管理的药品，应当严格按照国家有关规定进行。

第七十一条 企业应当定期对药品采购的整体情况进行综合质量评审，建立药品质量评审和供货单位质量档案，并进行动态跟踪管理。

第九节　收货与验收

第七十二条 企业应当按照规定的程序和要求对到货药品逐批进行收货、验收，防止不合格药品入库。

第七十三条 药品到货时，收货人员应当核实运输方式是否符合要求，并对照随货同行单（票）和采购记录核对药品，做到票、账、货相符。

随货同行单（票）应当包括供货单位、生产厂商、药品的通用名称、剂型、规格、批号、数量、收货单位、收货地址、发货日期等内容，并加盖供货单位药品出库专用章原印章。

第七十四条 冷藏、冷冻药品到货时，应当对其运输方式及运输过程的温度记录、运输时间等质量控制状况进行重点检查并记录。不符合温度要求的应当拒收。

第七十五条 收货人员对符合收货要求的药品，应当按品种特性要求放于相应待验区域，或者设置状态标志，通知验收。冷藏、冷冻药品应当在冷库内待验。

第七十六条 验收药品应当按照药品批号查验同批号的检验报告书。供货单位为批发企业的，检验报告书应当加盖其质量管理专用章原印章。检验报告书的传递和保存可以采用电子数据形式，但应当保证其合法性和有效性。

第七十七条 企业应当按照验收规定，对每次到货药品进行逐批抽样验收，抽取的样品应当具有代表性：

（一）同一批号的药品应当至少检查一个最小包装，但生产企业有特殊质量控制要求或者打开最小包装可能影响药品质量的，可不打开最小包装；

（二）破损、污染、渗液、封条损坏等包装异常以及零货、拼箱的，应当开箱检查至最小包装；

（三）外包装及封签完整的原料药、实施批签发管理的生物制品，可不开箱检查。

第七十八条 验收人员应当对抽样药品的外观、包装、标签、说明书以及相关的证明文件等逐一进行检查、核对；验收结束后，应当将抽取的完好样品放回原包装箱，加封并标示。

第七十九条 特殊管理的药品应当按照相关规定在专库或者专区内验收。

第八十条 验收药品应当作好验收记录，包括药品的通用名称、剂型、规格、批准文号、批号、生产日期、有效期、生产厂商、供货单位、到货数量、到货日期、验收合格数量、验收结果等内容。验收人员应当在验收记录上签署姓名和验收日期。

中药材验收记录应当包括品名、产地、供货单位、到货数量、验收合格数量等内容。中药饮片验收记录应当包括品名、规格、批号、产地、生产日期、生产厂商、供货单位、到货数量、验收合格数量等内容，实施批准文号管理的中药饮片还应当记录批准文号。

验收不合格的还应当注明不合格事项及处置措施。

第八十一条 企业应当建立库存记录，验收合格的药品应当及时入库登记；验收不合格的，不得入库，并由质量管理部门处理。

第八十二条 企业按本规范第六十九条规定进行药品直调的，可委托购货单位进行药品验收。购货单位应当严格按照本规范的要求验收药品，并建立专门的直调药品验收记录。验收当日应当将验收记录相关信息传递给直调企业。

第十节 储存与养护

第八十三条 企业应当根据药品的质量特性对药品进行合理储存，并符合以下要求：

（一）按包装标示的温度要求储存药品，包装上没有标示具体温度的，按照《中华人民共和国药典》规定的贮藏要求进行储存；

（二）储存药品相对湿度为35%～75%；

（三）在人工作业的库房储存药品，按质量状态实行色标管理，合格药品为绿色，不合格药品为红色，待确定药品为黄色；

（四）储存药品应当按照要求采取避光、遮光、通风、防潮、防虫、防鼠等措施；

（五）搬运和堆码药品应当严格按照外包装标示要求规范操作，堆码高度符合包装图示要求，避免损坏药品包装；

（六）药品按批号堆码，不同批号的药品不得混垛，垛间距不小于5厘米，与库房内墙、顶、温度调控设备及管道等设施间距不小于30厘米，与地面间距不小于10厘米；

（七）药品与非药品、外用药与其他药品分开存放，中药材和中药饮片分库存放；

（八）特殊管理的药品应当按照国家有关规定储存；

（九）拆除外包装的零货药品应当集中存放；

（十）储存药品的货架、托盘等设施设备应当保持清洁，无破损和杂物堆放；

（十一）未经批准的人员不得进入储存作业区，储存作业区内的人员不得有影响药品质量和安全的行为；

（十二）药品储存作业区内不得存放与储存管理无关的物品。

第八十四条 养护人员应当根据库房条件、外部环境、药品质量特性等对药品进行养护，主要内容是：

（一）指导和督促储存人员对药品进行合理储存与作业。

（二）检查并改善储存条件、防护措施、卫生环境。

（三）对库房温湿度进行有效监测、调控。

（四）按照养护计划对库存药品的外观、包装等质量状况进行检查，并建立养护记录；对储存条件有特殊要求的或者有效期较短的品种应当进行重点养护。

（五）发现有问题的药品应当及时在计算机系统中锁定和记录,并通知质量管理部门处理。

（六）对中药材和中药饮片应当按其特性采取有效方法进行养护并记录,所采取的养护方法不得对药品造成污染。

（七）定期汇总、分析养护信息。

第八十五条 企业应当采用计算机系统对库存药品的有效期进行自动跟踪和控制,采取近效期预警及超过有效期自动锁定等措施,防止过期药品销售。

第八十六条 药品因破损而导致液体、气体、粉末泄漏时,应当迅速采取安全处理措施,防止对储存环境和其他药品造成污染。

第八十七条 对质量可疑的药品应当立即采取停售措施,并在计算机系统中锁定,同时报告质量管理部门确认。对存在质量问题的药品应采取以下措施:

（一）存放于标志明显的专用场所,并有效隔离,不得销售;

（二）怀疑为假药的,及时报告食品药品监督管理部门;

（三）属于特殊管理的药品,按照国家有关规定处理;

（四）不合格药品的处理过程应当有完整的手续和记录;

（五）对不合格药品应当查明并分析原因,及时采取预防措施。

第八十八条 企业应当对库存药品定期盘点,做到账、货相符。

第十一节 销 售

第八十九条 企业应当将药品销售给合法的购货单位,并对购货单位的证明文件、采购人员及提货人员的身份证明进行核实,保证药品销售流向真实、合法。

第九十条 企业应当严格审核购货单位的生产范围、经营范围或者诊疗范围,并按照相应的范围销售药品。

第九十一条 企业销售药品,应当如实开具发票,做到票、账、货、款一致。

第九十二条 企业应当作好药品销售记录。销售记录应当包括药品的通用名称、规格、剂型、批号、有效期、生产厂商、购货单位、销售数量、单价、金额、销售日期等内容。按照本规范第六十九条规定进行药品直调的,应当建立专门的销售记录。

中药材销售记录应当包括品名、规格、产地、购货单位、销售数量、单价、金额、销售日期等内容;中药饮片销售记录应当包括品名、规格、批号、产地、生产厂商、购货单位、销售数量、单价、金额、销售日期等内容。

第九十三条 销售特殊管理的药品以及国家有专门管理要求的药品,应当严格按照国家有关规定执行。

第十二节 出 库

第九十四条 出库时应当对照销售记录进行复核。发现以下情况不得出库,并报告质量管理部门处理:

（一）药品包装出现破损、污染、封口不牢、衬垫不实、封条损坏等问题;

（二）包装内有异常响动或者液体渗漏;

（三）标签脱落、字迹模糊不清或者标识内容与实物不符;

（四）药品已超过有效期;

（五）其他异常情况的药品。

第九十五条 药品出库复核应当建立记录,包括购货单位、药品的通用名称、剂型、规格、数量、批号、有效期、生产厂商、出库日期、质量状况和复核人员等内容。

第九十六条 特殊管理的药品出库应当按照有关规定进行复核。

第九十七条 药品拼箱发货的代用包装箱应当有醒目的拼箱标志。

第九十八条 药品出库时,应当附加盖企业药品出库专用章原印章的随货同行单(票)。

企业按照本规范第六十九条规定直调药品的,直调药品出库时,由供货单位开具两份随货同行单(票),

分别发往直调企业和购货单位。随货同行单(票)的内容应当符合本规范第七十三条第二款的要求,还应当标明直调企业名称。

第九十九条 冷藏、冷冻药品的装箱、装车等项作业,应当由专人负责并符合以下要求:

(一)车载冷藏箱或者保温箱在使用前应当达到相应的温度要求;

(二)应当在冷藏环境下完成冷藏、冷冻药品的装箱、封箱工作;

(三)装车前应当检查冷藏车辆的启动、运行状态,达到规定温度后方可装车;

(四)启运时应当作好运输记录,内容包括运输工具和启运时间等。

第十三节 运输与配送

第一百条 企业应当按照质量管理制度的要求,严格执行运输操作规程,并采取有效措施保证运输过程中的药品质量与安全。

第一百零一条 运输药品,应当根据药品的包装、质量特性并针对车况、道路、天气等因素,选用适宜的运输工具,采取相应措施防止出现破损、污染等问题。

第一百零二条 发运药品时,应当检查运输工具,发现运输条件不符合规定的,不得发运。运输药品过程中,运载工具应当保持密闭。

第一百零三条 企业应当严格按照外包装标示的要求搬运、装卸药品。

第一百零四条 企业应当根据药品的温度控制要求,在运输过程中采取必要的保温或者冷藏、冷冻措施。

运输过程中,药品不得直接接触冰袋、冰排等蓄冷剂,防止对药品质量造成影响。

第一百零五条 在冷藏、冷冻药品运输途中,应当实时监测并记录冷藏车、冷藏箱或者保温箱内的温度数据。

第一百零六条 企业应当制定冷藏、冷冻药品运输应急预案,对运输途中可能发生的设备故障、异常天气影响、交通拥堵等突发事件,能够采取相应的应对措施。

第一百零七条 企业委托其他单位运输药品的,应当对承运方运输药品的质量保障能力进行审计,索取运输车辆的相关资料,符合本规范运输设施设备条件和要求的方可委托。

第一百零八条 企业委托运输药品应当与承运方签订运输协议,明确药品质量责任、遵守运输操作规程和在途时限等内容。

第一百零九条 企业委托运输药品应当有记录,实现运输过程的质量追溯。记录至少包括发货时间、发货地址、收货单位、收货地址、货单号、药品件数、运输方式、委托经办人、承运单位,采用车辆运输的还应当载明车牌号,并留存驾驶人员的驾驶证复印件。记录应当至少保存5年。

第一百一十条 已装车的药品应当及时发运并尽快送达。委托运输的,企业应当要求并监督承运方严格履行委托运输协议,防止因在途时间过长影响药品质量。

第一百一十一条 企业应当采取运输安全管理措施,防止在运输过程中发生药品盗抢、遗失、调换等事故。

第一百一十二条 特殊管理的药品的运输应当符合国家有关规定。

第十四节 售后管理

第一百一十三条 企业应当加强对退货的管理,保证退货环节药品的质量和安全,防止混入假冒药品。

第一百一十四条 企业应当按照质量管理制度的要求,制定投诉管理操作规程,内容包括投诉渠道及方式、档案记录、调查与评估、处理措施、反馈和事后跟踪等。

第一百一十五条 企业应当配备专职或者兼职人员负责售后投诉管理,对投诉的质量问题查明原因,采取有效措施及时处理和反馈,并做好记录,必要时应当通知供货单位及药品生产企业。

第一百一十六条 企业应当及时将投诉及处理结果等信息记入档案,以便查询和跟踪。

第一百一十七条 企业发现已售出药品有严重质量问题,应当立即通知购货单位停售、追回并做好记录,同时向食品药品监督管理部门报告。

第一百一十八条 企业应当协助药品生产企业履行召回义务,按照召回计划的要求及时传达、反馈药品召回信息,控制和收回存在安全隐患的药品,并建立药品召回记录。

第一百一十九条 企业质量管理部门应当配备专职或者兼职人员,按照国家有关规定承担药品不良反应监测和报告工作。

第三章 药品零售的质量管理
第一节 质量管理与职责

第一百二十条 企业应当按照有关法律法规及本规范的要求制定质量管理文件,开展质量管理活动,确保药品质量。

第一百二十一条 企业应当具有与其经营范围和规模相适应的经营条件,包括组织机构、人员、设施设备、质量管理文件,并按照规定设置计算机系统。

第一百二十二条 企业负责人是药品质量的主要责任人,负责企业日常管理,负责提供必要的条件,保证质量管理部门和质量管理人员有效履行职责,确保企业按照本规范要求经营药品。

第一百二十三条 企业应当设置质量管理部门或者配备质量管理人员,履行以下职责:

(一)督促相关部门和岗位人员执行药品管理的法律法规及本规范;

(二)组织制订质量管理文件,并指导、监督文件的执行;

(三)负责对供货单位及其销售人员资格证明的审核;

(四)负责对所采购药品合法性的审核;

(五)负责药品的验收,指导并监督药品采购、储存、陈列、销售等环节的质量管理工作;

(六)负责药品质量查询及质量信息管理;

(七)负责药品质量投诉和质量事故的调查、处理及报告;

(八)负责对不合格药品的确认及处理;

(九)负责假劣药品的报告;

(十)负责药品不良反应的报告;

(十一)开展药品质量管理教育和培训;

(十二)负责计算机系统操作权限的审核、控制及质量管理基础数据的维护;

(十三)负责组织计量器具的校准及检定工作;

(十四)指导并监督药学服务工作;

(十五)其他应当由质量管理部门或者质量管理人员履行的职责。

第二节 人员管理

第一百二十四条 企业从事药品经营和质量管理工作的人员,应当符合有关法律法规及本规范规定的资格要求,不得有相关法律法规禁止从业的情形。

第一百二十五条 企业法定代表人或者企业负责人应当具备执业药师资格。

企业应当按照国家有关规定配备执业药师,负责处方审核,指导合理用药。

第一百二十六条 质量管理、验收、采购人员应当具有药学或者医学、生物、化学等相关专业学历或者具有药学专业技术职称。从事中药饮片质量管理、验收、采购人员应当具有中药学中专以上学历或者具有中药学专业初级以上专业技术职称。

营业员应当具有高中以上文化程度或者符合省级食品药品监督管理部门规定的条件。中药饮片调剂人员应当具有中药学中专以上学历或者具备中药调剂员资格。

第一百二十七条 企业各岗位人员应当接受相关法律法规及药品专业知识与技能的岗前培训和继续培训,以符合本规范要求。

第一百二十八条 企业应当按照培训管理制度制定年度培训计划并开展培训,使相关人员能正确理解并履行职责。培训工作应当做好记录并建立档案。

第一百二十九条 企业应当为销售特殊管理的药品、国家有专门管理要求的药品、冷藏药品的人员接受相应培训提供条件,使其掌握相关法律法规和专业知识。

第一百三十条 在营业场所内,企业工作人员应当穿着整洁、卫生的工作服。

第一百三十一条 企业应当对直接接触药品岗位的人员进行岗前及年度健康检查,并建立健康档案。患有传染病或者其他可能污染药品的疾病的,不得从事直接接触药品的工作。

第一百三十二条 在药品储存、陈列等区域不得存放与经营活动无关的物品及私人用品,在工作区域内不得有影响药品质量和安全的行为。

第三节 文 件

第一百三十三条 企业应当按照有关法律法规及本规范规定,制定符合企业实际的质量管理文件。文件包括质量管理制度、岗位职责、操作规程、档案、记录和凭证等,并对质量管理文件定期审核、及时修订。

第一百三十四条 企业应当采取措施确保各岗位人员正确理解质量管理文件的内容,保证质量管理文件有效执行。

第一百三十五条 药品零售质量管理制度应当包括以下内容:

(一)药品采购、验收、陈列、销售等环节的管理,设置库房的还应当包括储存、养护的管理;

(二)供货单位和采购品种的审核;

(三)处方药销售的管理;

(四)药品拆零的管理;

(五)特殊管理的药品和国家有专门管理要求的药品的管理;

(六)记录和凭证的管理;

(七)收集和查询质量信息的管理;

(八)质量事故、质量投诉的管理;

(九)中药饮片处方审核、调配、核对的管理;

(十)药品有效期的管理;

(十一)不合格药品、药品销毁的管理;

(十二)环境卫生、人员健康的规定;

(十三)提供用药咨询、指导合理用药等药学服务的管理;

(十四)人员培训及考核的规定;

(十五)药品不良反应报告的规定;

(十六)计算机系统的管理;

(十七)药品追溯的规定;

(十八)其他应当规定的内容。

第一百三十六条 企业应当明确企业负责人、质量管理、采购、验收、营业员以及处方审核、调配等岗位的职责,设置库房的还应当包括储存、养护等岗位职责。

第一百三十七条 质量管理岗位、处方审核岗位的职责不得由其他岗位人员代为履行。

第一百三十八条 药品零售操作规程应当包括:

(一)药品采购、验收、销售;

(二)处方审核、调配、核对;

(三)中药饮片处方审核、调配、核对;

(四)药品拆零销售;

(五)特殊管理的药品和国家有专门管理要求的药品的销售;

(六)营业场所药品陈列及检查;

(七)营业场所冷藏药品的存放;

(八)计算机系统的操作和管理;

(九)设置库房的还应当包括储存和养护的操作规程。

第一百三十九条 企业应当建立药品采购、验收、销售、陈列检查、温湿度监测、不合格药品处理等相关记录,做到真实、完整、准确、有效和可追溯。

第一百四十条 记录及相关凭证应当至少保存 5 年。特殊管理的药品的记录及凭证按相关规定保存。

第一百四十一条 通过计算机系统记录数据时,相关岗位人员应当按照操作规程,通过授权及密码登录计算机系统,进行数据的录入,保证数据原始、真实、准确、安全和可追溯。

第一百四十二条 电子记录数据应当以安全、可靠方式定期备份。

第四节 设施与设备

第一百四十三条 企业的营业场所应当与其药品经营范围、经营规模相适应,并与药品储存、办公、生活辅助及其他区域分开。

第一百四十四条 营业场所应当具有相应设施或者采取其他有效措施,避免药品受室外环境的影响,并做到宽敞、明亮、整洁、卫生。

第一百四十五条 营业场所应当有以下营业设备:

(一)货架和柜台;

(二)监测、调控温度的设备;

(三)经营中药饮片的,有存放饮片和处方调配的设备;

(四)经营冷藏药品的,有专用冷藏设备;

(五)经营第二类精神药品、毒性中药品种和罂粟壳的,有符合安全规定的专用存放设备;

(六)药品拆零销售所需的调配工具、包装用品。

第一百四十六条 企业应当建立能够符合经营和质量管理要求的计算机系统,并满足药品追溯的要求。

第一百四十七条 企业设置库房的,应当做到库房内墙、顶光洁,地面平整,门窗结构严密;有可靠的安全防护、防盗等措施。

第一百四十八条 仓库应当有以下设施设备:

(一)药品与地面之间有效隔离的设备;

(二)避光、通风、防潮、防虫、防鼠等设备;

(三)有效监测和调控温湿度的设备;

(四)符合储存作业要求的照明设备;

(五)验收专用场所;

(六)不合格药品专用存放场所;

(七)经营冷藏药品的,有与其经营品种及经营规模相适应的专用设备。

第一百四十九条 经营特殊管理的药品应当有符合国家规定的储存设施。

第一百五十条 储存中药饮片应当设立专用库房。

第一百五十一条 企业应当按照国家有关规定,对计量器具、温湿度监测设备等定期进行校准或者检定。

第五节 采购与验收

第一百五十二条 企业采购药品,应当符合本规范第二章第八节的相关规定。

第一百五十三条 药品到货时,收货人员应当按采购记录,对照供货单位的随货同行单(票)核实药品实物,做到票、账、货相符。

第一百五十四条 企业应当按规定的程序和要求对到货药品逐批进行验收,并按照本规范第八十条规定做好验收记录。

验收抽取的样品应当具有代表性。

第一百五十五条 冷藏药品到货时,应当按照本规范第七十四条规定进行检查。

第一百五十六条 验收药品应当按照本规范第七十六条规定查验药品检验报告书。

第一百五十七条 特殊管理的药品应当按照相关规定进行验收。

第一百五十八条 验收合格的药品应当及时入库或者上架,验收不合格的,不得入库或者上架,并报告质量管理人员处理。

第六节　陈列与储存

第一百五十九条　企业应当对营业场所温度进行监测和调控,以使营业场所的温度符合常温要求。

第一百六十条　企业应当定期进行卫生检查,保持环境整洁。存放、陈列药品的设备应当保持清洁卫生,不得放置与销售活动无关的物品,并采取灭虫、防鼠等措施,防止污染药品。

第一百六十一条　药品的陈列应当符合以下要求:

(一)按剂型、用途以及储存要求分类陈列,并设置醒目标志,类别标签字迹清晰、放置准确。

(二)药品放置于货架(柜),摆放整齐有序,避免阳光直射。

(三)处方药、非处方药分区陈列,并有处方药、非处方药专用标识。

(四)处方药不得采用开架自选的方式陈列和销售。

(五)外用药与其他药品分开摆放。

(六)拆零销售的药品集中存放于拆零专柜或者专区。

(七)第二类精神药品、毒性中药品种和罂粟壳不得陈列。

(八)冷藏药品放置在冷藏设备中,按规定对温度进行监测和记录,并保证存放温度符合要求。

(九)中药饮片柜斗谱的书写应当正名正字;装斗前应当复核,防止错斗、串斗;应当定期清斗,防止饮片生虫、发霉、变质;不同批号的饮片装斗前应当清斗并记录。

(十)经营非药品应当设置专区,与药品区域明显隔离,并有醒目标志。

第一百六十二条　企业应当定期对陈列、存放的药品进行检查,重点检查拆零药品和易变质、近效期、摆放时间较长的药品以及中药饮片。发现有质量疑问的药品应当及时撤柜,停止销售,由质量管理人员确认和处理,并保留相关记录。

第一百六十三条　企业应当对药品的有效期进行跟踪管理,防止近效期药品售出后可能发生的过期使用。

第一百六十四条　企业设置库房的,库房的药品储存与养护管理应当符合本规范第二章第十节的相关规定。

第七节　销售管理

第一百六十五条　企业应当在营业场所的显著位置悬挂《药品经营许可证》、营业执照、执业药师注册证等。

第一百六十六条　营业人员应当佩戴有照片、姓名、岗位等内容的工作牌,是执业药师和药学技术人员的,工作牌还应当标明执业资格或者药学专业技术职称。在岗执业的执业药师应当挂牌明示。

第一百六十七条　销售药品应当符合以下要求:

(一)处方经执业药师审核后方可调配;对处方所列药品不得擅自更改或者代用,对有配伍禁忌或者超剂量的处方,应当拒绝调配,但经处方医师更正或者重新签字确认的,可以调配;调配处方后经过核对方可销售。

(二)处方审核、调配、核对人员应当在处方上签字或者盖章,并按照有关规定保存处方或者其复印件。

(三)销售近效期药品应当向顾客告知有效期。

(四)销售中药饮片做到计量准确,并告知煎服方法及注意事项;提供中药饮片代煎服务,应当符合国家有关规定。

第一百六十八条　企业销售药品应当开具销售凭证,内容包括药品名称、生产厂商、数量、价格、批号、规格等,并做好销售记录。

第一百六十九条　药品拆零销售应当符合以下要求:

(一)负责拆零销售的人员经过专门培训;

(二)拆零的工作台及工具保持清洁、卫生,防止交叉污染;

(三)做好拆零销售记录,内容包括拆零起始日期、药品的通用名称、规格、批号、生产厂商、有效期、销售数量、销售日期、分拆及复核人员等;

(四)拆零销售应当使用洁净、卫生的包装,包装上注明药品名称、规格、数量、用法、用量、批号、有效期

以及药店名称等内容;

(五)提供药品说明书原件或者复印件;

(六)拆零销售期间,保留原包装和说明书。

第一百七十条 销售特殊管理的药品和国家有专门管理要求的药品,应当严格执行国家有关规定。

第一百七十一条 药品广告宣传应当严格执行国家有关广告管理的规定。

第一百七十二条 非本企业在职人员不得在营业场所内从事药品销售相关活动。

第八节 售后管理

第一百七十三条 除药品质量原因外,药品一经售出,不得退换。

第一百七十四条 企业应当在营业场所公布食品药品监督管理部门的监督电话,设置顾客意见簿,及时处理顾客对药品质量的投诉。

第一百七十五条 企业应当按照国家有关药品不良反应报告制度的规定,收集、报告药品不良反应信息。

第一百七十六条 企业发现已售出药品有严重质量问题,应当及时采取措施追回药品并做好记录,同时向食品药品监督管理部门报告。

第一百七十七条 企业应当协助药品生产企业履行召回义务,控制和收回存在安全隐患的药品,并建立药品召回记录。

第四章 附 则

第一百七十八条 本规范下列术语的含义是:

(一)在职:与企业确定劳动关系的在册人员。

(二)在岗:相关岗位人员在工作时间内在规定的岗位履行职责。

(三)首营企业:采购药品时,与本企业首次发生供需关系的药品生产或者经营企业。

(四)首营品种:本企业首次采购的药品。

(五)原印章:企业在购销活动中,为证明企业身份在相关文件或者凭证上加盖的企业公章、发票专用章、质量管理专用章、药品出库专用章的原始印记,不能是印刷、影印、复印等复制后的印记。

(六)待验:对到货、销后退回的药品采用有效的方式进行隔离或者区分,在入库前等待质量验收的状态。

(七)零货:拆除了用于运输、储藏包装的药品。

(八)拼箱发货:将零货药品集中拼装至同一包装箱内发货的方式。

(九)拆零销售:将最小包装拆分销售的方式。

(十)国家有专门管理要求的药品:国家对蛋白同化制剂、肽类激素、含特殊药品复方制剂等品种实施特殊监管措施的药品。

第一百七十九条 药品零售连锁企业总部的管理应当符合本规范药品批发企业相关规定,门店的管理应当符合本规范药品零售企业相关规定。

第一百八十条 本规范为药品经营质量管理的基本要求。对企业信息化管理、药品储运温湿度自动监测、药品验收管理、药品冷链物流管理、零售连锁管理等具体要求,由国家食品药品监督管理总局以附录方式另行制定。

第一百八十一条 麻醉药品、精神药品、药品类易制毒化学品的追溯应当符合国家有关规定。

第一百八十二条 医疗机构药房和计划生育技术服务机构的药品采购、储存、养护等质量管理规范由国家食品药品监督管理总局商相关主管部门另行制定。

互联网销售药品的质量管理规定由国家食品药品监督管理总局另行制定。

第一百八十三条 药品经营企业违反本规范的,由食品药品监督管理部门按照《中华人民共和国药品管理法》第七十八条的规定给予处罚。

第一百八十四条 本规范自发布之日起施行,卫生部 2013 年 6 月 1 日施行的《药品经营质量管理规范》(中华人民共和国卫生部令第 90 号)同时废止。

附录五 药品不良反应报告和监测管理办法

第一章 总 则

第一条 为加强药品的上市后监管,规范药品不良反应报告和监测,及时、有效控制药品风险,保障公众用药安全,依据《中华人民共和国药品管理法》等有关法律法规,制定本办法。

第二条 在中华人民共和国境内开展药品不良反应报告、监测以及监督管理,适用本办法。

第三条 国家实行药品不良反应报告制度。药品生产企业(包括进口药品的境外制药厂商)、药品经营企业、医疗机构应当按照规定报告所发现的药品不良反应。

第四条 国家食品药品监督管理局主管全国药品不良反应报告和监测工作,地方各级药品监督管理部门主管本行政区域内的药品不良反应报告和监测工作。各级卫生行政部门负责本行政区域内医疗机构与实施药品不良反应报告制度有关的管理工作。

地方各级药品监督管理部门应当建立健全药品不良反应监测机构,负责本行政区域内药品不良反应报告和监测的技术工作。

第五条 国家鼓励公民、法人和其他组织报告药品不良反应。

第二章 职 责

第六条 国家食品药品监督管理局负责全国药品不良反应报告和监测的管理工作,并履行以下主要职责:

(一)与卫生部共同制定药品不良反应报告和监测的管理规定和政策,并监督实施;

(二)与卫生部联合组织开展全国范围内影响较大并造成严重后果的药品群体不良事件的调查和处理,并发布相关信息;

(三)对已确认发生严重药品不良反应或者药品群体不良事件的药品依法采取紧急控制措施,作出行政处理决定,并向社会公布;

(四)通报全国药品不良反应报告和监测情况;

(五)组织检查药品生产、经营企业的药品不良反应报告和监测工作的开展情况,并与卫生部联合组织检查医疗机构的药品不良反应报告和监测工作的开展情况。

第七条 省、自治区、直辖市药品监督管理部门负责本行政区域内药品不良反应报告和监测的管理工作,并履行以下主要职责:

(一)根据本办法与同级卫生行政部门共同制定本行政区域内药品不良反应报告和监测的管理规定,并监督实施;

(二)与同级卫生行政部门联合组织开展本行政区域内发生的影响较大的药品群体不良事件的调查和处理,并发布相关信息;

(三)对已确认发生严重药品不良反应或者药品群体不良事件的药品依法采取紧急控制措施,作出行政处理决定,并向社会公布;

(四)通报本行政区域内药品不良反应报告和监测情况;

(五)组织检查本行政区域内药品生产、经营企业的药品不良反应报告和监测工作的开展情况,并与同级卫生行政部门联合组织检查本行政区域内医疗机构的药品不良反应报告和监测工作的开展情况;

(六)组织开展本行政区域内药品不良反应报告和监测的宣传、培训工作。

第八条 设区的市级、县级药品监督管理部门负责本行政区域内药品不良反应报告和监测的管理工作;与同级卫生行政部门联合组织开展本行政区域内发生的药品群体不良事件的调查,并采取必要控制措施;组织开展本行政区域内药品不良反应报告和监测的宣传、培训工作。

第九条 县级以上卫生行政部门应当加强对医疗机构临床用药的监督管理,在职责范围内依法对已确认的严重药品不良反应或者药品群体不良事件采取相关的紧急控制措施。

第十条 国家药品不良反应监测中心负责全国药品不良反应报告和监测的技术工作,并履行以下主要职责:

(一)承担国家药品不良反应报告和监测资料的收集、评价、反馈和上报,以及全国药品不良反应监测信息网络的建设和维护;

(二)制定药品不良反应报告和监测的技术标准和规范,对地方各级药品不良反应监测机构进行技术指导;

(三)组织开展严重药品不良反应的调查和评价,协助有关部门开展药品群体不良事件的调查;

(四)发布药品不良反应警示信息;

(五)承担药品不良反应报告和监测的宣传、培训、研究和国际交流工作。

第十一条 省级药品不良反应监测机构负责本行政区域内的药品不良反应报告和监测的技术工作,并履行以下主要职责:

(一)承担本行政区域内药品不良反应报告和监测资料的收集、评价、反馈和上报,以及药品不良反应监测信息网络的维护和管理;

(二)对设区的市级、县级药品不良反应监测机构进行技术指导;

(三)组织开展本行政区域内严重药品不良反应的调查和评价,协助有关部门开展药品群体不良事件的调查;

(四)组织开展本行政区域内药品不良反应报告和监测的宣传、培训工作。

第十二条 设区的市级、县级药品不良反应监测机构负责本行政区域内药品不良反应报告和监测资料的收集、核实、评价、反馈和上报;开展本行政区域内严重药品不良反应的调查和评价;协助有关部门开展药品群体不良事件的调查;承担药品不良反应报告和监测的宣传、培训等工作。

第十三条 药品生产、经营企业和医疗机构应当建立药品不良反应报告和监测管理制度。药品生产企业应当设立专门机构并配备专职人员,药品经营企业和医疗机构应当设立或者指定机构并配备专(兼)职人员,承担本单位的药品不良反应报告和监测工作。

第十四条 从事药品不良反应报告和监测的工作人员应当具有医学、药学、流行病学或者统计学等相关专业知识,具备科学分析评价药品不良反应的能力。

第三章 报告与处置
第一节 基本要求

第十五条 药品生产、经营企业和医疗机构获知或者发现可能与用药有关的不良反应,应当通过国家药品不良反应监测信息网络报告;不具备在线报告条件的,应当通过纸质报表报所在地药品不良反应监测机构,由所在地药品不良反应监测机构代为在线报告。

报告内容应当真实、完整、准确。

第十六条 各级药品不良反应监测机构应当对本行政区域内的药品不良反应报告和监测资料进行评价和管理。

第十七条 药品生产、经营企业和医疗机构应当配合药品监督管理部门、卫生行政部门和药品不良反应监测机构对药品不良反应或者群体不良事件的调查,并提供调查所需的资料。

第十八条 药品生产、经营企业和医疗机构应当建立并保存药品不良反应报告和监测档案。

第二节 个例药品不良反应

第十九条 药品生产、经营企业和医疗机构应当主动收集药品不良反应,获知或者发现药品不良反应后应当详细记录、分析和处理,填写《药品不良反应/事件报告表》(见附表1)并报告。

第二十条 新药监测期内的国产药品应当报告该药品的所有不良反应;其他国产药品,报告新的和严重的不良反应。

进口药品自首次获准进口之日起 5 年内,报告该进口药品的所有不良反应;满 5 年的,报告新的和严重的不良反应。

第二十一条　药品生产、经营企业和医疗机构发现或者获知新的、严重的药品不良反应应当在 15 日内报告,其中死亡病例须立即报告;其他药品不良反应应当在 30 日内报告。有随访信息的,应当及时报告。

第二十二条　药品生产企业应当对获知的死亡病例进行调查,详细了解死亡病例的基本信息、药品使用情况、不良反应发生及诊治情况等,并在 15 日内完成调查报告,报药品生产企业所在地的省级药品不良反应监测机构。

第二十三条　个人发现新的或者严重的药品不良反应,可以向经治医师报告,也可以向药品生产、经营企业或者当地的药品不良反应监测机构报告,必要时提供相关的病历资料。

第二十四条　设区的市级、县级药品不良反应监测机构应当对收到的药品不良反应报告的真实性、完整性和准确性进行审核。严重药品不良反应报告的审核和评价应当自收到报告之日起 3 个工作日内完成,其他报告的审核和评价应当在 15 个工作日内完成。

设区的市级、县级药品不良反应监测机构应当对死亡病例进行调查,详细了解死亡病例的基本信息、药品使用情况、不良反应发生及诊治情况等,自收到报告之日起 15 个工作日内完成调查报告,报同级药品监督管理部门和卫生行政部门,以及上一级药品不良反应监测机构。

第二十五条　省级药品不良反应监测机构应当在收到下一级药品不良反应监测机构提交的严重药品不良反应评价意见之日起 7 个工作日内完成评价工作。

对死亡病例,事件发生地和药品生产企业所在地的省级药品不良反应监测机构均应当及时根据调查报告进行分析、评价,必要时进行现场调查,并将评价结果报省级药品监督管理部门和卫生行政部门,以及国家药品不良反应监测中心。

第二十六条　国家药品不良反应监测中心应当及时对死亡病例进行分析、评价,并将评价结果报国家食品药品监督管理局和卫生部。

第三节　药品群体不良事件

第二十七条　药品生产、经营企业和医疗机构获知或者发现药品群体不良事件后,应当立即通过电话或者传真等方式报所在地的县级药品监督管理部门、卫生行政部门和药品不良反应监测机构,必要时可以越级报告;同时填写《药品群体不良事件基本信息表》(见附表 2),对每一病例还应当及时填写《药品不良反应/事件报告表》,通过国家药品不良反应监测信息网络报告。

第二十八条　设区的市级、县级药品监督管理部门获知药品群体不良事件后,应当立即与同级卫生行政部门联合组织开展现场调查,并及时将调查结果逐级报至省级药品监督管理部门和卫生行政部门。

省级药品监督管理部门与同级卫生行政部门联合对设区的市级、县级的调查进行督促、指导,对药品群体不良事件进行分析、评价,对本行政区域内发生的影响较大的药品群体不良事件,还应当组织现场调查,评价和调查结果应当及时报国家食品药品监督管理局和卫生部。

对全国范围内影响较大并造成严重后果的药品群体不良事件,国家食品药品监督管理局应当与卫生部联合开展相关调查工作。

第二十九条　药品生产企业获知药品群体不良事件后应当立即开展调查,详细了解药品群体不良事件的发生、药品使用、患者诊治以及药品生产、储存、流通、既往类似不良事件等情况,在 7 日内完成调查报告,报所在地省级药品监督管理部门和药品不良反应监测机构;同时迅速开展自查,分析事件发生的原因,必要时应当暂停生产、销售、使用和召回相关药品,并报所在地省级药品监督管理部门。

第三十条　药品经营企业发现药品群体不良事件应当立即告知药品生产企业,同时迅速开展自查,必要时应当暂停药品的销售,并协助药品生产企业采取相关控制措施。

第三十一条　医疗机构发现药品群体不良事件后应当积极救治患者,迅速开展临床调查,分析事件发生的原因,必要时可采取暂停药品的使用等紧急措施。

第三十二条　药品监督管理部门可以采取暂停生产、销售、使用或者召回药品等控制措施。卫生行政部门应当采取措施积极组织救治患者。

第四节　境外发生的严重药品不良反应

第三十三条　进口药品和国产药品在境外发生的严重药品不良反应(包括自发报告系统收集的、上市后临床研究发现的、文献报道的),药品生产企业应当填写《境外发生的药品不良反应/事件报告表》(见附表3),自获知之日起 30 日内报送国家药品不良反应监测中心。国家药品不良反应监测中心要求提供原始报表及相关信息的,药品生产企业应当在 5 日内提交。

第三十四条　国家药品不良反应监测中心应当对收到的药品不良反应报告进行分析、评价,每半年向国家食品药品监督管理局和卫生部报告,发现提示药品可能存在安全隐患的信息应当及时报告。

第三十五条　进口药品和国产药品在境外因药品不良反应被暂停销售、使用或者撤市的,药品生产企业应当在获知后 24 小时内书面报国家食品药品监督管理局和国家药品不良反应监测中心。

第五节　定期安全性更新报告

第三十六条　药品生产企业应当对本企业生产药品的不良反应报告和监测资料进行定期汇总分析,汇总国内外安全性信息,进行风险和效益评估,撰写定期安全性更新报告。定期安全性更新报告的撰写规范由国家药品不良反应监测中心负责制定。

第三十七条　设立新药监测期的国产药品,应当自取得批准证明文件之日起每满 1 年提交一次定期安全性更新报告,直至首次再注册,之后每 5 年报告一次;其他国产药品,每 5 年报告一次。

首次进口的药品,自取得进口药品批准证明文件之日起每满一年提交一次定期安全性更新报告,直至首次再注册,之后每 5 年报告一次。

定期安全性更新报告的汇总时间以取得药品批准证明文件的日期为起点计,上报日期应当在汇总数据截止日期后 60 日内。

第三十八条　国产药品的定期安全性更新报告向药品生产企业所在地省级药品不良反应监测机构提交。进口药品(包括进口分包装药品)的定期安全性更新报告向国家药品不良反应监测中心提交。

第三十九条　省级药品不良反应监测机构应当对收到的定期安全性更新报告进行汇总、分析和评价,于每年 4 月 1 日前将上一年度定期安全性更新报告统计情况和分析评价结果报省级药品监督管理部门和国家药品不良反应监测中心。

第四十条　国家药品不良反应监测中心应当对收到的定期安全性更新报告进行汇总、分析和评价,于每年 7 月 1 日前将上一年度国产药品和进口药品的定期安全性更新报告统计情况和分析评价结果报国家食品药品监督管理局和卫生部。

第四章　药品重点监测

第四十一条　药品生产企业应当经常考察本企业生产药品的安全性,对新药监测期内的药品和首次进口 5 年内的药品,应当开展重点监测,并按要求对监测数据进行汇总、分析、评价和报告;对本企业生产的其他药品,应当根据安全性情况主动开展重点监测。

第四十二条　省级以上药品监督管理部门根据药品临床使用和不良反应监测情况,可以要求药品生产企业对特定药品进行重点监测;必要时,也可以直接组织药品不良反应监测机构、医疗机构和科研单位开展药品重点监测。

第四十三条　省级以上药品不良反应监测机构负责对药品生产企业开展的重点监测进行监督、检查,并对监测报告进行技术评价。

第四十四条　省级以上药品监督管理部门可以联合同级卫生行政部门指定医疗机构作为监测点,承担药品重点监测工作。

第五章　评价与控制

第四十五条　药品生产企业应当对收集到的药品不良反应报告和监测资料进行分析、评价,并主动开展药品安全性研究。

药品生产企业对已确认发生严重不良反应的药品,应当通过各种有效途径将药品不良反应、合理用药信息及时告知医务人员、患者和公众;采取修改标签和说明书,暂停生产、销售、使用和召回等措施,减少和防止药品不良反应的重复发生。对不良反应大的药品,应当主动申请注销其批准证明文件。

药品生产企业应当将药品安全性信息及采取的措施报所在地省级药品监督管理部门和国家食品药品监督管理局。

第四十六条　药品经营企业和医疗机构应当对收集到的药品不良反应报告和监测资料进行分析和评价,并采取有效措施减少和防止药品不良反应的重复发生。

第四十七条　省级药品不良反应监测机构应当每季度对收到的药品不良反应报告进行综合分析,提取需要关注的安全性信息,并进行评价,提出风险管理建议,及时报省级药品监督管理部门、卫生行政部门和国家药品不良反应监测中心。

省级药品监督管理部门根据分析评价结果,可以采取暂停生产、销售、使用和召回药品等措施,并监督检查,同时将采取的措施通报同级卫生行政部门。

第四十八条　国家药品不良反应监测中心应当每季度对收到的严重药品不良反应报告进行综合分析,提取需要关注的安全性信息,并进行评价,提出风险管理建议,及时报国家食品药品监督管理局和卫生部。

第四十九条　国家食品药品监督管理局根据药品分析评价结果,可以要求企业开展药品安全性、有效性相关研究。必要时,应当采取责令修改药品说明书,暂停生产、销售、使用和召回药品等措施,对不良反应大的药品,应当撤销药品批准证明文件,并将有关措施及时通报卫生部。

第五十条　省级以上药品不良反应监测机构根据分析评价工作需要,可以要求药品生产、经营企业和医疗机构提供相关资料,相关单位应当积极配合。

第六章　信息管理

第五十一条　各级药品不良反应监测机构应当对收到的药品不良反应报告和监测资料进行统计和分析,并以适当形式反馈。

第五十二条　国家药品不良反应监测中心应当根据对药品不良反应报告和监测资料的综合分析和评价结果,及时发布药品不良反应警示信息。

第五十三条　省级以上药品监督管理部门应当定期发布药品不良反应报告和监测情况。

第五十四条　下列信息由国家食品药品监督管理局和卫生部统一发布:

(一)影响较大并造成严重后果的药品群体不良事件;

(二)其他重要的药品不良反应信息和认为需要统一发布的信息。

前款规定统一发布的信息,国家食品药品监督管理局和卫生部也可以授权省级药品监督管理部门和卫生行政部门发布。

第五十五条　在药品不良反应报告和监测过程中获取的商业秘密、个人隐私、患者和报告者信息应当予以保密。

第五十六条　鼓励医疗机构、药品生产企业、药品经营企业之间共享药品不良反应信息。

第五十七条　药品不良反应报告的内容和统计资料是加强药品监督管理、指导合理用药的依据。

第七章　法律责任

第五十八条　药品生产企业有下列情形之一的,由所在地药品监督管理部门给予警告,责令限期改正,可以并处五千元以上三万元以下的罚款:

(一)未按照规定建立药品不良反应报告和监测管理制度,或者无专门机构、专职人员负责本单位药品不良反应报告和监测工作的;

(二)未建立和保存药品不良反应监测档案的;

(三)未按照要求开展药品不良反应或者群体不良事件报告、调查、评价和处理的;

(四)未按照要求提交定期安全性更新报告的;

(五)未按照要求开展重点监测的;

(六)不配合严重药品不良反应或者群体不良事件相关调查工作的;

(七)其他违反本办法规定的。

药品生产企业有前款规定第(四)项、第(五)项情形之一的,按照《药品注册管理办法》的规定对相应药品不予再注册。

第五十九条 药品经营企业有下列情形之一的,由所在地药品监督管理部门给予警告,责令限期改正;逾期不改的,处三万元以下的罚款:

(一) 无专职或者兼职人员负责本单位药品不良反应监测工作的;

(二) 未按照要求开展药品不良反应或者群体不良事件报告、调查、评价和处理的;

(三) 不配合严重药品不良反应或者群体不良事件相关调查工作的。

第六十条 医疗机构有下列情形之一的,由所在地卫生行政部门给予警告,责令限期改正;逾期不改的,处三万元以下的罚款。情节严重并造成严重后果的,由所在地卫生行政部门对相关责任人给予行政处分:

(一) 无专职或者兼职人员负责本单位药品不良反应监测工作的;

(二) 未按照要求开展药品不良反应或者群体不良事件报告、调查、评价和处理的;

(三) 不配合严重药品不良反应和群体不良事件相关调查工作的。

药品监督管理部门发现医疗机构有前款规定行为之一的,应当移交同级卫生行政部门处理。

卫生行政部门对医疗机构作出行政处罚决定的,应当及时通报同级药品监督管理部门。

第六十一条 各级药品监督管理部门、卫生行政部门和药品不良反应监测机构及其有关工作人员在药品不良反应报告和监测管理工作中违反本办法,造成严重后果的,依照有关规定给予行政处分。

第六十二条 药品生产、经营企业和医疗机构违反相关规定,给药品使用者造成损害的,依法承担赔偿责任。

第八章　附　　则

第六十三条 本办法下列用语的含义:

(一) 药品不良反应,是指合格药品在正常用法用量下出现的与用药目的无关的有害反应。

(二) 药品不良反应报告和监测,是指药品不良反应的发现、报告、评价和控制的过程。

(三) 严重药品不良反应,是指因使用药品引起以下损害情形之一的反应:

1. 导致死亡;

2. 危及生命;

3. 致癌、致畸、致出生缺陷;

4. 导致显著的或者永久的人体伤残或者器官功能的损伤;

5. 导致住院或者住院时间延长;

6. 导致其他重要医学事件,如不进行治疗可能出现上述所列情况的。

(四) 新的药品不良反应,是指药品说明书中未载明的不良反应。说明书中已有描述,但不良反应发生的性质、程度、后果或者频率与说明书描述不一致或者更严重的,按照新的药品不良反应处理。

(五) 药品群体不良事件,是指同一药品在使用过程中,在相对集中的时间、区域内,对一定数量人群的身体健康或者生命安全造成损害或者威胁,需要予以紧急处置的事件。

同一药品:指同一生产企业生产的同一药品名称、同一剂型、同一规格的药品。

(六) 药品重点监测,是指为进一步了解药品的临床使用和不良反应发生情况,研究不良反应的发生特征、严重程度、发生率等,开展的药品安全性监测活动。

第六十四条 进口药品的境外制药厂商可以委托其驻中国境内的办事机构或者中国境内代理机构,按照本办法对药品生产企业的规定,履行药品不良反应报告和监测义务。

第六十五条 卫生部和国家食品药品监督管理局对疫苗不良反应报告和监测另有规定的,从其规定。

第六十六条 医疗机构制剂的不良反应报告和监测管理办法由各省、自治区、直辖市药品监督管理部门会同同级卫生行政部门制定。

第六十七条 本办法自2011年7月1日起施行。国家食品药品监督管理局和卫生部于2004年3月4日公布的《药品不良反应报告和监测管理办法》(国家食品药品监督管理局令第7号)同时废止。

附录六 处方管理办法

第一章 总 则

第一条 为规范处方管理,提高处方质量,促进合理用药,保障医疗安全,根据《执业医师法》、《药品管理法》、《医疗机构管理条例》、《麻醉药品和精神药品管理条例》等有关法律、法规,制定本办法。

第二条 本办法所称处方,是指由注册的执业医师和执业助理医师(以下简称医师)在诊疗活动中为患者开具的、由取得药学专业技术职务任职资格的药学专业技术人员(以下简称药师)审核、调配、核对,并作为患者用药凭证的医疗文书。处方包括医疗机构病区用药医嘱单。

本办法适用于与处方开具、调剂、保管相关的医疗机构及其人员。

第三条 卫生部负责全国处方开具、调剂、保管相关工作的监督管理。

县级以上地方卫生行政部门负责本行政区域内处方开具、调剂、保管相关工作的监督管理。

第四条 医师开具处方和药师调剂处方应当遵循安全、有效、经济的原则。

处方药应当凭医师处方销售、调剂和使用。

第二章 处方管理的一般规定

第五条 处方标准(附件1)由卫生部统一规定,处方格式由省、自治区、直辖市卫生行政部门(以下简称省级卫生行政部门)统一制定,处方由医疗机构按照规定的标准和格式印制。

第六条 处方书写应当符合下列规则:

(一)患者一般情况、临床诊断填写清晰、完整,并与病历记载相一致。

(二)每张处方限于一名患者的用药。

(三)字迹清楚,不得涂改;如需修改,应当在修改处签名并注明修改日期。

(四)药品名称应当使用规范的中文名称书写,没有中文名称的可以使用规范的英文名称书写;医疗机构或者医师、药师不得自行编制药品缩写名称或者使用代号;书写药品名称、剂量、规格、用法、用量要准确规范,药品用法可用规范的中文、英文、拉丁文或者缩写体书写,但不得使用"遵医嘱"、"自用"等含糊不清字句。

(五)患者年龄应当填写实足年龄,新生儿、婴幼儿写日、月龄,必要时要注明体重。

(六)西药和中成药可以分别开具处方,也可以开具一张处方,中药饮片应当单独开具处方。

(七)开具西药、中成药处方,每一种药品应当另起一行,每张处方不得超过5种药品。

(八)中药饮片处方的书写,一般应当按照"君、臣、佐、使"的顺序排列;调剂、煎煮的特殊要求注明在药品右上方,并加括号,如布包、先煎、后下等;对饮片的产地、炮制有特殊要求的,应当在药品名称之前写明。

(九)药品用法用量应当按照药品说明书规定的常规用法用量使用,特殊情况需要超剂量使用时,应当注明原因并再次签名。(但本医院领导不允许超剂量用药)

(十)除特殊情况外,应当注明临床诊断。

(十一)开具处方后的空白处画一斜线以示处方完毕。

(十二)处方医师的签名式样和专用签章应当与院内药学部门留样备查的式样相一致,不得任意改动,否则应当重新登记留样备案。

第七条 药品剂量与数量用阿拉伯数字书写。剂量应当使用法定剂量单位:重量以克(g)、毫克(mg)、微克(μg)、纳克(ng)为单位;容量以升(L)、毫升(mL)为单位;国际单位(IU)、单位(U);中药饮片以克(g)为单位。

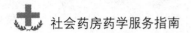

片剂、丸剂、胶囊剂、颗粒剂分别以片、丸、粒、袋为单位；溶液剂以支、瓶为单位；软膏及乳膏剂以支、盒为单位；注射剂以支、瓶为单位，应当注明含量；中药饮片以剂为单位。

第三章　处方权的获得

第八条　经注册的执业医师在执业地点取得相应的处方权。

经注册的执业助理医师在医疗机构开具的处方，应当经所在执业地点执业医师签名或加盖专用签章后方有效。

第九条　经注册的执业助理医师在乡、民族乡、镇、村的医疗机构独立从事一般的执业活动，可以在注册的执业地点取得相应的处方权。

第十条　医师应当在注册的医疗机构签名留样或者专用签章备案后，方可开具处方。

第十一条　医疗机构应当按照有关规定，对本机构执业医师和药师进行麻醉药品和精神药品使用知识和规范化管理的培训。执业医师经考核合格后取得麻醉药品和第一类精神药品的处方权，药师经考核合格后取得麻醉药品和第一类精神药品调剂资格。

医师取得麻醉药品和第一类精神药品处方权后，方可在本机构开具麻醉药品和第一类精神药品处方，但不得为自己开具该类药品处方。药师取得麻醉药品和第一类精神药品调剂资格后，方可在本机构调剂麻醉药品和第一类精神药品。

第十二条　试用期人员开具处方，应当经所在医疗机构有处方权的执业医师审核，并签名或加盖专用签章后方有效。

第十三条　进修医师由接收进修的医疗机构对其胜任本专业工作的实际情况进行认定后授予相应的处方权。

第四章　处方的开具

第十四条　医师应当根据医疗、预防、保健需要，按照诊疗规范、药品说明书中的药品适应证、药理作用、用法、用量、禁忌、不良反应和注意事项等开具处方。

开具医疗用毒性药品、放射性药品的处方应当严格遵守有关法律、法规和规章的规定。

第十五条　医疗机构应当根据本机构性质、功能、任务，制定药品处方集。

第十六条医疗机构应当按照经药品监督管理部门批准并公布的药品通用名称购进药品。同一通用名称药品的品种，注射剂型和口服剂型各不得超过2种，处方组成类同的复方制剂1～2种。因特殊诊疗需要使用其他剂型和剂量规格药品的情况除外。

第十七条　医师开具处方应当使用经药品监督管理部门批准并公布的药品通用名称、新活性化合物的专利药品名称和复方制剂药品名称。

医师开具院内制剂处方时应当使用经省级卫生行政部门审核、药品监督管理部门批准的名称。

医师可以使用由卫生部公布的药品习惯名称开具处方。

第十八条　处方开具当日有效。特殊情况下需延长有效期的，由开具处方的医师注明有效期限，但有效期最长不得超过3天。

第十九条　处方一般不得超过7日用量；急诊处方一般不得超过3日用量；对于某些慢性病、老年病或特殊情况，处方用量可适当延长，但医师应当注明理由。

医疗用毒性药品、放射性药品的处方用量应当严格按照国家有关规定执行。

第二十条　医师应当按照卫生部制定的麻醉药品和精神药品临床应用指导原则，开具麻醉药品、第一类精神药品处方。

第二十一条　门(急)诊癌症疼痛患者和中、重度慢性疼痛患者需长期使用麻醉药品和第一类精神药品的，首诊医师应当亲自诊查患者，建立相应的病历，要求其签署《知情同意书》。

病历中应当留存下列材料复印件：

（一）二级以上医院开具的诊断证明；

（二）患者户籍簿、身份证或者其他相关有效身份证明文件；

（三）为患者代办人员身份证明文件。

第二十二条　除需长期使用麻醉药品和第一类精神药品的门(急)诊癌症疼痛患者和中、重度慢性疼痛患者外,麻醉药品注射剂仅限于医疗机构内使用。

第二十三条　为门(急)诊患者开具的麻醉药品注射剂,每张处方为一次常用量;控缓释制剂,每张处方不得超过7日常用量;其他剂型,每张处方不得超过3日常用量。

第一类精神药品注射剂,每张处方为一次常用量;控缓释制剂,每张处方不得超过7日常用量;其他剂型,每张处方不得超过3日常用量。哌醋甲酯用于治疗儿童多动症时,每张处方不得超过15日常用量。

第二类精神药品一般每张处方不得超过7日常用量;对于慢性病或某些特殊情况的患者,处方用量可以适当延长,医师应当注明理由。

第二十四条　为门(急)诊癌症疼痛患者和中、重度慢性疼痛患者开具的麻醉药品、第一类精神药品注射剂,每张处方不得超过3日常用量;控缓释制剂,每张处方不得超过15日常用量;其他剂型,每张处方不得超过7日常用量。

第二十五条　为住院患者开具的麻醉药品和第一类精神药品处方应当逐日开具,每张处方为1日常用量。

第二十六条　对于需要特别加强管制的麻醉药品,盐酸二氢埃托啡处方为一次常用量,仅限于二级以上医院内使用;盐酸哌替啶处方为一次常用量,仅限于医疗机构内使用。

第二十七条　医疗机构应当要求长期使用麻醉药品和第一类精神药品的门(急)诊癌症患者和中、重度慢性疼痛患者,每3个月复诊或者随诊一次。

第二十八条　医师利用计算机开具、传递普通处方时,应当同时打印出纸质处方,其格式与手写处方一致;打印的纸质处方经签名或者加盖签章后有效。药师核发药品时,应当核对打印的纸质处方,无误后发给药品,并将打印的纸质处方与计算机传递处方同时收存备查。

第五章　处方的调剂

第二十九条　取得药学专业技术职务任职资格的人员方可从事处方调剂工作。

第三十条　药师在执业的医疗机构取得处方调剂资格。药师签名或者专用签章式样应当在本机构留样备查。

第三十一条　具有药师以上专业技术职务任职资格的人员负责处方审核、评估、核对、发药以及安全用药指导;药士从事处方调配工作。

第三十二条　药师应当凭医师处方调剂处方药品,非经医师处方不得调剂。

第三十三条　药师应当按照操作规程调剂处方药品:认真审核处方,准确调配药品,正确书写药袋或粘贴标签,注明患者姓名和药品名称、用法、用量,包装;向患者交付药品时,按照药品说明书或者处方用法,进行用药交待与指导,包括每种药品的用法、用量、注意事项等。

第三十四条　药师应当认真逐项检查处方前记、正文和后记书写是否清晰、完整,并确认处方的合法性。

第三十五条　药师应当对处方用药适宜性进行审核,审核内容包括:

(一)规定必须做皮试的药品,处方医师是否注明过敏试验及结果的判定;

(二)处方用药与临床诊断的相符性;

(三)剂量、用法的正确性;

(四)选用剂型与给药途径的合理性;

(五)是否有重复给药现象;

(六)是否有潜在临床意义的药物相互作用和配伍禁忌;

(七)其他用药不适宜情况。

第三十六条　药师经处方审核后,认为存在用药不适宜时,应当告知处方医师,请其确认或者重新开具处方。

药师发现严重不合理用药或者用药错误,应当拒绝调剂,及时告知处方医师,并应当记录,按照有关规定报告。

第三十七条　药师调剂处方时必须做到"四查十对"：查处方，对科别、姓名、年龄；查药品，对药名、剂型、规格、数量；查配伍禁忌，对药品性状、用法用量；查用药合理性，对临床诊断。

第三十八条　药师在完成处方调剂后，应当在处方上签名或者加盖专用签章。

第三十九条　药师应当对麻醉药品和第一类精神药品处方，按年月日逐日编制顺序号。

第四十条　药师对于不规范处方或者不能判定其合法性的处方，不得调剂。

第四十一条　医疗机构应当将本机构基本用药供应目录内同类药品相关信息告知患者。

第四十二条　除麻醉药品、精神药品、医疗用毒性药品和儿科处方外，医疗机构不得限制门诊就诊人员持处方到药品零售企业购药。

第六章　监督管理

第四十三条　医疗机构应当加强对本机构处方开具、调剂和保管的管理。

第四十四条　医疗机构应当建立处方点评制度，填写处方评价表（附件2），对处方实施动态监测及超常预警，登记并通报不合理处方，对不合理用药及时予以干预。

第四十五条　医疗机构应当对出现超常处方3次以上且无正当理由的医师提出警告，限制其处方权；限制处方权后，仍连续2次以上出现超常处方且无正当理由的，取消其处方权。

第四十六条　医师出现下列情形之一的，处方权由其所在医疗机构予以取消：

（一）被责令暂停执业；

（二）考核不合格离岗培训期间；

（三）被注销、吊销执业证书；

（四）不按照规定开具处方，造成严重后果的；

（五）不按照规定使用药品，造成严重后果的；

（六）因开具处方牟取私利。

第四十七条　未取得处方权的人员及被取消处方权的医师不得开具处方。未取得麻醉药品和第一类精神药品处方资格的医师不得开具麻醉药品和第一类精神药品处方。

第四十八条　除治疗需要外，医师不得开具麻醉药品、精神药品、医疗用毒性药品和放射性药品处方。

第四十九条　未取得药学专业技术职务任职资格的人员不得从事处方调剂工作。

第五十条　处方由调剂处方药品的医疗机构妥善保存。普通处方、急诊处方、儿科处方保存期限为1年，医疗用毒性药品、第二类精神药品处方保存期限为2年，麻醉药品和第一类精神药品处方保存期限为3年。

处方保存期满后，经医疗机构主要负责人批准、登记备案，方可销毁。

第五十一条　医疗机构应当根据麻醉药品和精神药品处方开具情况，按照麻醉药品和精神药品品种、规格对其消耗量进行专册登记，登记内容包括发药日期、患者姓名、用药数量。专册保存期限为3年。

第五十二条　县级以上地方卫生行政部门应当定期对本行政区域内医疗机构处方管理情况进行监督检查。

县级以上卫生行政部门在对医疗机构实施监督管理过程中，发现医师出现本办法第四十六条规定情形的，应当责令医疗机构取消医师处方权。

第五十三条　卫生行政部门的工作人员依法对医疗机构处方管理情况进行监督检查时，应当出示证件；被检查的医疗机构应当予以配合，如实反映情况，提供必要的资料，不得拒绝、阻碍、隐瞒。

第七章　法律责任

第五十四条　医疗机构有下列情形之一的，由县级以上卫生行政部门按照《医疗机构管理条例》第四十八条的规定，责令限期改正，并可处以5000元以下的罚款；情节严重的，吊销其《医疗机构执业许可证》：

（一）使用未取得处方权的人员、被取消处方权的医师开具处方的；

（二）使用未取得麻醉药品和第一类精神药品处方资格的医师开具麻醉药品和第一类精神药品处方的；

（三）使用未取得药学专业技术职务任职资格的人员从事处方调剂工作的。

第五十五条 医疗机构未按照规定保管麻醉药品和精神药品处方，或者未依照规定进行专册登记的，按照《麻醉药品和精神药品管理条例》第七十二条的规定，由设区的市级卫生行政部门责令限期改正，给予警告；逾期不改正的，处 5000 元以上 1 万元以下的罚款；情节严重的，吊销其印鉴卡；对直接负责的主管人员和其他直接责任人员，依法给予降级、撤职、开除的处分。

第五十六条 医师和药师出现下列情形之一的，由县级以上卫生行政部门按照《麻醉药品和精神药品管理条例》第七十三条的规定予以处罚：

（一）未取得麻醉药品和第一类精神药品处方资格的医师擅自开具麻醉药品和第一类精神药品处方的；

（二）具有麻醉药品和第一类精神药品处方医师未按照规定开具麻醉药品和第一类精神药品处方，或者未按照卫生部制定的麻醉药品和精神药品临床应用指导原则使用麻醉药品和第一类精神药品的；

（三）药师未按照规定调剂麻醉药品、精神药品处方的。

第五十七条 医师出现下列情形之一的，按照《执业医师法》第三十七条的规定，由县级以上卫生行政部门给予警告或者责令暂停六个月以上一年以下执业活动；情节严重的，吊销其执业证书：

（一）未取得处方权或者被取消处方权后开具药品处方的；

（二）未按照本办法规定开具药品处方的；

（三）违反本办法其他规定的。

第五十八条 药师未按照规定调剂处方药品，情节严重的，由县级以上卫生行政部门责令改正、通报批评，给予警告；并由所在医疗机构或者其上级单位给予纪律处分。

第五十九条 县级以上地方卫生行政部门未按照本办法规定履行监管职责的，由上级卫生行政部门责令改正。

第八章 附 则

第六十条 乡村医生按照《乡村医生从业管理条例》的规定，在省级卫生行政部门制定的乡村医生基本用药目录范围内开具药品处方。

第六十一条 本办法所称药学专业技术人员，是指按照卫生部《卫生技术人员职务试行条例》规定，取得药学专业技术职务任职资格人员，包括主任药师、副主任药师、主管药师、药师、药士。

第六十二条 本办法所称医疗机构，是指按照《医疗机构管理条例》批准登记的从事疾病诊断、治疗活动的医院、社区卫生服务中心（站）、妇幼保健院、卫生院、疗养院、门诊部、诊所、卫生室（所）、急救中心（站）、专科疾病防治院（所、站）以及护理院（站）等医疗机构。

第六十三条 本办法自 2007 年 5 月 1 日起施行。《处方管理办法（试行）》（卫医发〔2004〕269 号）和《麻醉药品、精神药品处方管理规定》（卫医法〔2005〕436 号）同时废止。

附录七 药品说明书和标签管理规定

第一章 总 则

第一条 为规范药品说明书和标签的管理,根据《中华人民共和国药品管理法》和《中华人民共和国药品管理法实施条例》制定本规定。

第二条 在中华人民共和国境内上市销售的药品,其说明书和标签应当符合本规定的要求。

第三条 药品说明书和标签由国家食品药品监督管理局予以核准。

药品的标签应当以说明书为依据,其内容不得超出说明书的范围,不得印有暗示疗效、误导使用和不适当宣传产品的文字和标识。

第四条 药品包装必须按照规定印有或者贴有标签,不得夹带其他任何介绍或者宣传产品、企业的文字、音像及其他资料。

药品生产企业生产供上市销售的最小包装必须附有说明书。

第五条 药品说明书和标签的文字表述应当科学、规范、准确。非处方药说明书还应当使用容易理解的文字表述,以便患者自行判断、选择和使用。

第六条 药品说明书和标签中的文字应当清晰易辨,标识应当清楚醒目,不得有印字脱落或者粘贴不牢等现象,不得以粘贴、剪切、涂改等方式进行修改或者补充。

第七条 药品说明书和标签应当使用国家语言文字工作委员会公布的规范化汉字,增加其他文字对照的,应当以汉字表述为准。

第八条 出于保护公众健康和指导正确合理用药的目的,药品生产企业可以主动提出在药品说明书或者标签上加注警示语,国家食品药品监督管理局也可以要求药品生产企业在说明书或者标签上加注警示语。

第二章 药品说明书

第九条 药品说明书应当包含药品安全性、有效性的重要科学数据、结论和信息,用以指导安全、合理使用药品。药品说明书的具体格式、内容和书写要求由国家食品药品监督管理局制定并发布。

第十条 药品说明书对疾病名称、药学专业名词、药品名称、临床检验名称和结果的表述,应当采用国家统一颁布或规范的专用词汇,度量衡单位应当符合国家标准的规定。

第十一条 药品说明书应当列出全部活性成分或者组方中的全部中药药味。注射剂和非处方药还应当列出所用的全部辅料名称。药品处方中含有可能引起严重不良反应的成分或者辅料的,应当予以说明。

第十二条 药品生产企业应当主动跟踪药品上市后的安全性、有效性情况,需要对药品说明书进行修改的,应当及时提出申请。根据药品不良反应监测、药品再评价结果等信息,国家食品药品监督管理局也可以要求药品生产企业修改药品说明书。

第十三条 药品说明书获准修改后,药品生产企业应当将修改的内容立即通知相关药品经营企业、使用单位及其他部门,并按要求及时使用修改后的说明书和标签。

第十四条 药品说明书应当充分包含药品不良反应信息,详细注明药品不良反应。药品生产企业未根据药品上市后的安全性、有效性情况及时修改说明书或者未将药品不良反应在说明书中充分说明的,由此引起的不良后果由该生产企业承担。

第十五条 药品说明书核准日期和修改日期应当在说明书中醒目标示。

第三章　药品的标签

第十六条　药品的标签是指药品包装上印有或者贴有的内容,分为内标签和外标签。药品内标签指直接接触药品的包装的标签,外标签指内标签以外的其他包装的标签。

第十七条　药品的内标签应当包含药品通用名称、适应证或者功能主治、规格、用法用量、生产日期、产品批号、有效期、生产企业等内容。包装尺寸过小无法全部标明上述内容的,至少应当标注药品通用名称、规格、产品批号、有效期等内容。

第十八条　药品外标签应当注明药品通用名称、成分、性状、适应证或者功能主治、规格、用法用量、不良反应、禁忌、注意事项、贮藏、生产日期、产品批号、有效期、批准文号、生产企业等内容。适应证或者功能主治、用法用量、不良反应、禁忌、注意事项不能全部注明的,应当标出主要内容并注明"详见说明书"字样。

第十九条　用于运输、储藏的包装的标签,至少应当注明药品通用名称、规格、贮藏、生产日期、产品批号、有效期、批准文号、生产企业,也可以根据需要注明包装数量、运输注意事项或者其他标记等必要内容。

第二十条　原料药的标签应当注明药品名称、贮藏、生产日期、产品批号、有效期、执行标准、批准文号、生产企业,同时还需注明包装数量以及运输注意事项等必要内容。

第二十一条　同一药品生产企业生产的同一药品,药品规格和包装规格均相同的,其标签的内容、格式及颜色必须一致;药品规格或者包装规格不同的,其标签应当明显区别或者规格项明显标注。

同一药品生产企业生产的同一药品,分别按处方药与非处方药管理的,两者的包装颜色应当明显区别。

第二十二条　对贮藏有特殊要求的药品,应当在标签的醒目位置注明。

第二十三条　药品标签中的有效期应当按照年、月、日的顺序标注,年份用四位数字表示,月、日用两位数表示。其具体标注格式为"有效期至××××年××月"或者"有效期至××××年××月××日";也可以用数字和其他符号表示为"有效期至××××.××."或者"有效期至××××/××/××"等。

预防用生物制品有效期的标注按照国家食品药品监督管理局批准的注册标准执行,治疗用生物制品有效期的标注自分装日期计算,其他药品有效期的标注自生产日期计算。

有效期若标注到日,应当为起算日期对应年月日的前一天,若标注到月,应当为起算月份对应年月的前一月。

第四章　药品名称和注册商标的使用

第二十四条　药品说明书和标签中标注的药品名称必须符合国家食品药品监督管理局公布的药品通用名称和商品名称的命名原则,并与药品批准证明文件的相应内容一致。

第二十五条　药品通用名称应当显著、突出,其字体、字号和颜色必须一致,并符合以下要求:

(一)对于横版标签,必须在上三分之一范围内显著位置标出;对于竖版标签,必须在右三分之一范围内显著位置标出;

(二)不得选用草书、篆书等不易识别的字体,不得使用斜体、中空、阴影等形式对字体进行修饰;

(三)字体颜色应当使用黑色或者白色,与相应的浅色或者深色背景形成强烈反差;

(四)除因包装尺寸的限制而无法同行书写的,不得分行书写。

第二十六条　药品商品名称不得与通用名称同行书写,其字体和颜色不得比通用名称更突出和显著,其字体以单字面积计不得大于通用名称所用字体的二分之一。

第二十七条　药品说明书和标签中禁止使用未经注册的商标以及其他未经国家食品药品监督管理局批准的药品名称。

药品标签使用注册商标的,应当印刷在药品标签的边角,含文字的,其字体以单字面积计不得大于通用名称所用字体的四分之一。

第五章　其他规定

第二十八条　麻醉药品、精神药品、医疗用毒性药品、放射性药品、外用药品和非处方药品等国家规定有专用标识的,其说明书和标签必须印有规定的标识。

国家对药品说明书和标签有特殊规定的,从其规定。

第二十九条　中药材、中药饮片的标签管理规定由国家食品药品监督管理局另行制定。

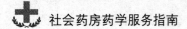

第三十条 药品说明书和标签不符合本规定的,按照《中华人民共和国药品管理法》的相关规定进行处罚。

第六章 附 则

第三十一条 本规定自 2006 年 6 月 1 日起施行。国家药品监督管理局于 2000 年 10 月 15 日发布的《药品包装、标签和说明书管理规定(暂行)》同时废止。

参 考 文 献

【图书】

［1］周福成.药学服务实务［M］.北京：人民卫生出版社,2016.

［2］张石革,张佩.药品流通行业药学服务指南［M］.北京：三辰影库音像出版社,2013.

［3］梅丹,刘晓梅.药学综合知识与技能［M］.7版.北京：中国医药科技出版社,2017.

［4］王育琴,常明.药学服务咨询［M］.北京：北京科学技术出版社,2011.

［5］谢惠民.合理用药［M］.北京：人民卫生出版社,2012.

［6］李达,闫素英.药物治疗管理教学与实践手册［M］.北京：人民卫生出版社,2018.

［7］吕迁洲,李清.常见疾病临床药学监护案例：心血管内科分册［M］.北京：科学出版社,2019.

［8］中华医学会.临床诊疗指南·眼科学分册［M］.北京：人民出版社,2006.

［9］中华医学会.临床诊疗指南·口腔医学分册［M］.北京：人民出版社,2004.

［10］中华医学会.临床诊疗指南·皮肤病与性病分册［M］.北京：人民出版社,2016.

【期刊】

［1］中华医学会,中华医学杂志社,中华医学会全科医学分会,等.高血压基层诊疗指南(2019年)［J］.中华全科医师杂志,2019,18(4):301-313.

［2］中国老年医学学会高血压分会,国家老年疾病临床医学研究中心,中国老年心血管病防治联盟.中国老年高血压管理指南2019［J］.中华老年病研究电子杂志,2019,18(4):81-106.

［3］毛贵宝,张正振,王玉芳,等.急性胃炎患者40例临床治疗体会［J］.世界最新医学信息文摘,2019,19(22):100,102.

［4］刘长云,吕小红.急性胃炎临床诊断及中医药治疗研究进展［J］.人民军医,2019,62(8):774-777.

［5］卢媛玥.慢性胃炎的发病机制和药物治疗［J］.世界最新医学信息文摘,2019,19(73):35-36.

［6］徐采朴.慢性胃炎的诊断方法［J］.医师进修杂志,1988,1(2):8-11.

［7］唐旭东,李振华,李保双,等.慢性胃炎诊疗指南［J］.中国中医药现代远程教育,2011,9(10):123-125.

［8］邱丽萍.浅谈急性胃炎患者的临床诊断及治疗手段［J］.临床医药文献电子杂志,2019,6(44):62-63.

［9］翟芳.幽门螺杆菌测试仪碳14尿素呼气试验检测幽门螺杆菌感染临床分析［J］.中国医疗器械信息,2019,25(15):83-84.

［10］中华医学会肝病学分会,中华医学会感染病学分会.丙型肝炎防治指南(2015年更新版)［J］.实用肝脏病杂志,2016,19(4):142-159.

［11］中华中医药学会肝胆病专业委员会,中国民族医药学会肝病专业委员会.慢性乙型肝炎中医诊疗指南(2018年版)［J］.中西医结合肝病杂志,2019,29(1):101-106.

［12］安徽省卫生和计划生育委员会.安徽省上呼吸道感染分级诊疗指南(2016版)［J］.安徽医学,2017(8):953-958.

［13］中华医学会,中华医学杂志社,中华医学会全科医学分会,等.成人社区获得性肺炎基层诊疗指南(实践版·2018)［J］.中华全科医师杂志,2019,18(2):127-133.

［14］中华医学会,中华医学杂志社,中华医学会全科医学分会,等.急性气管-支气管炎基层诊疗指南(实践版·2018)［J］.中华全科医师杂志,2019,18(4):318-320.

[15] 国家卫生健康委员会.流行性感冒诊疗方案(2018 年版修订版)[J].传染病信息,2018,31(6):500-504.

[16] 中华医学会,中华医院管理学会药事管理专业委员会,中国药学会医院药学专业委员会.抗菌药物临床应用指导原则[J].中华医学杂志,2004,84(23):2026-2056.

[17] 中国中西医结合学会皮肤性病专业委员会真菌学组,中国医师协会皮肤科分会真菌亚专业委员会,中华医学会皮肤病学分会真菌学组.手癣和足癣诊疗指南(2017 修订版)[J].中国真菌学杂志,2017,12(6):321-324.

[18] 安徽省卫生和计划生育委员会.安徽省慢性胃炎分级诊疗指南(2016 版)[J].安徽医学,2017(7):953-958.

[19] 缪晓辉,冉陆,张文宏,等.成人急性感染性腹泻诊疗专家共识[J].中华传染病杂志,2013,31(12):705-714.

[20] 唐旭东,李振华,李保双,等.慢性胃炎诊疗指南[J].中国中医药现代远程教育,2011,9(114):123-125.

[21] 杨娜,张化冰,李玉秀.《美国糖尿病学会 2019 年版糖尿病医学诊疗标准》更新与解读[J].协和医学杂志,2019,10:50-54.

[22] 杨琨,田勍,洪天配.美国糖尿病学会 2018 年版糖尿病医学诊疗标准的解读[J].中国糖尿病杂志,2018,26(4):265-269.

[23] 王儒.糖尿病防治新理念解读:《中国 2 型糖尿病防治指南(2017 版)》[J].江苏卫生保健,2018,248(9):14-16.

[24] 董迎.糖尿病慢性并发症的治疗进展[J].继续医学教育,2019,33(3):76-79.

[25] 中华医学会糖尿病学分会.中国 2 型糖尿病防治指南(2017 年版)[J].中国实用内科杂志,2018,38(4),292-334.

[26] 高秀芳,李勇.《中国成人血脂异常防治指南 2016 修订版》更新要点解析[J].中华高血压杂志,2017,25(1):15-18.

[27] 诸骏仁,高润霖,赵水平,等.中国成人血脂异常防治指南(2016 年修订版)[J].中国循环杂志,2016,31(10):937-953.

[28] 王可,侯凯旋,闫素英.国内外药物治疗管理开展现状[J].中国药房,2018,29(5):580-586.

[29] 马一平.美国药物治疗管理服务项目的开展情况与药师服务模式[J].中国药房,2012,23(9):854-856.

[30] 刘伊,管晓东,信枭雄,等.药物治疗管理研究综述[J].中国药事,2015,29(11):1172-1180.

[31] 闫素英.中国药物治疗管理培训与实践专家共识[J].临床药物治疗杂志,2020,18(3):21-25.

[32] 唐凤敏,王斌.国内外患者用药教育现状浅析[J].中国药房,2013,24(13):1245-1248.

[33] 王伟兰,朱曼,郭代红,等.临床药师开展患者用药教育的模式探讨[J].中国药物应用与监测,2012,9(5):275-277.

[34] 王怡.台湾医院病患用药教育推行状况及启示[J].中国药房,2011,22(13):1163-1164.

[35] 中华医学会肝病学分会,中华医学会感染病学分会.慢性乙型肝炎防治指南(2015 版)[J].中国肝脏病杂志(电子版),2015,7(3):1-15.

后　记

　　本书是社会药房药学技术人员开展药学服务的手册,紧扣社会药房药学技术人员在进行药学服务过程中的核心内容,从临床药学视角探讨社会药房药学服务,具有简要明晰、通俗易懂、联系实际的特点。以期成为社会药房药学技术人员学习掌握药学服务基本要求、药学服务专业知识、法律法规等实用有效的"手边书"。

　　全书采用总论和分论结构,系统地阐释了社会药房药学服务的内涵与外延。总论从药学服务概念入手,论证了社会药房药学服务的主要内容,介绍了开展药学服务的步骤与注意事项。分论以常见疾病为主体,围绕病情概况、临床诊断、诊疗方案三个主要方面,对常见疾病进行详细介绍,为药学技术人员在实践中开展药学服务提供帮助。本书将与"药学服务"关联度高的的法律法规、规范文件编为附录,旨在方便社会药房药学技术人员及时查阅。

　　全书共13章,具体分工为:第一章,魏骅、陶有福;第二章、第三章、第十一章,张慧;第四章、第十章、第十二章,倪凯;第五章、第八章、第九章、第十三章,沈晨;第六章,马秋晨、黄世福、雷江波;第七章,王汝琳、刘军、黄传华。

　　本书在编写过程中,得到安徽省药品监督管理局、安徽中医药大学、安徽省中药监管科学研究中心、安徽省执业药师协会、安徽省医药商业协会、安徽省药品零售行业协会等单位的大力支持和帮助。要特别感谢安徽省药品监督管理局吴丽华、许伏新、解光彤等同志的指导,感谢中国科学技术大学附属第一医院(安徽省立医院)唐丽琴主任药师、安徽医科大学解雪峰博士的技术支持,感谢安徽省省药品零售行业协会周双才会长的帮助。在编写过程中,安徽中医药大学在校生姜凤茹、毕淑雯、张茼香、付雪晴、夏凌宇、王宏娟等同学参与了文献检索、资料整理、实地调研等工作,在此表示感谢。

　　本书也得到了安徽省高等教育振兴计划"以创新和实践能力培养为核心的医药经济管理人才培养模式改革研究与实践"(2015zdjy098)、安徽省医药经济管理创新创业教育教学团队(2016jxtd071)、安徽省高校人文社科重大项目"安徽省促进中药产业健康发展政策研究"(SK2017ZD18)等的支持。

　　由于社会药房药学服务的实践探索有待深化,编著者水平有限,不妥之处及错漏在所难免,恳请社会药房药学技术人员、药学同仁提出宝贵意见,以便修订完善。

编　者

2020 年 10 月